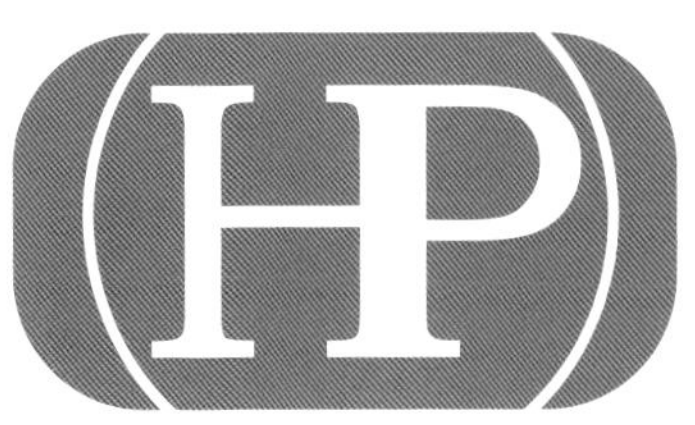

用心研创　值得尊重

皮书研创

不在于发现新大陆，而在于分享新方案

侯胜田教授

“健康经济与管理系列”总主编

健康经济与管理系列

中医药文创蓝皮书

中医药文创产业发展报告
（2023）

侯胜田　颜　彦　主　编
耿嘉玮　刘竟芳　车俊明　副主编

中国商业出版社

图书在版编目（CIP）数据

中医药文创产业发展报告 . 2023 / 侯胜田，颜彦主编 . -- 北京：中国商业出版社，2024.3

（健康经济与管理系列 . 中医药文创蓝皮书）

ISBN 978-7-5208-2732-4

Ⅰ . ①中… Ⅱ . ①侯… ②颜… Ⅲ . ①中国医药学—文化产业—发展—研究报告—中国— 2023 Ⅳ . ① R2-05

中国国家版本馆 CIP 数据核字（2023）第 230044 号

责任编辑：管明林

中国商业出版社出版发行

（www.zgsycb. com 100053 北京广安门内报国寺 1 号）

总编室：010-63180647 编辑室：010-83114579

发行部：010-83120835/8286

新华书店经销

北京博海升彩色印刷有限公司印刷

*

710 毫米 × 1000 毫米 16 开 21 印张 355 千字

2024 年 3 月第 1 版 2024 年 3 月第 1 次印刷

定价：188.00 元

* * * * *

（如有印装质量问题可更换）

《中医药文创产业发展报告（2023）》

编　委　会

《中医药文创产业发展报告（2023）》

研创课题组

组　　　长： 侯胜田　颜　彦

副　组　长： 耿嘉玮　刘竞芳　车俊明

课题组成员： （按姓氏笔画排序）

干永和　马传贵　马继征　王　琳　王　喆
王　鹏　王　慧　王天琦　王文姮　王佶鹏
王柳青　王海星　车俊明　艾　华　石雨可
白　林　白姗姗　白腾飞　冯　杰　冯　莉
冯晓远　曲杰福　刘一婧　刘华云　刘国栋
刘娜娜　刘娜娜　刘晨旭　刘竞芳　齐　岚
许莉莉　孙清伟　李　怀　李　享　李　根
李艺清　李海燕　李敏聪　杨　勇　杨　莉
杨思秋　时生辉　宋　祺　张　勰　张玉苹
张若楠　张泽毅　张玲华　张艳艳　张菁芳
张悠然　陈　晓　陈　涵　苗倩倩　国　华
周　鸯　周　群　周　磊　周文慧　周言成
周艳玲　郑方琳　宗倩倩　赵一洲　赵立冬
赵汉青　赵金妹　赵建磊　段海波　侯胜田
侯铭强　贺宗毅　耿　华　耿嘉玮　徐　惠

翁梓锋　高姗姗　资雨婷　黄启萍　曹轶轩
符　诗　商宇航　梁静姮　董美佳　蒋立聪
程云霞　焦科兴　蓝韶清　甄金鑫　雷盛廷
翟　煦　滕红丽　颜　彦　潘艳丽　薛　晓
戴亦爽　鞠尚妤

《健康经济与管理系列》

研创顾问

才世红　王卫星　王成祥　王志刚　王春波　毛嘉陵
冯兴中　朱怡霖　朱桂祯　刘仁富　刘立军　刘国栋
刘牧樵　刘怡桐　刘庭芳　李　莉　李玉峰　李良松
李晨玉　李瑞锋　杨　晔　张录法　张朝伟　陈小勇
陈玉琢　陈林海　陈林海　陈建成　欧阳静　赵立冬
赵建磊　姜　苗　袁彦龙　耿嘉玮　贾海忠　贾海忠
倪　磊　徐希胜　高　民　唐　勤　黄德海　麻永怀
韩根东　蓝韶清

《中医药文创产业发展报告（2023）》主要编撰者简介

侯胜田 管理学博士，北京中医药大学管理学院教授、国家中医药发展与战略研究院健康产业研究中心主任。兼任清华大学社科学院健康产业与管理研究中心副主任、上海交通大学健康长三角研究院健康旅游研究中心主任、温州医科大学大健康发展研究院康养休闲旅居研究所所长、北京协和医学院“医院领导力与管理”课程教师、世界中联医养结合专业委员会副会长、中国老年学和老年医学学会国际旅居康养分会副主任委员、中国中医药信息学会医养居融合分会副会长、世界中联国际健康旅游专业委员会副会长、北京中医生态文化研究会副会长。“健康经济与管理系列”总主编，出版著作20余部，发表中英文论文90余篇。主要研究方向：健康经济与管理、医院领导力与管理、中医药发展、医疗服务与品牌管理，主持完成多项国家社科基金、教育部社科基金和北京市社科基金课题。

颜　彦 中医学博士，上海中医药大学国际教育学院副院长，世界中联中医药文创产业分会会长。从事中医药事业发展与中医药教育等政策研究和决策咨询，中医经典理论、中医文化科普、中医药文化创意行业发展研究，致力于建设中医药文化创意研究学术平台和国际交流平台，主持省部级课题1项，主持上海市高等教育类、中医药发展类决策咨询课题十余项，发表论文多篇。编著中医经典文献研究专著《古典中医基础理论研究》、中医通识教育读本《字源中医》获得2022年华夏医学科普奖等。

耿嘉玮 主任医师，北京市鼓楼中医医院院长、党委副书记，北京中医药大学教授，世界中联医养结合专业委员会副会长，北京中西医结合学会副会长，北京中西医结合学会科技成果转化专业委员会副主任委员。从事中医临床工作 37 年，师从国医大师、著名中医妇科专家柴松岩教授。长期从事医院战略管理、中医药临床及研究、中医药文创产品推广等工作。获得个人专利 1 项，先后主持市级科研课题多项，发表学术论文数十篇，主编《燕京医学研究丛书——京城名医馆名医经验集》《京城四大家医案选注》《中国医养结合发展报告（2023）》，担任《中医医院发展报告（2023）》副主编。设计研发了神医华佗、五禽戏、御字系列、珐琅系列等七代中医文创产品。

刘竞芳 艺术学博士，教授级高级工艺美术师、硕士生导师、非物质文化遗产传承人。九三学社中央书画院画家，景德镇陶瓷艺术中心院长。曾任景德镇市政协第十一、十二、十三届委员。主要研究方向为陶瓷文化与陶瓷艺术创作。致力于陶瓷艺术创作及产品设计、教育、研发工作 20 余年。在《中国陶瓷》《陶瓷研究》《景德镇陶瓷》等期刊上发表论文数篇，著作有《中国陶瓷艺术赏析》《名家陶艺作品》。个人作品先后在中国艺术研究院、厦门美术馆、中国陶瓷博物馆、大连市中山美术馆、韩国文化馆、捷克国家博物馆、巴洛克艺术馆等地展出。

车俊明 北京日枫霖工装设计制做有限责任公司总裁、中国医院协会后勤管理专业委员会医院洗涤消毒学项目组成员、中国健康管理协会健康服务机构质量管理分会第一届理事。1986 年参加北京军区战友歌舞团大型歌舞诗剧《遥远的回声》服装设计，多次为独唱演员设计演出服装。1994 年开始探索研究医用服装设计至今，并在北京、天津、云南、河北举办 7 场医用工装发布会，曾接受中央电视台、北京电视台、天津电视台及多家报纸、杂志采访，设计的中医服装获得多个外观专利。

摘　要

《中医药文创产业发展报告（2023）》是《中医药文创蓝皮书》丛书第一本。本报告基于中医药文创产业各细分领域发展情况，研究分析中医药文创产业发展瓶颈及未来热点趋势，总结并推广中医药文创产业细分领域创新发展经验和优秀行业实践案例，为政府相关部门政策制定、社会资本投入、行业规范完善及中医药文创产业创新发展模式提供前瞻性参考和科学建议。

《中医药文创产业发展报告（2023）》是中医药文创产业领域的重要研究成果。报告综合文献研究、实地探访、专家访谈、案例分析等研究方法，从中医药文创产业总体发展趋势、中医药文创产业细分市场发展情况、中医药文创创新产品开发、中医药文创产业优秀管理经验、中医药文创文化建设与推广、中医药文创产权保护、中医药文创教育实践等多个维度进行研究与分析，以期为中医药文创产业行业高质量发展提供科学支持。

本报告共包含五个部分内容，具体由21篇报告构成。第一部分总报告（HB.01）系统梳理了中医药文创产业的目前发展概况、市场供给形势，系统分析中医药文创产业在发展过程中存在的趋势与挑战，并提出支持知识产权保护、强化产品质量监督、推动跨界产业合作等针对性建议，以期对中医药文创产业高质量发展提供建议与参考，并在此基础上对中医药文创产业的跨界合作、数字智能化创新、个性多元化等发展趋势进行研讨展望。

第二部分市场分析篇（HB.02—HB.05）对部分典型细分领域的中医药文创产业发展状况进行了介绍和分析，共有4篇分报告。《中医药艾草养生文创产品研发与推广策略》（HB.02）分报告对以中医药文化中的艾草养生为主题，顺应当代消费观念的转变和大众保健养生的实际市场需求，从文创产品的角度分析，探索中医药艾草养生文创产品研发策略与推广策略，旨在推动中医药文化的形象宣传，促进中医药文创产业的发展《数字中医药文创产品开发现状与市场前景分析》（HB.03）分报告系统论述了中国数字中医药文创产品的开发现状，并从政策环境、数字创意产业经济发展态势、社会环境、数字现代化技术及知识产权保护五个角度对数字中医药文创产品进行市场分析，并提出数字中医药文创产品目前存在产品开发缺乏深层内涵阐释、社会效益与经济效益的平衡点尚待摸索以及现有数字中医药文创产品与大众需求尚存在差距的三点问题。《中医药儿童健康绘本市场现状与前景分析》（HB.04）分报告系统介绍了中医药儿童健康绘本支持政策以及市场发展现状，分析中医药儿童健康绘本市场面临的发展瓶颈并为中医药儿童健康绘本行业的发展提出参考性建议。《中医医护文创服装发展概况与创新趋势》（HB.05）分报告介绍了医护服装的非语言信息文化意义及服饰对人心理及行为的影响因素，分析了医护服装的发展历程以及其在医患沟通过程中的功能和影响。从时间、空间维度梳理了医护服装在国外典型国家以及在中国的发展情况，阐述中医医护服装文创未来的发展方向，并列举设计实例。旨在通过加深人们对医护服装的认识来扩大中医的影响力，促进中医医护文创服饰发展，同时为医护服装行业的从业者提供设计参考。

第三部分产品开发篇（HB.06—HB.11）由6篇分报告组成，主要对中医药文创典型创新产品开发进行分析与探讨。《中医药文化创意产品开发现状及研发策略研究》（HB.06）分报告从中医药文化创意产品的开发现状出发，通过市场调研，分析目前中医药文化创意产品的品类和存在的问题，针对中医文创产品品牌效应不够、同质化严重、盈利模式单一、中医内涵渗透不足等问题，从优化研发思路、借助数字技术、结合文旅产业等方面，提出研发策略，以期为中医药文化创意产品的开发提供新的思路和切入点。《中医药药用观赏植物文创开发前景与市场策略分析》（HB.07）分报告对中医药药用观赏植物文创产品进行创新研究，系统分析其中存在问题，并提出以传播中医药文化为导向的产品市场策略。报告认为中国中医药药用观赏植物文创产品设计外形丰富多样，但是存在对于中医药文化内涵重视不够、缺乏个性的定制产品，产品开发深度不够等问题。未来中医药药用观赏植物文创应采用新材料、构建产品IP、打造多元消费场景等方式，促进中药观赏植物文创产品的发展，满足人民日益增长的消费需求。《中医药养生文创产品开发现状与前景分析》（HB.08）分报告通过对中医药养生文创产品开发现状进行分析，提出目前中医药文创产品市场所存在的问题，提出发展建议，以期中医药文创产品繁荣发展。文中建议通过进一步挖掘中医药养生文化内涵、重视产品开发、开展跨界合作、扩宽销售推广等多途径推动中医药文创领域的蓬勃发展。

《手办类中医药文创产品开发现状与策略研究》（HB.09）分报告系统梳理了目前中医药文化手办产业的发展建设现状，总结分析了中医药手办产业在发展过程中存在的主要挑战，并对中医药文化手办的开发策略进行了探讨，针对中医药文化手办产业发展现状，从文创IP、创意开发、手办制作等三个方面论述了中医药文创发展瓶颈，对中医药手办开发策略进行了具体的论述，对中医药手办行业发展进行了分析与展望。《灵芝文创产品开发现状及其发展趋势》（HB.10）分报告分析了近年来中国对灵芝文化创意产业发展情况以及文化开发潜力，分析认为中国灵芝文化产品的研发还存在着同质化严重、文化特色不明显、产品创意欠缺、设计理念落后、实用价值不高、价格和品质两极分化严重、品牌形象未树立等问题，并有针对性地提出了相应发展建议，对灵芝文创产品的未来发展趋势进行了展望。《壮医药文创产品研发及策略建议》（HB.11）分报告从壮医药的历史、文化、理论出发，探讨壮医药文创产品的源流、现状及前景，提出建议以促进壮医药文创产品的研发和推广应用。报告认为壮医药文创产品的研发需要综合考虑传统医药知识、现代科技和市场需求，以确保产品成功研发和传统文化传承。通过创新研发、保证质量和市场推广，推动壮医药文创产品的高质量发展。

第四部分运营管理篇（HB.12—HB.17）包括6篇分报告。《中医药博物馆文化创意产品开发现状及运营对策》（HB.12）分报告指出中医药博物馆是展示中医药文化的重要窗口，是传承创新中医药发展的重要平台。深入挖掘中医药文化内涵，借助文化创意手段，创新文化表达形式，能够有效提升中医药的传播力。报告系统梳理了博物馆文化创意产品开发工作相关的重要政策与标准，并对目前中医药博物馆文化创意产品的开发现状及运营对策进行了探讨，提出了推进合作共建、践行“大文创”理念、突出中医药特色优势、加强复合人才培养、强化知识产权保护、开展数字文创探索等建议。《中医药题材影视行业现状与发展策略研究》（HB.13）分报告认为中医药题材影视作品在近年来逐渐受到广泛关注，成为传播中医药文化、弘扬中华优秀传统文化的重要途径。其表现出文化传承与教育宣传相融合以及真实取材与虚构叙事相结合的特征。中医药题材影视行业面临着诸多挑战，如真实性与娱乐性的平衡、文化传承与现代审美的结合、制作质量与专业性的提升以及市场定位问题与商业化倾向等，对此应从深挖文化内涵、拓展题材类型、采用前沿技术完善产业体系、创新营销策略、促进跨文化交流以及培养复合人才等方面推动中医药题材影视行业的持续发展与创新进步。

《中医药文创空间发展现状及未来启示》（HB.14）分报告根据文献收集及调研结果，运用态势分析方法，从政策、经济、文化三个层面剖析中医药文创空间发展的优势、劣势、机遇与威胁，认为中医药文化自身具有包容性，自然、历史、地域等可融合文化资源广泛，有利于发展中医药文创空间，而中医药文化消费不足、人才短缺、市场环境欠佳、自主创新能力低是影响发展的主要原因，在此基础上系统分析并提出中医药文创空间发展的建议与措施，并对未来中医药文创空间开启展望。《中医药香疗产品市场运营现状及规范化发展策略》（HB.15）分报告系统梳理了中医药香疗的概念、历史源流、理论基础、作用机理、剂型及使用方法、文化等内容，总结了中医药香疗产品市场运营现状，分析了当下中医药香疗产品发展机遇，针对性提出了人才保障、多元化发展、因人施香、注重安全、与其他行业交叉融合发展、科学普及等中医药香疗产品规范化发展策略。《中医药日化产品文创现状与运营策略研究》（HB.16）

分报告开展中医药日化产品文创现状与运营策略研究。报告认为中医药文化具有其独特的特点，其通过对云南白药、立白集团等典型案例的分析，厘清中医药日化文创产品市场目前存在产品质量和安全性、市场竞争激烈、文化价值滥用等问题，提出了注重与传统文化的结合、注重科普教育、注重品牌故事讲述、注重社交媒体的运用等针对性对策建议。《北京市鼓楼中医医院中医药文创研发探索与实践》（HB.17）分报告就鼓楼中医医院在中医药文创产品及文创环境研发建设等方面的探索、实践与思考进行了介绍及阐述，并科学地分享了医院中医药文创环境建设上的相关实践经验。

第五部分教育法规篇 (HB.18—HB.21) 包括 4 篇分报告。《中国高等院校在校生对中医药文创产品认知现状调查研究》（HB.18）分报告对十所高校进行了线上问卷调查，进行统计结果分析，并对十一所机构进行线下走访调研。通过线上线下相结合的方式，以期从调研结果中获得有效数据，为中医药文创未来发展提供可实施性建议与导向。针对现状中存在的不足进行相应调整，放大中医药文创自身的优势，在继承传统的基础上不断创新，推动中医药文创未来发展。《北京中医药大学文创教育实践与启示》（HB.19）分报告系统梳理了北京中医药大学文创教育的发展建设现状，总结分析了北京中医药大学文创教育在发展目标、整体架构以及取得的成果成就三个部分的内容，针对性提出中医药文创教育未来发展应以培养学生的创新能力为目标，强化学校内部管理水平以及协同社会资源共同开展文创教育活动，推进产教融合，并对中医药文创教育未来发展方向进行总结与展望。

《山东中医药大学研究生文创探索实践与启示》（HB.20）分报告依托科研院所和高校中医文化相关课题，在深入科研的同时做了更广泛、多样的探索和实践，尝试对中医药文化科研成果进行创意和转化，开发出剧作、课程知识体系、文化用具、融合交流平台等产品，提高中医药文化的知识产权保护意识，从而推动中医药文化的广泛传播。《中医药文创知识产权保护实践与探索》（HB.21）分报告系统介绍了中医药文创知识产权保护现状，并研究认为中医药文创知识产权保护存在参与主体知识产权运营及维权意识薄弱、专门化制度供给单薄、争议解决与侵权救济机制僵化等现实问题。建议从中医药文创的对象多元性、功能复合性以及文化传承性特质入手，建立与其自身特性及产业链构造相适应的知识产权治理框架，重点通过加强法治教育、提升维权意识，丰富规范层次、增强制度供给以及强化部门联动、创新治理方式的手段，破解中医药文创知识产权保护面临的难题。

关键词： 中医药文创；中医药；文创产业；发展报告；蓝皮书

目　录

壹　总报告

贰　市场分析篇

叁 产品开发篇

肆 运营管理篇

伍　教育法规篇

壹

总报告

HB.01 中医药文创产业发展现状与推进建议

本书编委会

摘　要： 中医药文创产业是中医药文化与文化创意产业的结合，主要包括中医药文化创意产品和中医药文化创意服务两大部分。中医药文创产业是中医药文化传播的优质载体，也是促进多业态融合发展、带动社会经济的巨大推手。本报告从中医药文创产业相关政策分析、发展环境、行业发展现状的角度阐述了中医药文创产业在中医药文化振兴的趋势下和政府政策支持顺势而为、迅速发展，随着中国公民中医药素养逐渐提升和消费者需求增长的推动，企业和机构也在不断加大投入和支持，行业的市场规模不断扩大。从需求端和供给端分别对市场供需形势进行了深入分析；前瞻性地论述了中医药文创产业的未来发展前景与趋势；并指出中医药文创产业的发展需要形成具有区域特征的中医药“创意环境”，依托数字技术和新媒体，打造具有广泛影响力的中医药IP，构建创意产业人才队伍。

关键词： 中医药文创产业；发展现状；供需形势；发展前景；发展策略

中医药文创产业是以中医药文化为基础，通过创意设计、品牌营销等手段，开发具有文化内涵和实用价值的中医药产品。这些产品既包括传统的中草药、针灸器材等，也包括现代的保健品、护肤品等。中医药文创产业的发展有助于传承和弘扬中医药文化，同时也为人们的健康生活提供了更多选择。本报告旨在深入分析中医药文创产业的发展情况、市场形势、未来趋势和挑战，并有针对性地给出了相应策略建议，以期为中医药文创产业的可持续发展提供参考。

一、中医药文创产业发展概况

（一）中医药文创产业概念界定及分类

中医药文创产业是中医药文化与文化创意产业的结合。其主要包括两个部分：一是中医药文化创意产品，包括以中医药文化为内容的香囊香薰、智能化养生保健器具、文具、服饰、化妆品、摆件、日用品、影视、动漫、广告、装饰设计、书刊音像作品等。二是中医药文化创意服务，包括以中医药文化为主题的生态文化旅游、养生文化服务机构、中医药健康教育、中医药文化会展业、保健休闲娱乐业、药膳食疗等中医药文化服务性消费产业[1]。

（二）中医药文创产业政策分析

推动文化繁荣、建设文化强国、建设中华民族现代文明，是中国在新时代新的文化使命。文化创意产业蓬勃发展的新时代，国务院、国家中医药管理局、文化和旅游部、各地政府等都出台了相关政策，鼓励创作中医药文化创意精品，培育知名品牌，引领和推动中医药文创产业的发展。具体政策见表 1。

表 1　中医药文创产业国家政策汇总

时间	发布单位	政策及解读	相关内容
2016 年 2 月	国务院	《中医药发展战略规划纲要（2016—2030 年）》	发展中医药文化产业。推动中医药与文化产业融合发展，探索将中医药文化纳入文化产业发展规划。创作一批承载中医药文化的创意产品和文化精品。促进中医药与广播影视、新闻出版、数字出版、动漫游戏、旅游餐饮、体育演艺等有效融合，发展新型文化产品和服务。培育一批知名品牌和企业，提升中医药与文化产业融合发展水平[2]
2022 年 3 月	国务院办公厅	《“十四五”中医药发展规划》	加强中医药文化研究和传播、发展中医药博物馆事业、做大中医药文化产业。鼓励引导社会力量通过各种方式发展中医药文化产业。实施中医药文化精品行动，引导创作一批质量高、社会影响力大的中医药文化精品和创意产品。培育一批知名品牌和企业。促进中医药与动漫游戏、旅游餐饮、体育演艺等融合发展[3]

续表

时间	发布单位	政策及解读	相关内容
2022年3月	国家中医药管理局	解读《"十四五"中医药发展规划》	"十四五"时期，重点以实施中医药文化弘扬工程为统揽，聚焦推动中医药文化创造性转化、创新性发展，让中医药成为群众促进健康的文化自觉，推动在全社会形成保护、传播、弘扬中医药的良好局面。进一步促进中医药与文化产业融合发展，引导支持中医药题材文艺创作，丰富中医药文化精品和优质服务供给[4]
2022年11月	国家中医药局、中央宣传部、教育部、商务部、文化和旅游部、国家卫生健康委员会、国家广播电视总局、国家文物局	《"十四五"中医药文化弘扬工程实施方案》	总体目标是到2025年，中医药文化产品和服务供给更为优质丰富，中医药博物馆事业加快发展，中医药文化传播体系趋于健全，打造一批中医药文化品牌活动、精品力作、传播平台，中医药文化传播队伍不断壮大，公民中医药健康文化素养水平提升至25%左右，中医药海外传播半径不断延伸，中医药"走出去"步伐更加坚实[5]
2023年2月	文化和旅游部	《关于推动非物质文化遗产与旅游深度融合发展的通知》	依托传统医药类非物质文化遗产发展康养旅游。挖掘饮食类非物质文化遗产的丰厚内涵，让游客体验当地民众的生活方式，体会中国人顺应时节、尊重自然、利用自然的思想理念和独特智慧[6]

各地政府积极落实中央文件精神，各出奇招推动中医药文创、文旅发展。例如：贵州省发布首批中医药康养旅游精品线路，并喊出"康养到贵州"的响亮口号；山西省在推动文旅康养产业融合发展专场新闻发布会上，提出推动建设50个文旅康养示范区；海南省发布了《海南省健康产业发展规划（2019—2025年）》，作为省级经济特区和自贸港推动了59、国家免签政策落地，开启了高端康养项目开发之路，以康复、疗养、气候治疗、特殊疗法、健身休闲等为重点的康养服务业发展拉开帷幕；广西壮族自治区公布"十大药膳"推动中医食养发展[7]。

（三）中医药文创产业发展环境

中医药文创产业发展恰逢其时，处于高速发展的关键时期。在中国文化创意产业政策的引导下，文创产业发展势头良好，中医药文创产业顺势而为，在中医药文化振兴的趋势下迅速发展，中国公民中医药素养逐渐提升，受到政府政策支持和消费者需求增长的推动，企业和机构也在不断加大投入和支持，使得该行业的市场规模不断扩大。

1. 中国文化及相关产业的迅速发展带动中医药文创产业

国家统计局官网数据显示，据对全国 7.2 万家规模以上文化及相关产业企业（以下简称“文化企业”）调查，2023 年前三季度，文化企业实现营业收入 91619 亿元，比上年同期增长 7.7%。其中，文化新业态特征较为明显的 16 个行业小类实现营业收入 36870 亿元，比上年同期增长 15.2%。前三季度，文化企业实现利润总额 7508 亿元，文化企业资产总计 192849 亿元。在文化及相关产业中涉及中医药文创相关的企业越来越多，带动文创产业的发展[8]。具体分类统计数据见图 1。

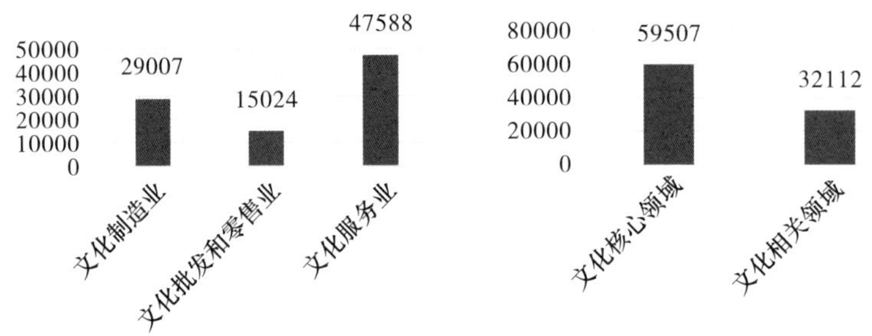

（a）按产业类型划分（单位：亿元）

（b）按领域划分（单位：亿元）

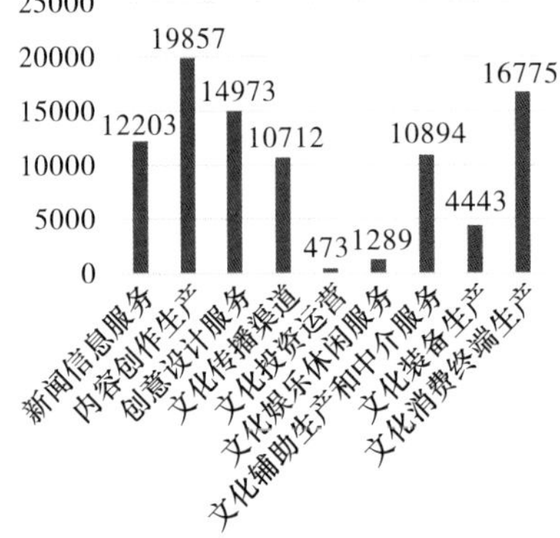

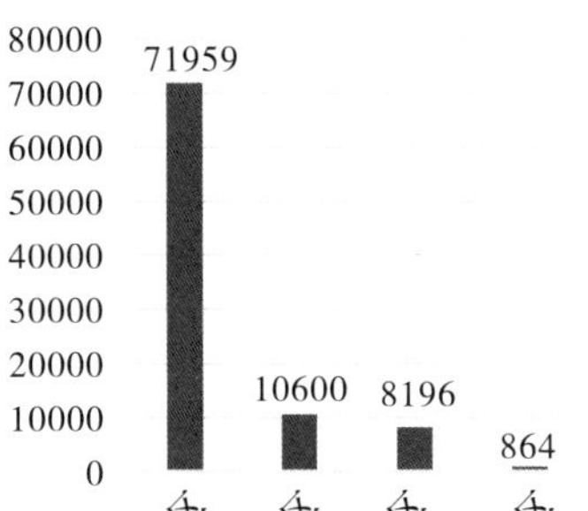

（c）按行业类别划分（单位：亿元）

（d）按区域划分（单位：亿元）

图 1　2023 年前三季度全国规模以上文化及相关产业企业相关指标情况

2. 中国公民中医药健康文化素养水平持续增长推动产业成长

文化认同是文化产品成功走向市场的通行证，中医药文化认同感能够有效促进中医药文创产业消费者做出购买决策。国家中医药管理局调研显示：2022 年中国公民中医药健康文化素养水平达到 22.56%，较 2021 年增长 1.3%（图 2）[9]。全国中医药健康文化知识普及率、阅读率、信任率高于 90%，反映出中医药健康文化知识普及工作持续推进，中医药不断融入群众生产生活。随着消费者中医药健康、保健需求的增加，其对中医药文创产业的市场需求也在增长，这一市场需求的增长将为中医药文创产业发展提供经济动力。

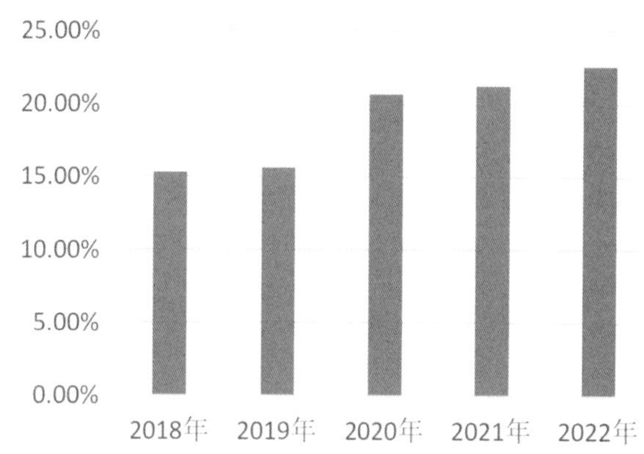

图 2　2018—2022 年公民中医药健康文化素养水平变化情况

3. 中医药文创产业国际需求旺盛

中医药文创活动逐渐成为中医药文化国际传播的优质载体，中医药文化国际影响力的日渐增强，为中医药文创产业“走出去”培植了文化认同的土壤。在国际运动赛事上，屡见中医药文化元素与文化创意产品身影，如杭州亚运会主媒体中心建设了中医药文化体验馆，开展了耳穴敷贴、中医推拿、中医功法等中医药特色服务与体验活动。在 2023 年中国国际服务贸易交易会上中国中医药报社有限公司设置中医药文化体验区，开展了酸梅汤调配、中药口红等中医药文创展示等活动。当前，中医药已传播到 196 个国家和地区，在全世界范围内的影响力和认可度日渐提高，中医药文化创意产业具有较高的附加值提升空间，具有创意设计和文化内涵的中医药文创产品更具有吸引力。企业和机构需要不断提升自身的国际竞争力，以拓展海外市场。

（四）中医药文创产业发展现状

中国先后开展中医药健康文化推进行动、中医药文化传播行动等专项工作，中医药文创产业依托中医药产业和文创产业的扶持政策，包括政策支持、财政资金支持、税收优惠等迅速发展，在政府的大力支持下中医药文创产业发展逐年向好。

1. 市场规模持续增长

随着人们健康意识的增强和政府对中医药文化的重视，中医药文创市场规模不断扩大。根据相关统计数据，近年来中医药文创产业的年复合增长率保持在10%以上，市场规模已超过1000亿元。“十三五”以来，各地累计举办各类中医药文化活动2.8万余场，辐射人数超过1800万人[10]。中医康养旅游是中医药文创服务的重要组成部分，已发展成为拉动地方经济及备受群众欢迎的中医药文创融合市场新业态。湖北蕲春打造“时珍故里”品牌，仅2022年就接待游客221万人次，旅游综合收入15亿元；甘肃灵台作为针灸医学家皇甫谧故里，中医康养产业总产值达12亿元[7]。

随着人民群众健康保健意识的增强，对中医药文化创意活动的参与热情逐渐高涨。同时，参与者对中医药文化创意活动的文化内涵和健康知识实用性也提出了更高的要求，消费者对中医药文创产品的品质和特色要求也在不断提高，这对中医药文创产业的产品创新和质量提升提出了更高的要求。

2. 市场结构多元发展

中医药文创产业的市场结构呈现出多元化发展的特点。在文化产业方面各地兴建中医药文化体验馆、教育基地，大力发展中医药文创影视行业。在国家政策的引导下，全国已遴选建设了81家全国中医药文化宣传教育基地，覆盖全国，其中北京市试点建设了首批32家中医药健康文化体验馆，为群众带来丰富的中医药文化体验[10]。在中医药文创影视方面，《本草中国》《新时代的中医药》《闽地本草》《国医有方》《杏林医者》等中医药影视、纪录片在主流媒体的播放得到了广大群众的一致好评[11]。在文创产品方面，传统中医药保健产品、针灸器材、中医药美容产品等市场份额的稳中有进，其中中草药、保健品和护肤品成为广受欢迎的新兴细分市场。在传统市场之外，中医康养旅游、药食同源等新细分领域也逐渐开辟，一个包括中医药文化传播、中医药文创商品、中医药特色产业的多元化中医药文创市场正在逐步形成。

3. 市场竞争日渐加剧

随着中医药文创产业市场的兴起，社会资本纷纷投资参与，中医药文创市场竞争日益激烈。细分领域以中医药博物馆为例，博物馆文创作为中医药文创产品出圈的重要途径曾广受追捧。目前全国有中医药类博物馆83家，其中国家一级博物馆 1 家、二级 5 家、三级 3 家[12]。中医药博物馆深入挖掘中医药文物、藏品，举办文化展览、推进数字博物馆建设、创作中医药文化创意产品。其中由国家文物局联合中央文明办、中央网信办联合开展的“智慧之光——中医药文化展”（2023 年 1 月 19 日—5 月 23 日）参观人数已达到 41.3 万人[13]。大量参观群众所带来的是中医药博物馆特色文创商品的热卖，这些具有创意设计和文化内涵的中医药文创产品使得中医药文创产品更加丰富、竞争更加激烈，高质量的创意产品也加速了同质化产品的淘汰，推动了中医药文创商品的高质量发展。

面对炙手可热的中医药文创市场，国内企业如云南白药、同仁堂等知名品牌也纷纷入局，云南白药率先推出了云南白药牙膏系列，以中医药赋能传统牙膏行业，在牙膏市场占据了一定的市场份额，同仁堂推出中医药健康饮片、系列茶包等健康药茶饮抢占中医药饮品市场。与此同时外资企业如德国拜耳、美国强生等也在积极布局中国市场，希望在未来的中医药文创市场分一杯羹。

二、中医药文创产业市场供给形势分析

中医药文创产业的供给端需要中医药文化研究者、文化创意工作者、企业 / 旅游业等产业多方联动跨业态发展。多方联动发展中医药文创产业可以实现中医药文化资源、科技创新资源、艺术创意资源、生产加工资源、教育培训资源、媒体推广平台等资源的共享，当前产业在以下三个方面仍存在短板。

（一）高品质中医药文创产品供给不足

当前，从事高品质文创产品研发的企业不多，尚不能更好地满足市场需求和未来市场的发展。从产品供给方面来看，中医药文创产品同质化严重，开发品类集中于香囊香薰、智能化养生保健器具、文具、服饰、摆件等，每一品类中的不同单品也存在同质化严重的问题；从产品的创新性来看，中医药文创产品和服务在设计规划上缺乏与中医药文化的深入结合，表现为简单、表观套用一两个中医药文化元素进行设计，缺乏对中医药文化内涵的深入发掘，部分中医药康养旅游项目只是蹭中医药热度，实际与中医药相关的体验内容微乎其

微。中医药文创产业存在供需不平衡的情况，简单低质的产品供过于求，具有特色广受欢迎的产品供不应求。这需要企业能够及时洞察市场供需情况的变化，并依据自身特点灵活制定发展路线与调整营销策略。

（二）中医药文创企业的生产研发投入不足

中医药文创产业需要中医药产业与文化创意产业多方联动跨业态融合。因为缺少成熟的产业供应链和缺乏具有代表性的行业龙头企业，高品质文创作品的生产能力与效率不高。同时，应用新技术投入文创产品研发的投入较高，从研发到原材料采购再到生产和销售整体供应链还处于起步阶段，也就体现出中医药文创产业缺乏体系性，没有长远发展的整体性设计；文化创意企业盈利周期长，同样需要企业先期投入大量资金进行技术创新以提高未来在文化创意领域的企业效益。中医药文创产业与其他文创产业相比具有康复、养生、保健等独特属性，这一功能性属性的巨大优势并未得到充分发挥。

（三）中医药文创产业的产业链不完整

中医药文创产业的发展，离不开设计、原材料采购、生产工艺和技术、市场与销售渠道等方面的同步发展。当前，从设计源头上还缺乏能够促进中医药文创产业与新技术、新业态的跨界融合的文化创意工作者。同时，生产、文旅、服务、传播等行业已经参与和投入中医药文创产业发展中，但各企业仍然各自为政、散兵游勇，不成规模。中医药文创产品、服务落地实现的关键，需要依托世界中医药学会联合会中医药文创产业分会等行业学会协会，实施中医药文创产业集群战略，整合规模偏小、布局分散、相互关联性不强的企业，建立产业园区，帮助企业优化组合，实现市场信息、技术信息、生产要素、公共设施等共享，降低交易成本，提高生产效率和竞争力。促成以中医药文化底蕴深厚的中医药大学、中医药博物馆、中医药文献馆、道地药材产地、大型中药市场、名医故里、特色中医流派、著名 IP 等为集群核心，联合相关文创企业、制造企业、相关支撑机构、营销 / 推广平台等在线上或线下形成集群，按照专业分工，弹性协作，共享资源，实施产业集群战略。

三、中医药文创产业发展趋势与挑战

中医药文创产业是具有强大生命力的朝阳产业。随着中国公民中医药健康文化素养水平的逐年增长，中医药文创产业的市场需求将继续扩大。同时，随着科技的不断进步和创新能力的增强，中医药文创产品的研发和制造水平也将不断提高，产品的质量和实用性将得到进一步提升。

（一）中医药文创市场潜力持续释放

中国是中医药文创产业的主要市场之一。近年来，政府对中医药文化的重视和支持不断加强，为中医药文创产业的发展提供了良好的政策环境和社会环境。同时，健康产业市场与文化创意产业市场的双重需求，为中医药文创产业的发展提供了强大的市场支撑。美国是另一个重要的中医药文创市场，近年来，随着自然疗法和替代医学的兴起，越来越多的美国人开始关注和使用中医药产品。同时，美国在草药研究和应用方面也具有较为成熟的市场基础和技术条件。欧洲是中医药文创产品的重要出口市场之一，欧洲拥有庞大的中产阶级群体和对健康食品的消费需求，同时对传统医学和自然疗法的认同度也较高，因此欧洲市场对中医药文创产品的需求也在不断增加。在这样的背景下，将中医药元素融入日常消费品中的文创产品，可以更好地满足人们对于健康和生活品质的需求。同时，随着国内消费市场的不断扩大和升级，中医药文创产品的市场潜力也将越来越大。

（二）多产业合作跨界联合发展趋势

中医药文创产业的发展不仅需要中医药专业知识和文化创意的支持，还需要同其他产业协调联合发展。中医药文创产业可以与手工制造业、旅游业、餐饮业、教育业、房地产业、娱乐业等产业进行有效协同，形成中医药文创手工业、中医药健康旅游业、中医药药食同源产业、中医药教育行业、中医药康养旅居地产行业等新业态，打造全新产业集群。这种跨产业的联合和创新发展将为中医药文创产业带来更多的发展机遇和空间。随着国家对中医药事业的大力扶持和文旅产业的快速发展，中医药文创产业的发展环境得到了进一步优化。各级政府和相关部门正在加强对中医药文创产业的政策扶持和规划引导，从顶层设计上为中医药文创产业的发展提供了保障。

（三）技术创新数字智能化发展趋势

随着科技的不断发展，中医药文创产业将会更加数字化和智能化。例如，利用人工智能技术对中医药古籍进行数字化处理和深度挖掘，为中医药文创产品的研发提供更加精准的文化内涵。

同时，随着大数据和云计算技术的发展，中医药文创产业将更加注重数据的收集、分析和利用。通过大数据分析，企业可以更好地了解市场需求和消费者行为，为企业及时调整发展路线和营销策略提供更精准的依据。

虚拟现实和增强现实技术在中医药文创产业的应用将逐渐增多。通过虚拟现实技术为消费者提供沉浸式的中医药文化体验，或者通过增强现实技术为消费者提供互动式的中医药知识普及服务。这些技术的发展将为中医药文创产业带来更多的机遇和挑战，或将成为一些企业在市场竞争中保持领先地位的核心技术。

（四）个性化、多元化服务发展趋势

随着消费者需求的不断变化和升级，中医药文创产品将更加多元化和个性化。例如，针对不同消费群体推出不同类型和功能的中医药文创产品，满足消费者对养生、美妆、服饰、审美、文化认同等各个方面的需求。

中医药文创产业将与其他产业进行更多的跨界融合，在文化、旅游、教育等环境下跨界融合实现沉浸式场景体验，开发更丰富的以中医药文化为主题的旅游线路和体验活动，为消费者提供全方位的中医药文化体验。随着人们健康意识的增强，中医药文创产品将更多地应用于健康养生和美容护肤等提升人民健康水平的领域。中医药文创产品在文化教育领域的应用也将逐渐增多。中医药文创产品原料更多源于自然，使用可再生资源和可降解材料生产中医药文创产品，实现环境友好型绿色发展，做到经济效益和社会效益的双赢。

四、中医药文创产业发展建议

（一）支持知识产权保护

知识产权保护是为中医药文创产业创新发展提供支持的必要手段，良好的创新环境是中医药文创产业高质量发展的基础。建立健全中医药文创产业知识产权保护机制，要加大对侵权行为的打击力度，提高侵权成本，保护中医药文创创新主体的合法权益。各级政府有关部门应加大对中医药文创知识产权保护的行政执法力度，依法惩处侵犯知识产权的行为，切实保护中医药文创产品创新成果。政府和企业应共同努力加强知识产权保护意识，丰富知识产权保护手段，为中医药文创产业创新发展提供有力保障。

（二）强化产品质量监管

优质的产品与服务是推动中医药文创产业可持续发展的“压舱石”。对于中医药文创产业产品质量的控制，既需要行业自律自查，也需要政府相关部门严格监管。中医药文创行业应该加强行业自律和监管，规范行业的准入门槛和退出机制，组织行业协会建立和完善行业的标准体系与信用体系，加强行业的质量管理和风险防控，打击和杜绝行业的违法违规行为，提高全行业的诚信度和责任感，企业也应加强内部管理，确保产品质量符合相关要求。政府有关部门应针对不同类型中医药文创产品发展特点，建立完善的质量标准体系和定期检测机制，明确监管责任。

（三）构建人才培养体系

文化创意产业的内涵更强调“个人创意”与“内容生产”，创意人才的培养对中医药文创产业的发展至关重要。构建起综合的、多层次的、全方位的人才培养体系才能契合多元化的市场需求。一方面要引导中医药医务人员、科研人员主动面向社会开展文化和科普服务，另一方面要鼓励引进培养文化创意、市场营销、公关推广等方面专业人才[14]。在高校建立中医药文创人才培养专业或专业培养相关人才的方向，汇聚对中医药有较深入的理解和认识，并能够科普和创造性转化相关内容的从事科学、文旅、设计、教育、美妆、艺术、音乐、服饰和娱乐的人才，在中医药文化内容的基础上“创造新观念、新技术、新载体和新的创造性的内容”，同时引入商业和金融法律等方面的人才来解决产品化、产业化过程中的复杂转化问题。

（四）推动跨界产业融合

产业融合发展是未来中医药文创产业发展的一大趋势，政府和中医药文创产业行业从业者应积极顺应中医药文创产业自身发展规律，有序引导积极推动中医药文创产业与其他领域的跨界融合，如旅游、互联网等。政府有关部门应强化规划引领和政策支持。制订中医药文创产业跨界融合发展规划，明确发展目标和方向，提供政策支持和科学引导。通过鼓励企业、科研机构和高校等开展中医药跨界融合研究，打造具有竞争力的中医药跨界融合企业和创新团队培育人民群众喜闻乐见的中医药文创融合产业。鼓励和支持企业、科研机构和高校等在健康养生、健康食品、健康旅游、健康养老等领域积极探索中医药跨界融合创新新模式。

（五）积极开拓国际市场

中医药源自中国，服务世界。中医药文创产业也应积极拓展国际市场，将产品和服务推向世界各地，传播中医药文化，提升中医药事业的国际影响力，满足国际消费者需求。推动中医药文创产业国际化应加强国际合作与交流，与国际相关的文化机构、艺术机构、博物馆等开展合作与交流，借助其资源和渠道优势，让国际市场了解中医药文创产品。开展中医药文化传播活动，通过举办国际中医药文化展览、研讨会、论坛等活动，宣传和推广中医药文化，提升国际社会对中医药文化的认知和接受度，借助这些活动平台向国际市场展示中医药文创产品的独特魅力。中医药文创产品的质量和创意性是吸引国际市场关注的关键。要注重研发具有独特创意和高质量的文创产品，以满足国际市场的需求。同时，要注重产品的品质和文化宣传，提升产品的附加值和吸引力，为海外消费者提供更好的中医药文创产品体验和服务。

五、总结与展望

在经济社会发展稳中向好，人口老龄化水平日益加深的大背景下，人民群众对于卫生健康追求也逐步提升，老龄康养、亚健康体质调理、慢病康复、美容养生等健康需求持续增加。中医药文化所提倡的养生保健防病于先的大健康理念大受追捧，学习了解中医药文化、弘扬中医药健康观念、践行中医药养生保健方法逐渐成为人们养生保健增进健康的新时尚。

中医药文创产业将中医药文化与现代创意相结合，推出的各种各样的文创产品、文创体验，如香薰香囊、药茶药膳、中医草本美容产品、中医药养生保健产品、中医药文化体验、中医药康养旅居体验等，它们不仅能让人们更好地了解和体验中医药文化，还能增进人群健康，提高生活品质。中医药文创产业充分展示了中医药在养生保健、欲病救萌、慢病康复方面为人们增进健康的独特优势。未来随着人民群众健康个性化需求逐渐增加以及科学技术在中医药文创产业领域的深度应用，中医药文创产业将迎来全新发展机遇。

本报告对中医药文创产业进行了科学的概念界定以及研究分类，系统梳理了中医药文创产业行业发展现状、重要政策与标准、市场供给形势，总结分析了中医药文创产业在发展过程中面临的主要挑战，并提出针对性发展建议。中医药文创产业发展应根据群众切身需求与时俱进、因势利导，积极发展智慧医疗数字健康相关科技创新产品服务，顺应多产业融合创新发展趋势和人民群众个性化特色中医药文创需求，科学创新中医药文创产品、优化中医药特色文创体验，让更多的消费者体会中医药文化、信赖中医药产品。

近年来，中医药事业的传承与发展被提升到国家战略高度，中央、各地政府也相继出台政策措施鼓励、支持、引导中医药文创产业健康发展，各地兴建中医药博物馆、举办中医药文化论坛、中医药特色服务展会，大大加深了群众对于中医药事业、中医药文化的认可。在人们的健康需求更加丰富多元、个性化的今天，中医药文创产业将持续推进中医药健康服务全产业链建设，为广大群众提供更加优质的中医药文创服务体验和中医药特色文创产品。

参考文献

［1］陈小平 . 地域中医药文化创意产业发展研究［D］. 长沙：湖南中医药大学，2013.

［2］中华人民共和国国务院 . 中医药发展战略规划纲要（2016—2030 年）［EB/OL］. http://www.gov.cn/zhengce/content/2016-02/26/content_5046678.html.

［3］中华人民共和国国务院办公厅 ."十四五" 中医药发展规划［EB/OL］. http://www.natcm.gov.cn/guicaisi/zhengcewenjian/2022-03-29/25694.html.

［4］国家中医药管理局 . 国家中医药管理局解读《"十四五" 中医药发展规划》［Z］. http://www.natcm.gov.cn/guicaisi/zhengcewenjian/2022-03-29/25695.html.

［5］中华人民共和国国家中医药局，中央宣传部，教育部，商务部，文化和旅游部，国家卫生健康委，国家广电总局，国家文物局 ."十四五" 中医药文化弘扬工程实施方案［EB/OL］. http://www.natcm.gov.cn/bangongshi/gongzuodongtai/2023-04-19/30181.html.

［6］中华人民共和国文化和旅游部 . 关于推动非物质文化遗产与旅游深度融合发展的通知［EB/OL］. https://www.shiqian.gov.cn/zfbm/wtgdlyj/zfxxgk/fdzdgknr_5672412/ggwhfw/202303/t20230301_78331157.html .

［7］中国中医 . 中医康养旅游缘何"吸睛"又"吸金"［Z/OL］. http://mp.weixin.qq.com/s/MiLjjlwDS9a8ah7EU-XhZA.

［8］国家统计局 .2023 年前三季度全国规模以上文化及相关产业企业营业收入增长 7.7%［Z/OL］. http://www.stats.gov.cn/sj/zxfb/202310/t20231030_1944007.html.

［9］世界中医药学会联合会 . 达到 22.56%！我国公民中医药健康文化素养水平持续增长［Z/OL］. http://mbd.baidu.com/newspage/data/landingsuper?id=1771933543106892433&wfr=spider&for=pc&baijiahao_id=1771933543106892433&third=baijiahao&c_score=0.999100&c_source=kunlun&c_score=0.999100&p_tk=4982GVbmZUO56dPDPgd6QfXmmEOOIbU9niI%2BoeSgjQ1koMFQcpc9zwtCJUrN3SIQmj%2BB1Quv3ic2kJiF6WcHPHGg7Z6J3jCNDt%2BOGMDu9v0hFAwZ%2FGC7UfOphOJJtZXVZwMEmGlXGgK93eS3SVzRErXVWK3t4NYNTb5i7UAAaxDQkKw%3D&p_timestamp=1702446390&p_sign=ffb7cc795fb19353bbdd8d602f102ed3&p_signature=4af2acddc65958914dd0deec152f1682&__pc2ps_ab=4982GVbmZUO56dPDPgd6QfXmmEOOIbU9niI%2BoeSgjQ1koMFQcpc9zwtCJUrN3SIQmj%2BB1Quv3ic2kJiF6

WcHPHGg7Z6J3jCNDt%2BOGMDu9v0hFAwZ%2FGC7UfOphOJJtZXVZwMEmGlXGgK93eS3SVzRErXVWK3t4NYNTb5i7UAAaxDQkKw%3D|1702446390|4af2acddc65958914dd0deec152f1682|ffb7cc795fb19353bbdd8d602f102ed3, 2023.07.20.

［10］中国中医 . 新华社 | 我国多措并举构建中医药文化弘扬体系［Z/OL］. https://mp.weixin.qq.com/s/sFVpSCW_YyNfp29clPRbMg.

［11］李超 . 我国中医药题材纪录片研究（2016—2020）［D］. 哈尔滨：哈尔滨师范大学，2021.

［12］新华网 . 新华全媒 + | 我国已有中医药类博物馆 83 家［Z］. https://wAppass.baidu.com/static/captcha/tuxing.html?ak=572be823e2f50ea759a616c060d6b9f1&backurl=https%3A%2F%2Fmbd.baidu.com%2Fnewspage%2Fdata%2Flandingsuper%3Fc_score%3D0.999100%26third%3Dbaijiahao%26baijiahao_id%3D1763693005463801098%26id%3D1763693005463801098%26wfr%3Dspider%26for%3Dpc%26c_source%3Dkunlun%26c_score%3D0.999100×tamp=1702446475&signature=adad01237d67c5d4b48e3c04a12831d1, 2023.04.20.

［13］中国中医 . “智慧之光——中医药文化展”入选 2023 年度“弘扬中华优秀传统文化、培育社会主义核心价值观”主题展览重点推介项目名单［Z/OL］. http://mp.weixin.qq.com/s/ieFtml7DC8b3pyBUr3qMEg.

贰

市场分析篇

HB.02 中医药艾草养生文创产品研发与推广策略

张　勰[①]　黄启萍[②]　张艳艳[③]　张悠然[④]

摘　要： 以中医药文化中的艾草养生为主题，顺应当代消费观念的转变和大众保健养生的实际市场需求，从文创产品的角度分析，探索中医药艾草养生文创产品研发策略与推广策略，旨在推动中医药文化的形象宣传，促进中医药文创产业的发展做一些努力与探索。首先，本报告详细介绍了关于中医药艾草的基本认识，并且对艾草养生文创产品现状进行总结阐释；其次，从受众人群、消费者购买预测、受众需求三个层面进行研讨；最后，得到以社会公共需求为导向、以设计创新为核心点、以保证质量为前提、以现代科技手段为新平台、以打造知名品牌为目标的中医药艾草养生文创产品研发与推广的新思路、新对策。

关键词： 艾草养生；文创产品；研发策略；推广策略

党的十九大报告中提出："实施健康中国战略。坚持中西医并重，传承发展中医药事业"。国务院颁布的《中医药发展战略规划纲要（2016—2030 年）》与《中华人民共和国中医药法》标志着中医药和中医药文化将要进入蓬勃发展的新时代。《中医药发展战略规划纲要（2016—2030 年）》是首次在国家层面编制的中医药发展规划，同时也是中医药成为国家发展战略的一个重要标志。

---

① 张勰，管理学博士，甘肃中医药大学经贸与管理学院副院长。主要研究方向：健康管理经济学与卫生事业管理。

② 黄启萍，公共卫生硕士，甘肃中医药大学公共卫生学院研究生。主要研究方向：健康管理经济学与卫生事业管理。

③ 张艳艳，医学学士，甘肃省庆阳市镇原县殷家城卫生院。主要研究方向：中西医结合，健康管理经济学。

④ 张悠然，艺术学学士，四川文化艺术学院音乐舞蹈学院。主要研究方向：中医药文创产品研发与推广。

中医药是中华民族在漫长的生活实践和医疗经验中总结而成的具有独特理论根基和自身风格的医疗体系。目前，大部分人，尤其是年轻群体缺乏对中医药背后的理论依据和文化背景的了解，如何继承和传承中医药文化是新时代青年人的重要使命，中医药文化将会在一代又一代人的创新和钻研中迸发出更加旺盛的生命力，借助于现代社会新型的传播媒介，中医药文化出现在大众面前的机会也会越来越多，其形象也逐渐多元化。

中医药文创产业是现代中医药产业的重要板块，现代社会人们在精神层面具有更高的要求，中医药除了可治愈身体上的病痛，还可以丰富现代人的精神世界[1]。因此，如何巧妙地设计出代表中医药文化的形象是目前中医药文创产品发展的核心问题。通过研发设计的手段让中医药文化重新焕发活力，增强文化自信这一问题是值得思考的。

中医药艾草养生文创产品研发与推广策略研究，是在顺应当代消费层次不断提升的背景下，挖掘中医药文化的文化资源和艺术价值。艾草养生文化作为中医药传统文化中最具有代表性的文化，至今仍然被大众所热爱，通过对中医药艾草养生文创产品研发与推广策略的研究，可以更有效地传播中医药文化。本文以中医药文化中的艾草养生文化为起点来开展研究，为推动中国传统医药文化的形象宣传、促进中医药文创产业的发展做一些努力与探索。

一、艾草养生文化的基本认识

（一）艾草的概念

艾草也叫香艾、蕲艾、艾蒿、艾草、灸草等（图 1），其茎、叶都含有挥发性芳香油，所产生的特殊香味可以驱赶蚊虫，净化空气。在中医学上，以艾草入药，具有理气血、暖子宫、祛寒湿的功能。艾草属于桔梗目，它的生命力顽强，有着特殊气味，成分复杂，以艾叶中的挥发油为主要成分，还包括黄酮类、桉叶烷、鞣质类、醇类、微量元素以及其他类植物成分，能被加工制成各种药物。因此，艾草也被誉为“医家之草”。现代医学研究表明，艾叶入药后能够护肝利胆，对人的脾脏、肝脏和肾脏有着显著的医养效果，有效地帮助人体抵抗病毒和抑制细菌产生。此外，艾草还具有镇咳、平喘、镇静、抗过敏以及止血消炎等功效。可以将艾草制作成艾灸条（图 2），点燃后灸熏对应的穴位可以有效治疗多种疾病。艾草不仅可以入药，还可做成艾叶茶、艾叶汤、艾叶粥等，在带来美味享受的同时还增强人的体质，是非常好的药食同源产品。

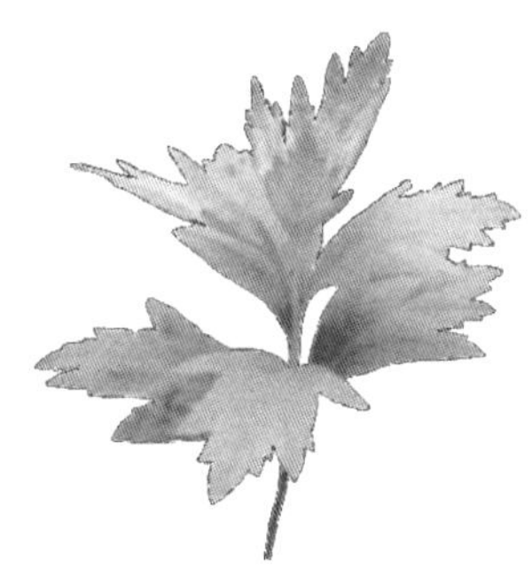

图 1　艾草

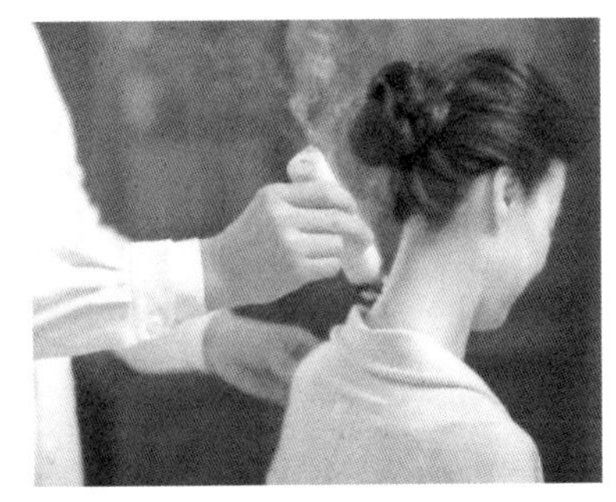

图 2　艾灸条

艾草的生存能力强，常见于路边荒地以及山坡河流的周围，南方地区适宜艾草的生长[2]。

（二）艾草的分类

艾草依据储藏时间、制作方式等因素划分，可分为生艾、陈艾以及熟艾。

五月是最适合采摘艾叶，采摘的艾叶晒干称为生艾（图 3）。生艾是重要的植物药材，同时也是加工陈艾与艾绒的主要原材料。陈艾（图 4）的外表覆盖着一层艾绒，存放时间非常久，通常都在一年之上，三年是最佳的。熟艾是在陈艾的基础上进一步炮制加工而成的艾绒药材。

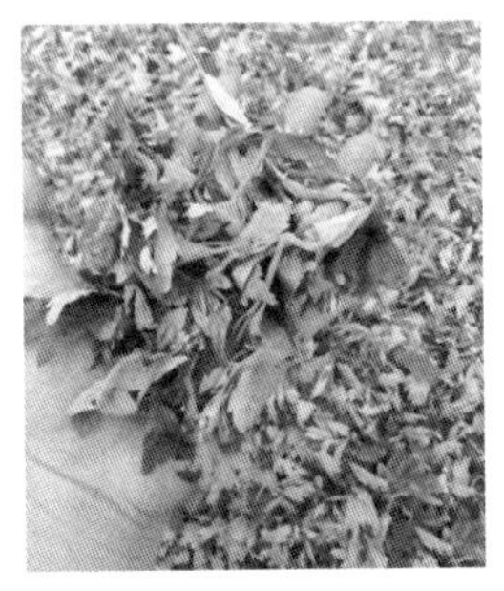

图 3　生艾

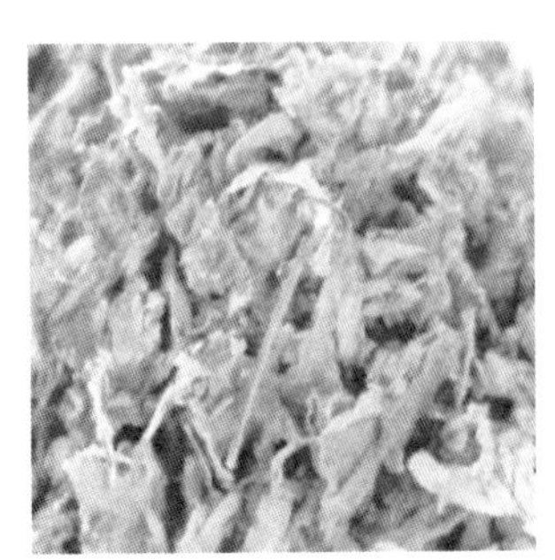

图 4　陈艾

熟艾是一种常用的中药材，包括青艾绒、陈年艾绒和金艾绒（图 5~ 图 7）。每种艾绒都有独特的药物特性和适用范围。在使用熟艾时，根据病症和需求选择适合的艾绒种类非常重要：青艾绒的药物性质强烈，适用于一些较为急性的病症，如扭挫伤、肌肉拉伤等；陈年艾绒应用更广泛，无论是调养身体还是治疗一些慢性疾病都是不错的选择；金艾绒价格较高，是顶级的艾绒产品，金艾绒外观松软且手感细腻，除了艾灸之外，还可用于填充衣物等。

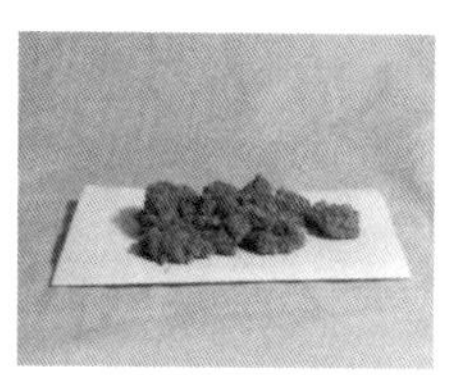
图 5 青艾绒

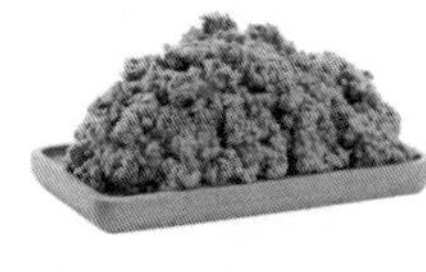
图 6 陈年艾绒

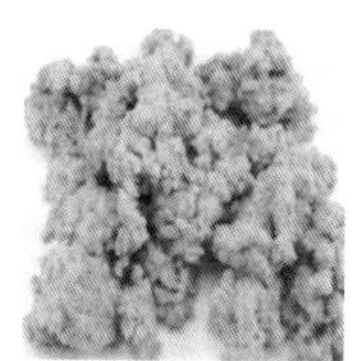
图 7 金艾绒

（三）艾草养生的特性分析

1. 艾草的文化特性

中国拥有数千年的养生历史，艾草作为最早认识和运用的草本药材，在众多古籍中有记载，可见其文化价值之珍贵。与艾草密切相关的传统节日是端午节，端午节期间在民间得到广泛应用家家户户都会在门楣上挂菖蒲、插艾叶，以祈求百福、驱毒避邪。因此，端午节也称为艾节。古人认为端午这天是夏天毒气最重的日子，因此人们饮用蒲酒、插艾叶，并将艾叶制作成香囊佩戴在身上，以驱邪祛毒。事实上，这主要是因为端午前后天气炎热，蛇、虫、鼠、蚁频繁出没，咬伤人的情况时有发生，而且容易滋生病毒细菌，导致各种传染病暴发。艾草具有清新的气味，特殊的药理特性使其能够有效杀菌消毒，帮助人们预防疾病[3]。因此，艾草被广泛制作成各种形式，运用于日常生活中。直到今天，艾草养生文化依然值得我们去传承和发扬。

2. 艾草的药用特性

随着现代人们对健康养生的重视程度不断提高，艾草的药理作用引起了越来越多人的关注。国内外学者基于艾草的药性理论，并运用现代科学技术和实验方法对艾叶的药理作用进行了大量的研究，结果证明了艾叶具有多种药理作用，如抗菌、抗病毒、平喘、止血、抗过敏、增强免疫、护肝利胆、解热、镇静、抑制心脏收缩、降压等。与艾草相关的药性和治疗疾病的方法早在古籍中就有详细记载，例如：陶弘景在《名医别录》中介绍了艾草的药性，“艾叶，味苦，微温，无毒，主灸百病”；战国时期的《五十二病方》记录了两种使用艾草治疗疾病的处方，《黄帝内经》等中医理论著作也有对艾草的记载。明代的李时珍深入研究了艾叶，除了论证艾叶能够通过灸疗治疗各种疾病，他还总结了五十二个使用艾叶治疗疾病的处方，包括煎艾、捣艾汁、水煮艾等，可对症治疗几十种疾病。艾草还可预防瘟疫，这一功能已有几千年的历史。燃烧艾草所产生的烟雾不仅能抑制细菌和病毒，还能驱赶蚊虫。同时，艾草香气宜人，具有通气活血的功效，非常适合用于清洁消毒。艾草在养生领域有着悠久的历史，在中华医药学宝库与传统中医文化中占据重要地位，在健康养生中有着广泛的应用前景[4]。

二、中医药艾养生文创产品设计的现状分析

在当今社会，随着科技的发展和人们消费水平的提高，知识文化的重要性日益凸显。人们开始更加注重产品的独特性和内在文化气息，这推动了新的经济形势的出现。在新的科技和发展模式的推动下，第三产业得到了快速发展，同时也促进了文化创意产业的崛起。文化创意产业是实现文化价值的重要方式，它以产品文化为基础，以创新的思维为核心，科技方法作为辅助，重新构思和整理文化资源，不断探索和发掘，创造出具有高附加值的文创产品[5]。在当前的经济形势下，重视产品内在文化与产品设计方法相结合，并加大对文创产业的研究，既是企业提高文化竞争力的关键，也是全球市场的设计趋势。

众所周知，中国是世界闻名的制造大国，但大规模的复制生产并不是促进中国经济发展的长远之策。显然，文化创意产业可以成为推动经济社会发展的新动力，推动中国从“中国制造”到“中国创造”的转变。此外，中国也亟须改变目前对西方国家在“文化输出”上的劣势，大胆地对现有文创产品进行创新，找到合适的文化符号，使文创产业既体现中国特色，又具备国际化的需求[6]。这样做不仅有利于提升中国文化产业的国际竞争力，也有助于传播中国文化，增强国家软实力。

近年来，中国对于研发文创产品的重视程度越来越高，文创产业发展势头也是一片大好，各大文创品牌在国内外的影响力越来越深远。但是，在中医药艾草养生文化方面的文创产品研究不够深入，笔者在中国知网上以（主题 = 中医药 OR 主题 = 艾草 AND 主题 = 文创 OR 主题 = 文化创意）进行查询，发现相关的研究文献及论文鲜有。目前，对中医药艾草养生文创的研究还很有限，而艾草养生文创产品作为文化创意的传播媒介，迫切需要在中医药艾草养生文化创新基础上进行产品开发设计的研究支持。中医药艾草养生文化作为中华传统文化的重要组成部分，具有丰富的产品设计需求和独特的文化特点与价值，值得挖掘和探索。

如何传承和发扬中医药艾草养生文化，提升企业和国家文化软实力的竞争力，创造出具有高附加价值的中医药艾草养生文化文创产品，是当前亟须思考和解决的问题。要设计出优秀的中医药艾草养生文创产品，离不开丰富的中医药文化知识、传统习俗以及经济发展形势。因此，需要加深对市场的了解，加强中医药文创产业内部各项功能和环节的整合，同时要用创造性的眼光和思想来对待，才有可能创作出具有深刻文化价值和艺术价值的中医药艾草养生文创产品，推动中医药文创产业的发展。然而，目前市场上的中医药文创产品并不够丰富，尤其在艾草养生文创产品的开发方面，仍处于起步探索阶段。首先，现有的中医药艾草养生文创产品在文化符号的表现内容与形式上过于简单（图 8），表现形式单一，缺乏创意类产品，设计流于表面，难以引起受众的关注。其次，中医药艾草养生文创产品的制造技术水平参差不齐。由于成本因素的忽略，产品的材质、加工

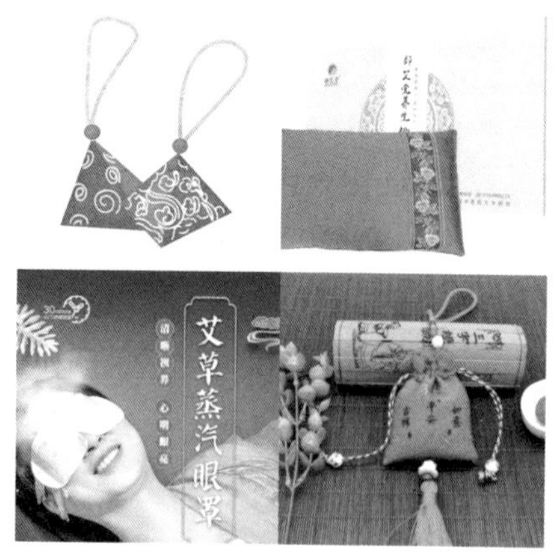

图 8　艾草文创产品

工艺选取粗糙，市场上常见粗制滥造的情况。同时，也缺乏针对性的专项中医药艾草养生文化理论研究，无法满足当代人多样化、多方面的文化需求。这既无法体现中医药艾草养生文化与时俱进的时代特点，也无法深刻展现中医药艾草养生文化的内涵[7]。

因此，我们需要加大研究力度，注重对中医药艾草养生文化的理论研究，并以此为基础，进行中医药艾草养生文创产品的开发与设计。同时，须提高制造技术水平，注重材质和加工工艺的选择，确保产品的质量和观赏性。此外，还应鼓励创新思维，引入新的艺术元素和设计理念，从而设计出更具有文化价值和艺术价值的中医药艾草养生文创产品。只有这样，才能促进中医药文创产业的发展，推动传统文化的传承与创新。

当前，中医药事业正处于蓬勃发展的阶段，国家也出台了一系列支持政策，以推进中医药艾草养生文创产品的研发创新。在这个良好的时机下，需要紧紧抓住机遇，大胆创新，并不断深入探索传统中医药艾草文化的源头。同时，还要结合当代人们养生的习惯和需求，建立与时俱进的中医药艾草养生文创产品发展路径。为了有效推动传统中医药文创产业的发展，我们需要全心全意地打造中医药艾草养生文创产品品牌。通过这些产品，人们可以更便捷地了解中医药艾草养生的益处，并愿意享受其中带来的良好用户体验。这样一来，人们会逐渐喜爱并接受中医药艾草养生文化，使中医药艾草文创产品创新的成果惠及千家万户。

三、中医药艾草养生文创产品研发定位分析

中医药艾草养生文创产品的研发定位是与现代科技发展息息相关的。这些文创产品基于丰富的文化知识背景，蕴含着巨大的文化价值和商业价值。为了设计出更符合消费者心理和消费习惯的文创产品，需要分析影响中医药艾草养生文创产品需求的各种因素。其中最明显的因素包括价格、消费者收入水平、对中医药艾草养生知识的了解程度，以及消费者的身体素质和兴趣爱好等。这些因素都是影响消费者购买需求的重要原因。中医药艾草养生文创产品具有独特的功效和艺术价值，但要真正融入百姓的生活中，必须充分考虑各种影响因素。因此，在研发中医药艾草养生文创产

品时，需考虑产品的价格是否符合消费者的消费能力，同时要了解消费者对中医药艾草养生知识的了解程度，以便能够设计出符合其需求的产品。此外，消费者的身体素质和兴趣爱好也是影响其购买需求的重要因素。只有兼顾这些因素，中医药艾草养生文创产品才能真正地满足消费者的需求并融入其日常生活中。

（一）消费者人群分析

老年群体。这类群体一般为老年人，注重调养身体，了解中医药传统文化和艾草养生的功效作用。他们有独立的经济能力和充足的时间，常通过艾草养生的方法来保养身体。他们喜欢收集具有养生功效的产品，如驱蚊避虫、祛湿辟邪、养情怡神的艾草产品，对艾草养生的传统功效和加工工艺非常重视。

办公群体。这类群体具有稳定的工作和收入，开始追求物质生活享受。他们追求时尚、美观，文化品位较高。中医药艾草养生文创产品作为一种具有创意和传统文化魅力的产品，符合这类人群的消费心理需求。由于现代社会节奏快，白领办公面临着较大的工作压力和心理压力，长时间坐办公室缺乏锻炼，易导致身体不畅通。艾草气味芬芳能净化空气环境，其药理功效还能祛湿、舒缓心情、放松神经，非常适合办公室人群的养生需求。这类人群在购买时关注产品的美观度和欣赏价值，购买决策较为随意和偶然。

学生群体。这类群体尚未拥有独立的经济能力，但思想前卫，容易接受新事物。他们信息获取能力强，消费观念超前。优秀的中医药艾草养生文创产品能吸引他们强烈的消费欲望。

（二）消费者购买影响因素分析

每个消费者都是独一无二的，对于同一件产品，不同的消费者会有不同的购买心理和行为，因此，在预测消费者的购物行为时，需要系统分析和综合考虑各种因素[8]。其中，文化是影响消费者购买行为的重要因素之一。不同文化背景的消费者对艾草养生文创产品的购买意愿存在差异。例如，中国传统的天然疗法文化与西方医学观念存在明显的差异，导致了消费者对于文化的理解和接受程度也有所不同。因此，对于销售中医药艾草养生文创产品的商家而言，需要深入了解消费者的文化背景，针对不同文化背景的消费者，采取不同的销售策略，提高销售成功率。社会环境也是影响消费者购买行为的重要因素，随着社会经济发展和科技进步，人们的生活方式和消费习惯也在不断改变。例如，在信息技术高度发达的今天，越来越多的人倾向于通过互联网进行购物，这也影响了传统实体店的销售模式和策略。商家需要根据不同的社会环境调整自身的销售策略，适应消费者的购物需求。经济形势和政策变化也会对消费者购买行为产生影响，例如，在经济不景气的时期，消费者会更加注重价格和性价比，而在国家政策鼓励中医药产业发展的背景下，消费者对于中药养生产品的认知和购买意愿也会有所增强。商家需要根据经济形势和政策变化，灵活调整销售策略和产品定位，满足消费者购买需求。

综上所述，消费者购买行为受到多种因素的综合影响，商家需要深入了解消费者的购买心理和行为，结合文化、社会环境、经济形势和政策变化等多种因素，制定针对性的销售策略，提高销售成功率。

（三）消费者需求分析

中医药艾草养生文创产品是一种结合了传统中医药文化和现代艺术设计理念的产品，它不仅传承了中华传统文化的精髓，也融合了时代的元素，满足了现代消费者对于生活品质和审美追求的需求。从消费者的角度来看，他们对艾草养生文创产品的需求可以大致分为以下三种。

一是消费者出于对艾草养生功效的需求。艾草在中医药中有着广泛应用，具有健身、美容、护肤等多种功效。因此，对于消费者来说，购买中医药艾草养生文创产品不仅能够体验到艾草的多样性应用，还能更好地了解中医药文化，尤其是弘扬中医药文化对于保健养生的理念。

二是消费者则是出于对中医药艾草养生文化的喜爱。作为中华传统文化的重要组成部分，中医药文化具有深厚的历史积淀和文化内涵，对于爱好传统文化的消费者来说，中医药艾草养生文创产品不仅是一种商品，更是一种传承与延续，通过购买和使用这种产品，能够感知和体验到中华文化的博大精深。

三是消费者出于对中医药艾草养生文创产品艺术价值的追求。作为一种集药用价值和审美价值于一体的产品，中医药艾草养生文创产品更强调外观设计和艺术表现力，很多产品通过精巧的造型和独特的设计元素吸引消费者关注。因此，对于一些热爱传统中医药文化的消费者来说，他们更加注重产品的外观设计和艺术价值，希望通过这种方式表达自己的审美追求和文化品位。

简单来说，中医药艾草养生文创产品的消费者需求因人而异，商家需要根据不同的消费者需求制定相应的销售策略；同时也需要注重产品本身的质量和文化内涵，为消费者提供更加优质的购物体验。

四、中医药艾草养生文创产品的研发与推广策略

中医药文化是集中国古代儒道哲学思想、科技文化、社会商业文化、社会民俗文化、艺术审美等多方面的结晶。中医药艾草养生文创产品的研发需要满足群众对中医药文化知识的期待，同时也要发扬传统中医药文化的优势精髓。此外，还需要创新产品、开发不同类型的文创产品，以及将这些文创产品融入公众生活，促进中医药艾草养生文创产业的发展。为了实现这一目标，总结出以下中医药艾草养生文创产品的研发和推广策略。

（一）产品研发以群众需求为导向

为了让中医药艾草养生文创产品进入群众生活，需要关注群众实际需求，以实用价值和文化价值为导向进行研发[9]。其中，一些常见的产品如艾草香囊、艾草驱蚊环、艾制熏香、腕枕等可以成为人们日常使用的物品，既可以作为礼品赠送，也可以作为家居养生必备品。此外，还应考虑不同人群的养生需求和经济状况，定位多层次的养生文创产品，满足不同人群的需求。总结来说，中医药艾草养生文创产品想要进入群众生活，应注意五个方面：一是研究广大群众的实际需求，设计出符合群众生活需求的产品；二是将产品的实用性与传统文化相结合，使其更具吸引力和市场竞争力；三是开发多种类型的养生文创产品，满足不同消费者的需求和审美观念；四是根据不同人群的养生需求进行研发，如办公室人群、不同收入水平的消费者等；五是提供不同价位的产品，让不同经济状况的消费者都能够购买到适合的产品。

（二）产品研发以设计创新为核心点

目前市场上的中医药文创产品有限，尤其在艾草养生文创产品开发领域仍处于起步探索阶段。为了增加中医药艾草养生文创产品的创新性，可以从以下三个方面着手。

第一，挖掘元素，拓展形式。梳理和研究中医药艾草养生的多样性：由各地的中医药大学来牵头，再借助设计学院等机构的支持，整合优势资源，深入研究中医药艾草养生的不同流派、历史文化背景等，以寻找具有创造性和独特性的元素。创新形式和内容：结合现代设计理念和技术手段，将中医药艾草养生与时下流行的艺术、设计等元素相结合，创造多元化的文创产品形式，如艾草主题的服饰、家居用品、饰品等。

第二，激发创新意识。举办创新设计活动：开展中医药艾草养生文创产品设计创新大赛、高峰论坛、展览等，营造良好的创新氛围，吸引更多设计师、学生和专业人士参与，共同推动中医药艾草养生文创产品的发展。培养设计人才：加大对中医药艾草养生文创产品设计的培训和教育力度，通过开设相关专业课程、提供奖学金和实习机会等方式，吸引更多年轻人投身于中医药艾草养生文创产品设计领域。

第三，强化支持和推广。在政府扶持政策方面，需要制定相关政策，为中医药艾草养生文创产品设计领域提供资金支持、税收减免等优惠政策，鼓励企业和个人积极参与。在建设设计平台方面，建设中医药艾草养生文创产品设计工作室和创意产业园区，提供设计资源和技术支持，为创作者提供有利的创作环境和条件。在市场营销方面，开展中医药艾草养生文创产品的宣传推广活动，利用互联网和社交媒体等渠道，提升产品知名度和市场影响力。

（三）产品研发以保证质量为前提

中医药艾草养生文创产品的质量与品牌长远发展密切相关。为了保障产品质量，需要从艾草种植、加工和服务三个环节入手，合力推进中医药艾草养生产业的转型升级。在艾草种植方面，可以通过政府、产业协会和专业合作社的合作，建立严格的质量把控机制。这包括选择适宜的种植地点和环境，合理管理土壤和水源，进行标准化种植和收割等；同时，加强对艾草种植技术的研究和培训，提高种植者的专业素质。在艾草加工方面，应制定详细的规范生产程序和质量标准体系，确保艾草在加工过程中不受污染，并控制好加工温度和时间，以保留艾草的有效成分；同时，加强对加工设备和工艺的研发和改进，提高加工效率和产品质量。在艾草服务方面，需要建立质量监督机制，确保中医药艾草养生文创产品服务质量过关。这可以通过制定相关的品质认证标准，对产品进行抽检和监测，对不符合质量要求的产品进行处罚和整改。同时，加强对从事艾草服务的从业人员的培训和考核，提升其专业水平和服务质量。

（四）产品推广以现代科技手段为新平台

中医药艾草养生文创产品在推广过程中的创新设计和有效的宣传推广是至关重要的。现代科技的快速发展为推广中医药艾草养生文创产品提供了便捷而有力的平台。利用数字化和信息化手段，可以通过互联网和社交媒体等渠道扩大中医药艾草养生文创产品的传播范围，让更多的人了解中医药艾草的价值与特色。借鉴国内成功案例，如故宫文创产品的推广方式，可以通过建立专门的网站或电商平台来展示和销售中医药艾草养生文创产品。通过网站，可以详细介绍产品的特点、功效和使用方法，提供在线购买服务，并与用户进行互动和反馈。同时，网站上还可以定期举办中医药艾草养生文化展览，通过图片、视频和文字展示艾草养生的益处和相关知识，帮助人们更好地了解中医药艾草养生文化。建立微信公众号也是一种有效的推广方式。通过定期发布中医药艾草养生文化相关的文章、资讯和产品推荐，吸引粉丝关注和分享，扩大影响力。还可以通过微博等社交媒体平台，积极发表相关话题的观点，吸引更多网友围观和讨论。针对移动互联网的普及，可以考虑开发中医药艾草养生文创系列产品的手机应用程序（App）客户端。通过手机程序，消费者可以方便地了解产品信息、购买产品，并提供个性化的健康建议和养生指导，增强用户黏性和体验。

（五）产品推广以打造知名品牌为目标

中医药艾草养生文创产品的品牌化对于提高识别度和商业价值至关重要。当品牌形成独特风格特征后，消费者对其的辨识度将更高，从而增加了无形的品牌资产。此外，“网红化”是中医药艾草养生文创产品实现品牌发展和满足大众需求的重要途径。以甘肃省为例，它通过设计外观风趣幽默的“马踏飞燕”文创产品吸引了游客的注意，并且成功地在社交媒体上形成了网红效应。这种形象与年轻游客群体的喜好相吻合，因此可以充分利用网红城市的优势来推广和销售文创产品。此外，互联网宣传也是必不可少的，通过微信公众号、微博、微店、抖音等渠道来扩大影响力。对于互联网宣传，除了推广养生文创产品，还可以借助养生专栏节目、书籍等方式，通过专家对中医药艾草养生文化的解读来普及其内涵和价值，从而间接推动中医药艾草养生文创产品的销售。同时，线上和线下宣传渠道的结合也是重要的，保持双渠道的互补优势。通过各个平台与群众进行互动，形成粉丝效应，借助粉丝口碑积极推广产品，并积极收集用户的反馈和意见，不断改进产品。通过建立独特的品牌形象和运用现代科技的优势，结合线上和线下宣传渠道，实现中医药艾草养生产品的品牌价值和商业化发展。

中医药艾草养生文化是中华民族传统文化的重要组成部分，具有丰富的历史、文化和药理特性。随着文化创意产业的快速发展，中医药艾草养生文化也开始向文创产品转化。在这个过程中，需要把握文化、经济、社会、工艺、知识产权等方面的要素，同时在具体设计中加以创意构想，才能取得文创产品的突破与进展。中医药艾草养生文化具有丰富的内涵和传统文化资源，这是文创产品开发的重要优势。艾草本身的药理特性使它广为人知，经历了千百年的历史，人们在实践中不断运用、探索和完善，这些都能成为艾草养生文创产品创作的源头。如何将这些传统资源巧妙地融入现代文创产品设计中，是当前需要解决的问题。文化创新的核心元素在于文化内涵，而是否能鲜活于新时代则关键在于创意。文化创意产业的本质就是要将文化元素和工艺技术，创新地融合在一起，产生出符合当代审美和市场需求的文化产品。在中医药艾草养生文化的转化过程中，需要不断进行创意构想和探索，运用创新的思维方式和设计手法，创造出具有现代感和实用性的文创产品。将文化元素融入产品中实现人们对民族文化人性美和艺术美的追求非常必要。同时，通过精心设计和推广，中医药艾草养生文创产品可以成为国家中医药文化品牌形象的重要窗口。中医药艾草养生文创产品可以使国家中医药文化品牌形象得到很大程度的提升和传播，为文化产业的繁荣发展做出更大的贡献。

参考文献

［1］周思静，邱新欣，韩晨，等．中医药文化创意产业发展现状与路径［J］．中医药管理杂志，2023，31（9）：225-227.

［2］左红娟，曹辉，张晓申．艾草综合开发利用研究现状、存在问题及发展展望［J］．特种经济动植物，2023，26（3）：145-147，173.

［3］艾君．端午挂艾习俗与艾草文化历史的探寻［J］．工会博览，2021（17）：43-46.

［4］刘民，徐志．艾草的活性成分、提取方法、药理作用及其应用前景［J］．国外医药（抗生素分册），2020，41（5）：391-397.

［5］代蕾．新时代背景下文创产品设计的创新探索［J］．包装工程，2023，44（10）：320-323.

［6］孙建，丁晓蕾，李群．中日韩艾草利用比较研究［J］．中国农史，2015，34（5）：131-141.

［7］赵倩．中医药艾草养生文化向文化创意产品转化的研究［D］．合肥：安徽大学，2017.

［8］秦发财，宿哲骞，姜曼，等．文化认同与中医药文创产品购买动机之间关系的实证研究［J］．亚太传统医药，2020，16（4）：9-12.

［9］赵国鹏，陈燕娟，孙逸雯．论中医药文创产品购买动机的影响因素研究——以山西中医药大学“药香笔林”为例［J］．中医药管理杂志，2023，31（1）：217-220.

HB.03 数字中医药文创产品开发现状与市场前景分析

王　琳[①]　潘艳丽[②]　李海燕[③]　鞠尚妤[④]　曲杰福[⑤]

摘　要：本报告系统论述了中国数字中医药文创产品的开发现状，并从政策环境、数字创意产业经济发展态势、社会环境、数字现代化技术及知识产权保护五个角度对数字中医药文创产品进行市场分析，提出数字中医药文创产品目前存在产品开发缺乏深层内涵阐释、社会效益与经济效益的平衡点尚待摸索以及现有数字中医药文创产品与大众需求尚存在差距的三点问题。本报告同时对数字中医药文创产品的市场发展前景进行分析，认为中医药数字化发展在政策引导和倾斜下势在必行，而中医药数字藏品、中医药数字艺术共创将成为大势所趋，中医药数字文化装备也将具有广阔的市场前景。为确保数字中医药文创行业发展持续向好，本报告提出四点建议：鼓励“跨界合作、强强联合”，为数字中医药文创产业纵深发展注入持续动能；进一步出台数字中医药文创开发指导意见，加大扶持力度；持续维持对知识产权保护的高度重视；着力打造中医药文创队伍，培养跨学科复合型人才。

关键词：中医药；数字化；文创；产品

数字中医药文创产品是近年来随着中国大力推动战略性新兴产业发展，数

---

① 王琳，中医学硕士，中国中医科学院中医药信息研究所副研究员。主要研究方向：中医药文化传播。

② 潘艳丽，中药学博士，中国中医科学院中医药信息研究所研究员。主要研究方向：中医药信息学。

③ 李海燕，中医药信息学博士，中国中医科学院中医药信息研究所研究员。主要研究方向：中医药信息学。

④ 鞠尚妤，管理学硕士，中国中医科学院中医药信息研究所在读研究生。主要研究方向：中医药信息学。

⑤ 曲杰福，管理学硕士，中国中医科学院中医药信息研究所在读研究生。主要研究方向：中医药信息学。

字文化产业蓬勃向上、数字技术迅猛发展的背景下应运而生的。它是以中医药文化创意内容为核心，依托数字技术进行创作、生产、传播和服务的载体形态，具有技术更迭快、生产数字化、传播网络化和消费个性化等特点[1]。作为近年来初步崭露头角的新兴业态及其产物，目前行业尚无针对数字中医药文创产品的权威定义。

目前的数字文创产品依托最新的信息技术，包括非同质化代币（Non-Fungible-Token，NFT）技术、通过虚拟现实（VR）/增强现实（AR）/区块链等技术构建的元宇宙技术、智能手机的第三方应用（App）以及小程序等。中医药文创产品品类已发展到中医药 NFT 数字藏品、中医药数字纪念品（壁纸、输入法皮肤、聊天软件表情包等）、中医药主题游戏类 App、利用 AR/VR 技术实景观展科普类等手机 App/ 小程序 / 电脑客户端、借助数字技术的中医药沉浸式展厅及互动体验等。

一、数字中医药文创产品开发现状

目前，中国的数字文创产品开发尚处于初步阶段，而中医药文创产品更是处于起步与探索阶段，于 2022 年方呈现爆发式增长，目前开发品类主要集中在以下四个方面。

（一）数字藏品类

数字藏品是 NFT 在中国“本土化”发展的产物。NFT 是用于表示数字资产的唯一加密货币令牌，可以买卖，非“同质化”具有唯一性，存在于区块链中[2]。本土化的数字藏品则剥离了 NFT 的虚拟金融属性，更加注重数字属性与收藏属性[3]。2022 年 2 月，经由中国中医科学院中医药信息研究所（中国中医科学院图书馆）授权，深圳市倍轻松科技股份有限公司发布了中国首个中医药古籍 IP 数字藏品“《本草纲目》（明万历金陵胡承龙刻本）——蕲艾”，发售数量 1 万个，预约人数超 60 万人次，是中医药文创产品在数字化产业与科技创新融合发展探索之路上的里程碑式事件；2022 年 3 月，中国中医科学院中医药信息研究所与深圳市倍轻松科技股份有限公司联合成立“中医数字创新联合实验室”并于 2022 年 4 月启动发行全球首款李时珍头像数字藏品，该藏品发售数量 1 万个，预约人数超 53 万人次，在行业内产生了一定反响；2022 年 12 月，国家中医药博物馆与中国文化传媒新文创藏品平台联合推出“岐黄中国创世系列数字藏品”，发行以国家中医药博物馆徽章为主题中医药的春、夏、秋、冬、终岁五款数字徽章。

（二）线上展厅类

2003 年 9 月，北京市中医管理局正式开通了“北京中医药数字博物馆”，这是国内第一家以现代化网络技术构筑的集展示、科普、教育和研究等多功能于一体的中医药数字博物馆[4]；2022 年 10 月，上海中医药博物馆云展厅正式启用，该展厅通过数字化手段实现对其馆藏文物典籍的多维度在线参观；2023 年 4 月，国家中医药博物馆官网“道地本草数字展厅”正式上线，该数字展厅以道地药材为主题，利用数字化手段对 30 种中药材进行多方位信息展示。

（三）线下互动体验类

2022 年北京冬奥会、冬残奥会期间，在国家中医药管理局的支持下，中国中医科学院联合行业内优秀中药企业共同建成了布展于北京冬奥会主媒体中心的中医药文化展示空间，通过设置太极拳 AI 体验区、二十四节气查询体验区、针灸铜人经络查询体验区、独特诊疗体系查询体验区、中医药在世界各地查询体验区“五大体验项目”吸引了各国参赛运动员、中外媒体工作者频频驻足；同期，北京市中医管理局委托北京中医药大学承建北京冬奥村和延庆冬奥村“10 秒”中医药体验馆，以“中医药 + 科技 + 国潮文化”的呈现模式，沉浸式、互动式展现中医药文化，收获参赛运动员及随行官员的大量好评并获得多方媒体关注。中医药文化展示空间和中医药体验馆，充分调动中医药各领域专家参与设计，以 5G、AI、8K 超高清、大数据技术等高科技手段为载体，展现了数字中医药文化创新成果，同时也打造出中华优秀传统文化传播的新范式。

（四）知识产权形象类

广义的知识产权（Intellectual Property, IP）被泛化使用到影视、动漫、餐饮、音乐等各个领域，IP 形象即是该 IP 对外展示的独立形象。2022 年 1 月，中华中医药学会与中国动漫集团联合推出中医药动漫 IP“炙童”正式面向公众发布，以“中医药 + 动漫”的方式对中医药文化的创新性传播进行了全新的尝试。同年 2 月北京冬奥会期间，“炙童”进驻了北京冬奥会主媒体中心中医药文化展示空间，成为北京冬奥会向世界展示中医药文化魅力的窗口之一；《炙童说》系列动画短视频助力中医药抗疫、世界防疟日、全国爱眼日等宣传，播放点击量近千万次；2023 年 4 月，中国动漫集团成功推出“炙童”数字潮玩，通过手机即可进入“炙童”主题的中医药数字世界，为中医药文化的传播开辟了崭新的现代化方式，逐渐成为科技风潮下数字中医药标签之一。

上海中医药博物馆也于 2022 年云展厅上线之际同时发布了其 IP 形象“壶宝”，成为上海中医药博物馆的新名片，于上海中医药博物馆科技节、暑期中医药科普大讲堂等场合频繁亮相，向青少年儿童讲述杏林故事、阴阳五行理论等中医药文化知识。“中医药 +IP 形象”已逐渐成为传统中医药文化传播新赛道，推动中医药传统文化创新性传播。

二、数字中医药文创产业发展政策与市场环境分析

（一）政策环境不断优化

早在 2010 年国务院发布的《关于加快培育和发展战略性新兴产业的决定》（国发〔2010〕32 号）中就提出了“大力发展数字虚拟技术，促进文化创意产业发展”。随后在中国出台的一系列政策文件中，这一决定均得到了不断地推进与优化。2017 年文化部发布《关于推动数字文化产业创新发展的指导意见》（文产发〔2017〕8 号）提出“依托文化文物单位馆藏文化资源开发数字文化产品，提高博物馆、图书馆、美术馆、文化馆等文化场馆的数字化智能水平，创新交互体验应用，带动公共文化资源和数字技术融合发展”。[1] 2021 年《中华人民共和国国民经济和社会发展第十四个五年规划和 2035 年远景目标纲要》将“加速数字化发展，建设数字中国”单独成篇，并明确指出要实施文化产业数字化战略，加快发展新型文化企业、文化业态、文化消费模式，壮大数字创意等产业。[5] 2022 年《“十四五”文化发展规划》发布，提出“加强中华优秀传统文化和革命文化研究阐释，深入实施中华优秀传统文化传承发展工程，加

强中华文化典籍等全媒体传播”。[6] 2023年2月，中共中央 国务院印发《数字中国建设整体布局规划》，指出要“推进文化数字化发展”“提升数字文化服务能力”，打造若干综合性数字文化展示平台，加快发展新型文化企业、文化业态、文化消费模式。[7]

具体到中医药领域，2022年《“十四五”中医药发展规划》（国办发〔2022〕5号）明确要“加强中医药文化研究和传播。加强中医药学与相关领域协同创新研究。丰富中医药文化产品和服务供给”。[8] 同年发布的《“十四五”中医药信息化发展规划》（国中医药规财函〔2022〕238号）将“推进中医药数据资源创新应用，推动中医药文化数字化建设”列为主要任务。并提出要“加强网络原创优质内容建设，丰富中医药数字化文化产品创制，推动搭建数字化文化体验的线下场景，扩大中医药文化资源的开放范围”。2023年发布的《中医药振兴发展重大工程实施方案》（国办发〔2023〕3号）进一步明确要“深入挖掘和传承中医药精华精髓……实现中医药文化创造性转化、创新性发展”“开发一批具有鲜明中医药特色的文化创意产品。”[9]

（二）数字创意产业经济发展繁荣

当前，数字创意产业经济发展态势良好，经济收益逐年递增，逐步转化为支柱产业。自2016年起，数字创意产业便作为中国重点培育的5个产值规模达10万亿元的新支柱产业之一被写入《“十三五”国家战略性新兴产业发展规划》。[10] 2022年中国规模以上文化及相关产业实现营业收入165502亿元，比上年增长1.0%。其中，文化创意设计服务实现营业收入31775亿元，如图1所示。在文化及相关产业9个行业中，新闻信息服务营业收入16473亿元，比上年增长4.0%；有5个行业实现了营业收入增长，其中：文化消费终端生产30364亿元，增长2.6%；内容创作生产33193亿元，增长2.4%；文化投资运营1353亿元，增长2.0%；文化传播渠道17206亿元，增长0.4%。[11]

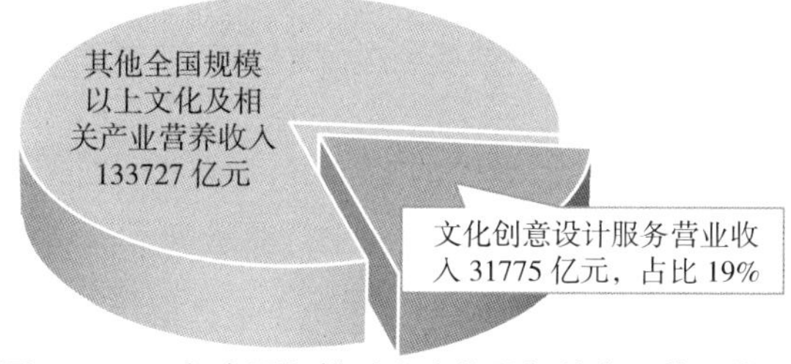

图1　2022年全国规模以上文化及相关产业营业收入

资料来源：国家统计局。

当前，数字中医文创行业还未形成明晰的经济产业链，但其作为数字文化创意产业组成部分之一，在国家中医药振兴政策的同步加持下，必将迎来良好的经济环境与势如破竹的发展势头。中国文化及相关产业与文化创意设计服务市场规模也在逐年攀升，如图 2 所示。他山之石，可以攻玉，上海市大力发展数字文创产业，于 2021 年出台《关于推动上海市数字广告业高质量发展的指导意见》，2022 年 7 月 27 日上海市首个数字广告园区落址普陀区。2022 年上海文创产业占全市生产总值比重约 13%，文创从业人员人均产出达 170 万元。此外，在博物馆数字化进程上，上海实施“大博物馆计划”“大美术馆计划”，明确提出要推动数字转型。同样地，在数字中医药文创领域，推进数字中医药文创资源向生产要素转化将成为趋势，依托各地中医药博物馆以及当地其他博物馆，数字中医药文创将拥有良好的经济环境。

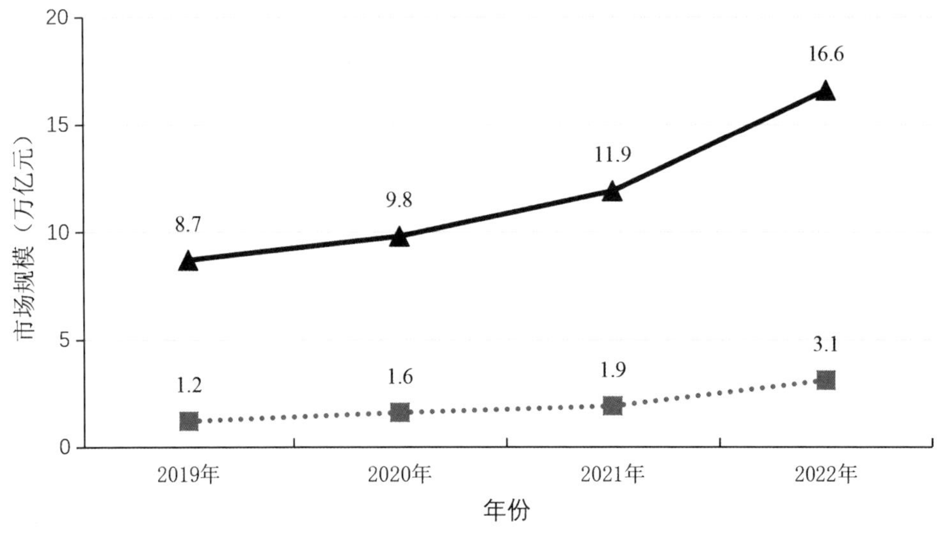

图 2　中国文化及相关产业与文化创意设计服务市场规模（万亿元）

资料来源：国家统计局。

（三）社会环境推动中医药文创加速数字化转型

2019 年年末暴发的新型冠状病毒感染疫情加速了文化产业的数字化进程。在疫情防控下，以线下场景为主的传统文化行业受到强烈冲击，但同时也推动了行业加速数字化转型，使得数字文化创意产业获得了前所未有的发展风口，催生出“云展览”“云旅游”“云演艺”等新业态，极大满足了民众的休闲娱乐需求，带来了强劲增长动能。

作为数智时代创造出来的平行于自然宇宙的虚拟空间——元宇宙，伴随着2021 年 Roblox 市值爆发与 Face-book 更名，从 2020 年的热门话题转变为 2021 年的全球科技界的焦点[12-14]；而依托区块链技术的文博数字藏品作为元宇宙经济入口，是元宇宙世界中的“文化资产”，同时，基于元宇宙是现实世界的数字孪生镜像属性，兼具文化、收藏、观赏、社交等属性的文博数字藏品成为中华优秀传统文化进入元宇宙虚拟世界的重要媒介[15]。

在中医药领域，仅在 2022 年一年间，《本草纲目》蕲艾、“岐黄中国创世系列”等中医药类数字藏品、“灸童”“壶宝”中医药 IP 及上海中医药博物馆云展厅等数字化产品与展览相继得到推出和开展。

由此可见，当今社会环境有效促进了多渠道、多方式的中医药文化产业数字化进程，并不断加速中医药数字文创产业的转型升级。

（四）技术革新为数字中医药文创产品的研发提供支撑

文化产业的数字化离不开技术的强力支撑，以人工智能引领的虚拟现实、增强现实、混合现实以及区块链等多种现代化技术的不断革新发展，结合大数据、云计算对用户文化需求的实时追踪，使得中医药数字化进程具备更强的技术支撑。以近年来“大火”的数字藏品为例，不仅在数字文创内容及互动性上得到了有效增强，更重要的是，借助区块链技术所生成的唯一数字凭证，实现了对数字作品在发行、购买、收藏和使用全生命周期的真实可信，有效保护了数字版权和消费者权益。又如，为线下场景带来沉浸式体验的三维建模、全息投影、互动投影等数字技术，有效增强了用户的参与感和体验感，进一步提升了文创产品和服务的吸引力和价值。因此，数字技术的不断革新迭代也将作为数字中医药文创行业的发展的强力引擎，持续为行业注入强劲动力。

（五）知识产权保护意识有效提升

当今时代，国际中医药知识产权竞争激烈，中医药知识产权亟待保护，据《世界专利数据库》统计，在世界中草药和植物药专利申请中，中药专利申请量占比达 44.4%，但属于我国的中药专利申请仅占 0.3% ，数字中医药文创行业作为崭新的以现代科技传承弘扬传统中医药文化的行业，更应警惕知识产权竞争，做好产权与专利保护。所幸，随着中国知识产权保护相关知识的有效普及，伴随国家政策层面的保驾护航，包括中医药领域在内的各个行业知识产权保护意识均得到了有效提升。2022年国务院发布《"十四五"国家知识产权保护和运用规划》，旨在促进知识产权强国建设并提升知识产权治理能力和水平，其中特别在中医药领域提出要"制定中医药传统知识保护条例"。同年，中共中央办公厅、国务院办公厅《"十四五"文化发展规划》发布，明确提出"繁荣文化文艺创作生产，加强版权保护和开发利用，加强数字版权保护，推动数字版权发展和版权业态融合，鼓励有条件的机构和单位建设基于区块链技术的版权保护平台。加强传统文化、传统知识等领域的版权保护"[6]。这些政策措施对于数字中医药文创产品的保护具有积极的影响，将有助于保护中医药相关知识产权，推动中医药文化的传承和发展，从而促进数字中医药文创产品领域的繁荣和创新。

三、数字中医药文创产业存在的问题

（一）数字中医药文创产品开发缺乏深层次的内涵阐释

现阶段数字中医药文创产品的开发多以数字化的直观呈现为主，缺乏对中医药数字资源的创造性转化与中医药文化内涵的深度阐释。从业者应放眼领域外乃至全球的数字文创产品开发情况，阐释分析其走红原因，从而为中医药数字文创产品研发带来破局的思路。

故宫博物院充分利用其优势，在文物保护与利用、文化创意产品设计开发、文物数字资源建设等方面取得了显著成果，成为全国各大文博机构的行业标杆。例如，故宫博物院出品的《胤禛美人图》《紫禁城祥瑞》《皇帝的一天》等多款手机App，将多维度的故宫文化资源信息与现代数字科技手段充分融合，使用户有机会通过视觉、触觉、听觉等多种创新途径，立体化感受故宫文化；2021年末故宫博物院在深圳举办"'纹'以载道——故宫腾讯沉浸式数字体验展"，通过数字化手段，让身在深圳的观众沉浸式领略了距离两千余千米外的故宫文化，该展览在两个月的运行期间共接待观众7.7万人，超38家国内外一、二类媒体输出正面报道，"央视新闻"视频号直播在线观看人数超21万人，主题视频播放量780万次，展览现场观众满意度高达91%，普遍认可这种传统文化的全新诠释方式；2023 年 5 月 18 日，故宫博物院举行了“数字故宫”建设成果发布会，彰显了其对于实现文物数字化保护及开放共享方面的成绩。

敦煌研究院推出的“数字供养人”“古乐重声”音乐会、“云游敦煌”小程序等数字创意项目，探索出古老文化的更多可能性，敦煌文化正在以更为年轻、更具活力的形象为大众关注和喜爱。2020 年敦煌研究院联合人民日报新媒体、腾讯推出的“云游敦煌”小程序，上线 10 日内，总访问量即突破 500 万人次，吸引了大批用户沉浸式观展，感受敦煌文化的历史与艺术价值。2023 年开始系统引入游戏科技，并推出了“数字藏经洞”这一全球首个超时空参与式博物馆，首次在虚拟世界以毫米级高精度重现敦煌藏经洞。

“海上博物”数字藏品平台作为全国博物馆首个自行研发、基于区块链技术体系、拥有自主知识产权的数字藏品平台，于 2022 年 8 月正式上线，截至 2023 年 10 月共计发行藏品 141 件，与多家博物馆达成签约合作，在全国文博类数字藏品平台垂直领域排名前列，博物馆自有平台排名第一。

在肯定国内故宫博物院、敦煌研究院、“海上博物”数字藏品平台等数字文创产品的优秀成果的同时，我们不得不意识到，法国与卢浮宫、英国大英博物馆等世界顶尖级博物馆相比，中国数字文创产品的整体传播手段、表现形式等仍存较大差距。例如，世界五大博物馆之一的法国卢浮宫，针对不同国别、不同年龄的观众，推出多种文字、排版的周边产品，中文产品有简体中文和繁体中文两种版本，实现受众传播细分。

反观中医药领域的数字文创产品，目前品类较少、形式较为单一，主要围绕中医药相关器物、符号元素、古籍页面等进行开发，而相较更加富含中医药内涵的语义元素、中医药理论的数字文创产品则开发较少，仍有待更多资金与跨界人才投入，以期能够在包括中医理论、中药、针灸、推拿、养生等多个方面产出具有鲜明中医药文化内核的数字文创产品。

（二）社会效益与经济效益的平衡点尚待摸索

数字中医药文创产品同时具有文化及商业属性，如何在有效传达中医药文化思想的同时与其商业化价值取得平衡点，也是目前数字中医药文创产品开发存在的问题之一。过度的商业化运作容易导致中医药文化内涵及思想的表达趋于表浅，单纯依靠所谓“热度”“噱头”进行营销，失去了原有文化传承深度。而若完全脱离市场及商业化运作，“产品”属性则无从谈起，数字中医药文创产业的可持续性发展将无以为继。放眼整个数字文创产品市场，局限于短期内数字藏品的"热度"及"变现"能力，加之对数字藏品的"炒作"之风盛行，诸多数字藏品存在重发行轻质量、重形式轻内涵的问题。中医药文创领域从业者应有意识在产品开发过程中找寻到两者平衡点，避免经济效益优先于社会效益的思维方式在数字中医药文创产品领域兴盛甚至进一步升级。

（三）现有数字中医药文创产品与大众需求尚存在差距

前文已述及，近年来在多方面因素影响下，市场上数字中医药文创产品如雨后春笋般层出不穷，但均未能创造出故宫博物院《紫禁城祥瑞》App、敦煌研究院"云游敦煌"小程序等的空前热度，其主要有两个原因：一是现有数字中医药文化产品尚不能满足广大民众对于该产品的预期，其中医药文化挖掘的深度、表现形式、传播途径、营销方式等仍存在进一步优化空间；二是现有数字中医药文创产品的开发尚不能灵活适应市场及用户需求的快速变化，缺乏对市场趋势及用户群体需求的了解，导致产品策略及内容无法及时调整，其数字中医药文创产品的产品吸引力不尽如人意。

四、数字中医药文创产业发展前景分析

（一）政策引导和倾斜，中医药数字化发展势在必行

随着政策环境的不断优化，中医药数字化发展迎来了前所未有的机遇。这些政策在不同层面为中医药数字文创产业提供了有力的政策基础，塑造了行业的发展方向和前景。从 2017 年的《关于推动数字文化产业创新发展的指导意见》到 2023 年的《中医药振兴发展重大工程实施方案》，政策环境的不断优化为中医药数字化发展创造了良好的外部条件，为行业发展指明了方向，也为中医药数字文创产品的创新和传播提供了政策支持。

（二）中医药数字藏品、中医药数字艺术共创成为大势所趋

引入更多顶级知识产权（IP）向全球展示中华传统文化，尤其是中国中医药传统文化，已成趋势。在中医药领域，数字藏品的应用将使传统中医药文化

资产得以数字化，包括经典文献、中药材图谱、名医诊疗案例等，这些数字化资产将提供更多的传播途径和商业机会，帮助推动中医药文化的传承和发展。同时通过与知名艺术家、创作者、数字设计师等合作，进行中医药数字艺术共创，可将中医药知识和文化以创新的方式呈现出来，吸引更广泛的受众，推动中医药文化的全球传播。

（三）中医药数字文化装备市场前景广阔

光学动作捕捉设备、3D 影视拍摄设备、数字沉浸式光影设备等数字文化装备的水平决定着数字中医药内容的制作和传播水平。随着数字化升级已成为推动文化装备制造业的重要方向，中医药数字文化装备的制造也将迎来新一轮发展机遇，将以人工智能、大数据分析等技术为支持，实现数据驱动的中医医疗服务和中医药文化传播，促使数字中医药产业更加深入地融合文化与科技，提供更多高效和个性化的中医药服务与文化体验。

五、数字中医药文创产业发展建议

（一）鼓励“跨界合作、强强联合”，为数字中医药文创产业纵深发展注入持续动能

2017 年故宫博物院与腾讯集团成立“故宫博物院——腾讯集团联合创新实验室”，在利用先进数字技术开展文化遗产保护、研究与展示方面进行了前驱性探索；2019 年故宫博物院与腾讯集团进一步签署深化战略合作协议，通过“数字化 + 云化 +AI 化”，在文物数字化采集与文化研究等领域深耕合作；2022 年，敦煌研究院与腾讯集团成立“腾讯互娱 × 数字敦煌文化遗产数字创意技术联合实验室”，双方联合打造的全球首个超时空参与式博物馆“数字藏经洞”于 2023 年正式上线，首次在虚拟世界以毫米级高精度重现敦煌藏经洞。这些成功的合作案例均提示，中医药文博机构、图书馆等，应打破固有保守思维，敢于“破圈”，与跨界机构联合起来形成合力，各自发挥领域优势，从而为数字中医药文创产业持续注入新内涵、新技术，打造更多具有深层次中医药内涵阐释的数字中医药文创产品，以满足大众对中医药领域数字文创产品的预期。

（二）进一步出台数字中医药文创开发指导意见，加大扶持力度

数字中医药文创产品开发方面目前尚无相关指导意见出台，具体扶持政策也有待明确。例如，在资金管理分配模式方面，数字中医药文创产品的开发单位中不乏属性为事业单位的公益类文博、图书馆等机构，对非税收入执行政府会计制度，实行收支两条线管理。此类机构从事数字中医药文创产品的开发，首要目标并非通过销售产品盈利，而是以产品作为媒介持续推动中医药文化的广泛传播。因此，目前的收支两条线管理方式并不利于调动此类属性的中医药行业单位开展数字中医药文创开发工作。又如，在项目支持方面，数字文化创意产品作为中医药传承创新发展有效形式，中医药文化立体化、国际化传播的重要载体，发挥着日渐重要的作用，但目前针对数字中医药文创研究角度的支持项目仍相对缺乏。

（三）持续维持对知识产权保护的高度重视

随着近年来领域从业人员知识产权保护意识的有效提升，叠加国家政策层面的有力保障与扶持，中医药行业的知识产权保护态势整体向好。特别是数字藏品等具有区块链技术加持的数字中医药文创产品，其知识产权得到了有效保护。但由于数字中医药文创产品品类繁多，特别是以图片、音频、视频等形式存在的产品，其著作权确权仍存在困难，即使是已经完成了知识产权登记流程的产品，仍存在被侵权的风险。例如，缺乏有效的侵权行为检测工具，导致产品在互联网平台的流传使用难以实现实时跟踪。又如，发现侵权行为但无法通过合法手段固化证据，导致无法有效对侵权行为追责。因此，建议国家层面持续完善数字知识产权及中医药知识产权领域法律体系，同时借助先进现代化技术手段开发高效精准且便捷易用的知识产权监测工具及数字产品水印、时间戳等，确保数字中医药文创产品创作者的合理权益得到保证，促进数字中医药文创行业健康发展。

（四）着力打造中医药文创队伍，培养跨学科复合型人才

党的二十大报告提出“科技是第一生产力、人才是第一资源、创新是第一动力”，这一论断在数字中医药文创领域同样适用。作为承载着厚重传统文化内涵的中医药，从业者只有通过漫长且深入系统的学习，才能将博大精深的中

医药文化思想进行有效输出。而数字中医药文创的“数字化”属性，又要求从业者具有敏锐的现代化信息技术“嗅觉”，能敏锐察觉先进技术动向，并将其引用到数字中医药文创的研发过程中。而数字中医药文创作为“产品”，还须借助一定程度的市场营销手段。由此可见，具有一支具备“中医药 + 现代化信息技术 + 创意研发 + 市场运营”复合型人才团队，是数字中医药文创产品成功打开市场、收获用户群的关键因素之一。因此，建议进一步加强对中医药领域跨学科人才的培养，积极通过组织相关培训班、讲座等方式，提高从业者相关知识水平及综合素质，打造优质的数字中医药文创研发团队。

六、总结与展望

文化数字化是中国建设文化强国的重要抓手，中医药作为“中华传统文化的瑰宝”，理当在这一建设过程中扮演重要角色。数字中医药文创产品，是中国大力推动战略性新兴产业发展的产物。虽尚处于初步阶段，且存在部分问题尚待摸索，但其整体发展态势良好、市场前景广阔，在国家的大力扶持、中医药人及热衷于中医药传统文化传播人的不懈努力和积极推动下，充分融合虚拟现实、人工智能等数智技术，深度挖掘文化内涵，拓展受众层面、细化受众群体，必将进一步助推中医药文化多渠道、全领域传播取得长足进步。

参考文献

[1] 文化部文化产业司 . 文化部关于推动数字文化产业创新发展的指导意见：文产发〔2017〕8 号 [A/OL]. (2017-04-11) [2023-12-14]. https://www.gov.cn/gongbao/content/2017/content_5230291.htm.

[2] 李鸣 . 从国家文化大数据体系建设角度谈数字藏品的发展 [J]. 全媒体探索，2022，(6)：112-114.

[3] 郭全中，肖璇 . 数字藏品（NFT）发展现状、新价值、风险与未来 [J]. 新闻爱好者，2022，(10)：32-36.

[4] 杨璇，朱开屿 . 中国数字博物馆大事记 [J]. 数字图书馆论坛，2010 (1/2)：99-104.

［5］中华人民共和国国家发展和改革委员会．中华人民共和国国民经济和社会发展第十四个五年规划和2035年远景目标纲要．［A/OL］．（2021-03-13）［2023-12-14］．
https://www.ndrc.gov.cn/xxgk/zcfb/ghwb/202103/t20210323_1270124.html
［6］中共中央办公厅．中共中央办公厅 国务院办公厅印发《“十四五”文化发展规划》：2022年第24号［A/OL］．（2022-08-30）［2023-12-24］．
https://www.gov.cn/gongbao/content/2022/content_5707278.htm
［7］中共中央 国务院．中共中央 国务院印发《数字中国建设整体布局规划》［A/OL］．（2023-02-27）［2023-12-14］．
https://www.gov.cn/zhengce/2023-02/27/content_5743484.htm
［8］国务院办公厅．国务院办公厅关于印发“十四五”中医药发展规划的通知：国办发〔2022〕5号［A/OL］．（2022-03-29）［2023-12-14］．
https://www.gov.cn/zhengce/content/2022-03/29/content_5682255.htm
［9］国务院办公厅．国务院办公厅关于印发中医药振兴发展重大工程实施方案的通知：国办发〔2023〕3号［A/OL］．（2023-02-28）［2023-12-14］．
https://www.gov.cn/zhengce/content/2023-02/28/content_5743680.htm
［10］邓磊，王妙辉，范雷东，等．我国数字创意技术发展现状与展望［J］．中国工程科学，2020，22（2）:63-70.
［11］国家统计局.2022年全国文化及相关产业发展情况报告．（2023-06-29）［2023-12-14］．
https://www.stats.gov.cn/xxgk/sjfb/zxfb2020/202306/t20230629_1940911.html
［12］马费成. 图书情报学与元宇宙：共识共创共进［J］. 中国图书馆学报，2022，48（06）：4-5.
［13］赵星，乔利利，叶鹰．元宇宙研究与应用综述［J］. 信息资源管理学报，2022，12（4）:12-23，45.
［14］周莉媛，朱秋雨，魏蕾如，等．国内元宇宙研究：脉络演进、前沿热点和未来展望［J］．情报探索，2023，（10）:120-128.
［15］解学芳，贺雪玲．元宇宙视域下文博数字藏品的发展风险与善治机制［J］．中国编辑，2023（10）:45-53.

贰 市场分析篇

HB.04 中医药儿童健康绘本市场现状与前景分析

王　喆[①]　翁梓锋[②]　王信鹏[③]　周　群[④]

摘　要：近年来，国内儿童读物的阅读需求激增，同时中医药的影响力及知名度有了明显的提升，加上国家出台了多项中医药文化走进校园的政策，这为中医药儿童健康绘本的传播提供了有利条件。有关中医药儿童健康绘本的出版及销售量增加明显，但在整个儿童绘本市场上占比自然较低，可能原因在于绘本内容不够吸引儿童群体。随着中医药文化的推广，中医药儿童健康绘本将会成为儿童绘本中的一个重要组成部分，逐渐被儿童喜爱及认可。

关键词：中医药；儿童绘本；市场分析

19世纪末，蓝道夫·凯迪克首次引入了绘本的概念，第二次世界大战后，绘本也成为平面设计师研究和探索视觉思维的一种手段。在20世纪60年代，莫里斯·桑达克通过出版绘本跨越了许多领域，他模仿了碧雅翠丝·波特和婉达·盖格的插图方法，将文字和图片相结合，相互依存，在故事中创造出一种相互关系，这本绘本同时吸引了成人和儿童，在艺术界和教育界开创了一个具有影响力的时代，随后，绘本被定义为需要通过文字和插图来理解故事的书籍。中草药文化作为我国独有的文化资源之一，在经济社会发展中发挥着重要的作用。国务院印发的《中医药发展战略规划纲要（2016—2030年）》[1]中指出：大力弘扬中医药文化，推动中医药文化的国际国内传播，展示中华文化的

---

① 王喆，教育学学士，珠海络管院品牌管理有限公司总经理，主要研究方向：中医药文化普及与实践。

② 翁梓锋，针灸推拿学硕士，主要研究方向：中医络脉学在小儿常见疾病的运用。

③ 王信鹏，测绘工程学士，珠海络管院品牌管理有限公司运营总监，主要研究方向：中医药文化普及与实践。

④ 周群，珠海络管院品牌管理有限公司创始人，主要研究方向：中医药文化普及与实践。

独有魅力，将中草药文化与现代文化产业相结合，全力推动中医药文化融合创新发展。

中医药是中华传统文化的重要组成部分，是中国几千年来集体智慧的结晶，是儿童自我学习和发展的重要社会教育形式。中国中医的发展历史悠久，现存记载和描写中医的古籍数不胜数，其中不乏在现代社会仍值得出版但已被搁置和遗忘的古籍。绘本是儿童学习新语言、新概念和新课程的重要来源，随着国家对中医药的重视，中医药儿童健康绘本也逐渐成为中医药文化传播的重要工具。2019 年 1 月 11 日，由河南省医药卫生报社、郑州君仁堂健康咨询有限公司主办，河南煜承文化传媒策划的国内首套《中医启蒙绘本》启封仪式暨新书发布会在万豪酒店千玺会议厅隆重举行，启封仪式暨新书发布会本着“传承中医新时代，扬帆启航新征程”的主旨，让更多的儿童可以了解传统医学，传承中医文化，并健康快乐地成长。《中医启蒙绘本》的发行对中医文化的普及与传承具有重要意义。河南省医药卫生报社社长高富国在大会致辞中说：中医药作为最能代表中国形象的文化符号之一走向世界，而中医科普启蒙绘本丛书则是这一路程中又一股新的活力。本文旨在通过探讨中医药儿童健康绘本创作的市场现状与前景分析，丰富国产绘本主题，唤起人们对中华传统文化的浓厚兴趣，弘扬中国优秀传统文化。

一、中医药儿童健康绘本市场现状分析

（一）儿童绘本市场分析

随着家庭阅读的普及和儿童美育的重视，儿童绘本市场已成为文化产业中的一支重要力量。2020 年，中国儿童绘本市场规模超过 80 亿元，2021 年，增长到 92.3 亿元，这些数字反映出了儿童绘本市场的巨大潜力。近年兴起的“中医潮”也进一步扩大了中草药的知名度，为传播中草药文化奠定了良好群众基础；同时，阅读需求激增也为原创中医药儿童健康绘本的传播提供了有利条件。第九届中国上海国际童书展于 2022 年 12 月 2 日至 4 日在上海西岸艺术中心顺利举办，共有 17 个国家和地区的 63 个参展团体和 192 家参展企业带来超过 3 万种的最新童书。根据中国报告大厅报道，2018 年至 2022 年中国儿童

绘本市场规模和需求持续增长，发展潜力还很大。截至 2021 年中国儿童绘本市场规模已经达到了 92.3 亿元，预计未来几年还将继续保持稳健发展，见图 1。2021 年儿童绘本进口金额中，广东省占 69.9%，上海市占 9.6%，陕西省占 7.34%，北京市占 6.332%，其他地区占 6.84%，见图 2。2021 年儿童绘本出口金额中，广东省占 68.8%，浙江省占 12.9%，湖南省占 3.4%，上海市占 3%，其他地区占 11.9%，见图 3。

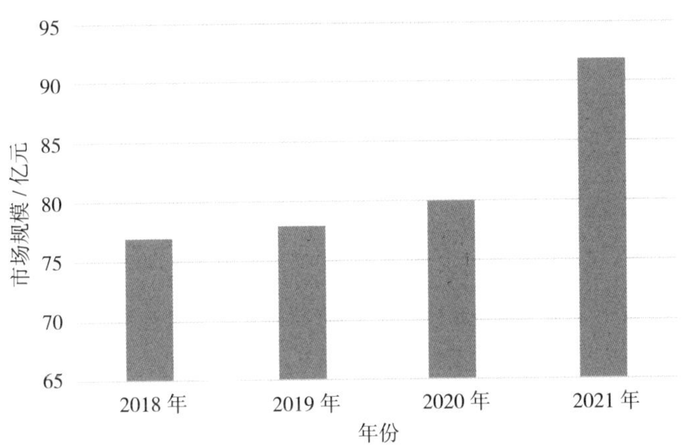

图 1　2018—2022 年中国儿童绘本行业市场规模情况

资料来源：中国报告大厅。

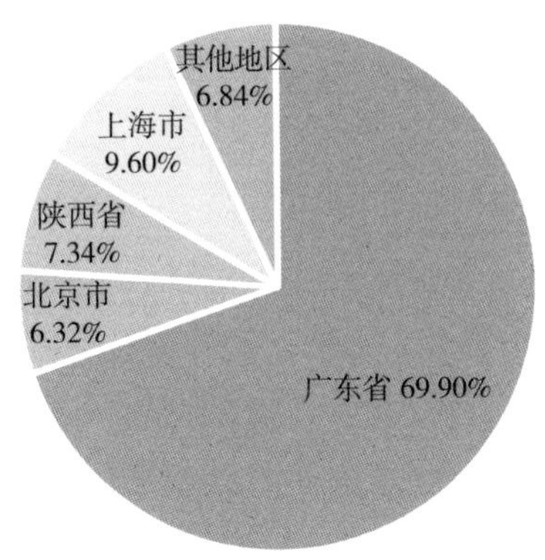

图 2　2021 年中国主要地区儿童图书画、绘画、涂色书进口金额占比

资料来源：中国报告大厅。

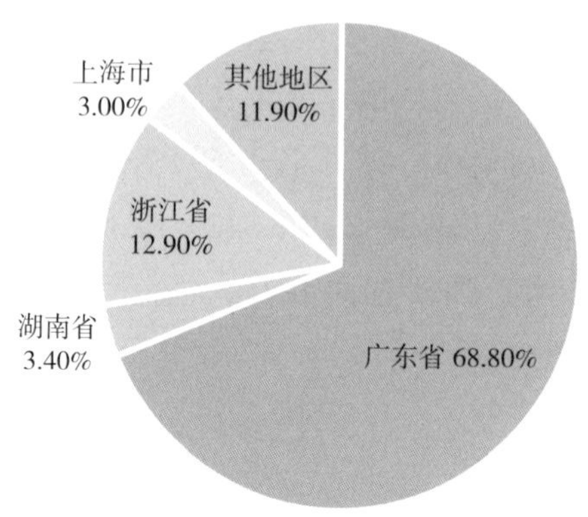

图 3　2021 年中国主要地区儿童图书画、绘画、涂色书出口金额占比

资料来源：中国报告大厅。

（二）基于当当网儿童绘本销售情况分析

国外儿童绘本仍是国内家长 / 儿童的首选，2020 年至 2022 年当当网儿童绘本 / 图画书畅销前 5 名，均为国外儿童绘本，见表 1~ 表 3。

表 1　2020 年当当网儿童绘本 / 图画书畅销前 5 名绘本

排名	绘本名	国家	作者
1	小熊和最好的爸爸	荷兰	阿兰德 · 丹姆、亚历克斯 · 沃尔夫
2	猜猜我有多爱你	英国	山姆 · 麦克布雷尼、安妮塔 · 婕朗
3	我爸爸 + 我妈妈	英国	安东尼 · 布朗
4	我的神奇马桶	日本	铃木典丈
5	宫西达也超级绘本	日本	宫西达也

表 2　2021 年当当网儿童绘本 / 图画书畅销前 5 名绘本

排名	绘本名	国家	作者
1	致我独一无二的宝贝	美国	沙尼 · 金、安娜 · 霍瓦特
2	小熊和最好的爸爸	荷兰	阿兰德 · 丹姆、亚历克斯 · 沃尔夫
3	学会爱自己	德国	珊蒂克雷文、茱蒂柏斯玛
4	大熊先生盖房子	澳大利亚	珍 · 戈德温、迈克尔 · 瓦格纳
5	我爸爸 + 我妈妈	英国	安东尼 · 布朗

表 3　2022 年当当网儿童绘本 / 图画书畅销前 5 名绘本

排名	绘本名	国家	作者
1	西兰花先生的理发	日本	福田纯子
2	小熊和最好的爸爸	荷兰	阿兰德・丹姆、亚历克斯・沃尔夫
3	暖房子・屁屁侦探系列	日本	田中阳子、深泽将秀
4	猜猜我有多爱你	英国	山姆・麦克布雷尼、安妮塔・婕朗
5	我爸爸 + 我妈妈	英国	安东尼・布朗

（三）基于当当网中医药儿童健康绘本销售情况分析

为了更深入了解市场情况，我们还需要分析中医药儿童健康绘本在整个儿童绘本市场中的占比情况。通过对当当网电子商务平台的销售数据进行收集和分析，发现中医药儿童健康绘本在儿童绘本市场中的占比较小 2020 年至 2022 年当当网儿童绘本销量排名前 100、300、500 的儿童绘本种类，中医药儿童健康绘本占比分别是 1.00%、0.03%、0.02%（见表 4、表 5、表 6），仅有一本中医药儿童健康绘本上榜，书名为《这就是二十四节气》。数据显示，中医药儿童健康绘本在儿童绘本市场的占比较低，尤其是在销售量排名前 500 中的占比较少，这表明中医药儿童健康绘本市场仍有较大的发展空间，需要进一步提高其在儿童绘本市场中的竞争力。

表 4　中医药儿童健康绘本在绘本 / 图书类销售量前 100 中占比

	2020 年	2021 年	2022 年
例数 / 占比	1/（1.00%）	1/（1.00%）	1/（1.00%）
排名	14	12	21

表 5　中医药儿童健康绘本在绘本 / 图书类销售量前 300 中占比

	2020 年	2021 年	2022 年
例数 / 占比	1/（0.03%）	1/（0.03%）	1/（0.03%）
排名	14	12	21

表 6　中医药儿童健康绘本在绘本 / 图书类销售量前 500 中占比

	2020 年	2021 年	2022 年
例数 / 占比	1/（0.02%）	1/（0.02%）	1/（0.02%）
排名	14	12	21

二、中医药儿童健康绘本前景分析

（一）中医药儿童健康绘本目前困境

随着中国对儿童美育启蒙教育的重视，家长和教师也越来越重视绘本在儿童成长中的作用，儿童绘本以其生动、直观、有趣的特点，在儿童早期教育和美育启蒙中发挥着非常重要的作用，还能培养儿童的个人意志和品格，提高儿童的认知水平和审美能力。

在中医药文化中，以传统方式面向儿童的中国书籍，虽然秉承了中国中医药传统文化，但大部分是从成人的角度出发，将儿童作为教育和说服的对象，这种成人本位的思想在现代童书的创作、出版和推广中依然有所体现。由于儿童在购买、选择、阅读童书中的沉默地位，中医药儿童健康绘本的创作者、出版者、翻译者、推广者都有意无意地迎合了家长的心理，成人化的思维总是渗透其中。在这样的现实压力下，出版界表现出一些急功近利的心态，对中医药特色的理解浮于表面，对中医药文化进行简单概括、描述，然后推向市场，而不考虑其差异性和接受度。与国内儿童绘本相比，国外儿童绘本更受到国内家长 / 儿童的认可及喜爱[2]，原因是国外儿童绘本非常重视对自身传统文化和价值观的传承，无论绘本的形式、风格等外在形态如何变化，其内在的文化传统是一脉相承的。绘本形式的背后是对传统文化的深刻反思，是对传统文化的延续和发展。传统文化是民族文化价值观的延续和传播，国内儿童绘本在传统中医药文化元素的运用上往往缺乏对传统优秀文化的核心建构。比如，在说明穴位的功效时，只是将生活中常遇到的不适与穴位捆绑在一起解释穴位的功效，片面注重对传统中医药文化的阐释和说教，缺乏深层次的中医药文化的挖掘，在主题选择上与当代社会环境脱节，在内容布局上明显缺乏想象力，无法打动孩子，这不利于传播和发展中医药传统优秀文化。以上因素导致目前中医药儿童健康绘本在市场占比少，群众接受度低。

（二）受众需求与接受度

除了市场规模和销售情况，还需要关注中医药儿童健康绘本的受众需求和接受度。近年来，越来越多的家长和教育机构开始关注儿童健康与传统文化的传承，中医药儿童健康绘本作为传递中医药文化的工具受到了一定的欢迎。然而，由于家长在购买和选择儿童绘本时起到决定性作用，中医药儿童健康绘本还须进一步提高在家长群体中的认可度。

（三）竞争格局与发展趋势

了解中医药儿童健康绘本市场的竞争格局对于制定发展策略至关重要。目前在市场上存在着多家中医药儿童健康绘本的出版商和创作者，但绝大多数绘本仍以成人为主要受众，主要以成人的需求及喜好为出发点，未能真正从儿童的喜好和接受程度去规划及创作。目前，儿童绘本市场主要充斥着国外儿童绘本，中国原创绘本，尤其是中医药文化绘本的市场占有率较低，我们需要吸取国外儿童绘本的优势，并将中国传统中医药文化融入其中。值得注意的是，一些领先的出版商已经开始关注中医药儿童健康绘本的创作和推广，他们与中医药专家合作，加强审美和文化融合，以吸引更多的儿童读者。这显示出市场上已有积极的发展趋势，从当当网近几年的儿童绘本畅销书排行榜中可知，虽然仅有中医药文化相关的绘本《这就是二十四节气》在畅销书前 100 名，但其排名比较靠前，说明中医药绘本已逐渐被国内家长所接受及认可，中医药儿童健康绘本有望进一步扩大市场份额。

（四）相关理论支持

为了更深入地分析中医药儿童健康绘本市场的现状，我们还可以借鉴相关理论，例如知名市场营销理论“五力模型”，这一模型包括对市场竞争者、供应商、顾客、替代品和新进入者的分析，有助于深入了解市场动态。在中医药儿童健康绘本市场中，市场竞争者主要是出版商和创作者，供应商包括印刷厂商和分销商，顾客是儿童及家长，替代品是其他儿童绘本，新进入者是潜在的新出版商。通过应用这一理论可以更全面地分析市场现状。

（五）国家政策扶持

随着国家对中医药文化传播的重视，近几年出台了多种相关政策以促进中医药健康文化在儿童群体中的普及和教育。2016年，国务院印发了《中医药发展战略规划纲要（2016—2030年）》，明确提出要推动中医药进校园、进社区、进乡村、进家庭，将中医药基础知识纳入中小学传统文化、生理卫生课程。这为中医药文化的传播奠定了重要的基础，让中国儿童从小接触中医药文化，加强对中医药文化的认可，并从中获取人与自然，健康养生的知识。2019年10月，中共中央、国务院印发了《关于促进中医药传承创新发展的意见》，明确提出把中医药文化贯穿国民教育始终，中小学进一步丰富中医药文化教育，使中医药成为群众促进健康的文化自觉。2020年9月，国务院办公厅出台了《关于加快医学教育创新发展的指导意见》，对包括中医药教育在内的医学教育改革创新发展工作做出全面部署。2023年10月，国家卫生健康委员会人口监测与家庭发展司出台的《关于促进医疗卫生机构支持托育服务发展的指导意见》中明确提出要发挥中医药特色优势。中医医院（含中西医结合医院、少数民族医院）要弘扬中华优秀传统医药文化，积极与托育机构合作，推广小儿推拿、穴位贴敷、药浴等中医药适宜技术，用中医的理念和方法提供健康服务。支持基层医疗卫生机构根据服务能力和服务需求为托育机构提供中医药健康服务，指导托育机构开展人员培训，掌握中医有关饮食、保健等知识和技能。可见国家正大力推动儿童中医药健康保健，有了国家政策的扶持，儿童绘本作为中医药文化传播的重要媒介，相信中医药儿童健康绘本的市场发展潜力是巨大的。

（六）出版商重视中医药儿童健康绘本的创作

中医药儿童健康绘本中有许多古为今用的元素，如二十四节气、中医名家典籍、中草药[3]、穴位、艾灸、小儿推拿等，作为中华千年文化精神的结晶，它不仅承载了无数中国人的童年记忆，也满足了人们对健康生活的需求，并且丰富现代儿童的健康文化需求和认知发展。国内中医药儿童绘本发展缓慢的一个重要原因是设计者对中医药传统文化认知的局限性，他们大多直接复制和挪用文字，照搬传统图像符号，这只会让绘本失去传统中医药文化的广度和深度，从而沦为简单的健康宣传和枯燥的图文说教[4]。因此，基于中医药传统文化的原创图画书需要真正理解中国传统哲学的思维模式和文化图式，在创作过程中把握以下三个原则。

1. 形神兼备

选择中医药文化中物质元素与精神元素相结合的优秀作品，优秀的儿童图画书在创作过程中既有外在物质的支撑，又有内在精神的体现，既体现了传统艺术的色彩、造型理念，又具有传统文化的哲学观念、文化思想，它以图画加文字的形式彰显了中医药传统文化的核心价值。

2. 源于生活

中医药传统文化元素对于儿童来说相对陌生，在日常生活中较少直接接触，具有中医药传统文化元素的儿童绘本应贴近儿童的生活。家长缺少对中医药的认识，孩子一旦发热、咳嗽、腹泻等，习惯前往西医院就诊，以西药治疗为主，往往导致儿童在现实生活中对于中医药难以理解和接受。因此，优秀的中医药儿童绘本不是抽象地传授传统中医药文化，而是以生动的画面和丰富的内容为依托，利用其有形和无形的元素将中医药文化的内涵与当代社会生活情境相结合，用现代语言和图片阐释和传递中医药文化的精髓，实现中医药在绘本阅读过程中的传承与发展。

3. 取其精华

利用具有中医药文化内涵的原创绘本在儿童审美、健康教育过程中，要坚持以特殊性为前提，对中医药文化中的优秀因素进行合理利用和开发，坚决剔除不利因素，多传播中医药文化中的精髓以及正能量，帮助儿童形成正确的审美观及健康观念。因此，具有中医药风格特色的儿童健康绘本要在视觉上增强儿童对中医药文化的感知力和审美力，并结合通俗易懂的文字帮助他们了解和接受中医药文化。

（七）国际化前景

中国政府一直强调传统文化的传承与创新，尤其是中医药文化。中医药儿童健康绘本不仅在国内市场有广阔前景，还有机会走向国际市场，为中国文化的国际传播作出贡献。

1. 国际传播机会

随着中国中医药的国际传播，中医药儿童健康绘本也有机会在国际市场上推广，各国儿童读者将通过这些绘本更深入地了解中医药文化，为文化交流和理解搭建桥梁，通过国外比较熟悉的具有中国传统特色的中医药文化，反向输送中国传统文化。

2. 国际市场潜力

儿童绘本市场在国际范围内也具有潜力，目前国外中医药儿童健康绘本市场仍是一片空白，越来越多的国外家庭认可中国中医药文化，儿童绘本具有直观及容易理解等特点，能加快中医药在国外的传播，促使中医药儿童健康绘本可以在国际市场上获得更多认可，开拓新的增长机会。面对全球化和科技进步带来的文化冲击，我们应认识到传统文化的重要性和价值，继承和发扬传统文化。儿童绘本作为重要的文化载体和教育工具，对传播传统文化具有重要意义。通过中医药儿童绘本，将中医药文化融入儿童的阅读体验中，选择适合儿童的题材，通过设计故事、塑造人物，以传统绘画和互联网技术为支撑，为儿童创造一个充满魅力的中医药文化世界，实现儿童成长与中国中医药文化传承的双赢。

3. 竞争与合作

随着儿童绘本种类及发行数量的增长，国际市场竞争越发激烈，但也存在合作机会。中医药儿童健康绘本创作者可以与国际出版商合作，将中医药文化融入国际儿童绘本市场，实现互惠互利。

（八）创新发展前景

未来中医药儿童健康绘本可能会更多地利用数字技术，包括互动应用程序、虚拟现实等，提供更具吸引力的学习体验。先进的技术和终端设备可实现图画书的数字化，虚拟与现实相结合的 AR 技术是在 VR 技术的基础上发展起来的，是一种通过多传感器融合和计算机实时计算，实现虚拟信息与真实场景叠加融合的技术。AR 技术构建的虚拟现实空间将二维平面与三维空间融为一体，让读者真正享受到身临其境的阅读体验。AR 技术能将多种艺术形式融入图画书绘本中，采用全新的创作方式、视觉数字图像、音频处理和动态图像技术，结合快速发展的人机交互技术从根本上改变了儿童图画书的交互设计方法，AR 技术驱动的绘本能够逐渐丰富儿童的感官，拓宽他们的视野[5]，能够让儿童们更加深入感受中医药的世界。中医药儿童健康绘本还可以与其他领域，如儿童健康 App、亲子教育等融合，形成创新的产品形式[6]。

（九）挑战与机遇

尽管中医药儿童健康绘本具有独特性，但仍面临一些挑战。首先，市场份额较小，竞争激烈。此外，创作者对中医药文化的理解有限，导致一些绘本内容过于简单或枯燥，难以引起儿童的兴趣。家长的认知水平也是一个挑战，因为他们往往更倾向于西医疗法，而不是中医药。然而，随着国家对中医药文化传播的重视，出台的相关政策，以及出版商对中医药儿童健康绘本的重视，市场前景仍然充满机遇。国家政策扶持中医药文化传播，鼓励将中医药知识纳入中小学课程，这将有助于增加中医药儿童健康绘本的需求。此外，出版商可以通过提高审美和文化融合水平，扩大创作领域，与教育机构合作等方式，进一步推动中医药儿童健康绘本的发展。

三、总结与展望

中华优秀传统文化在儿童图画书中的体现，既包括传统文人艺术和文化的应用，也包括传统民间艺术和文化的应用，它不是一种抽象的观念，而是一种内化于心、外化于行的精神气质，传统文人的精神气质主要体现在文学诗词、绘画等形式的家国情怀上[7-8]。在此基础上，将中医药文化融入其中，向儿童传递天人合一、顺应自然的中医理论，采用药食同源、穴位按揉、艾灸等简便有效且安全的中医手段，解决生活中切实发生的身体不适，并通过图画及文字的形式向儿童传递未病先防的理念，所以中医药健康儿童绘本作为传播中华优秀传统文化的其中一个重要组成部分，更值得大力推广。

在整个社会文化体系中，传统文化是一个国家、一个民族的血脉，中医药是优秀传统文化，并在当代的传承得到创新和发展。画册艺术作为一种具有独特社会价值和人文魅力的文化形式，将有效促进中医药学在当代的传承和发展，助推中国儿童美育和德育的进步与完善。这不仅是对中医药的传承，也赋予了绘本这一艺术形式所肩负的传播中华优秀传统文化的历史使命。综合以上分析：中医药儿童健康绘本市场呈现出一定的增长趋势，但市场份额较小；受众需求逐渐增加，但仍需要提高家长的认可度。一些出版商已经开始关注中医药儿童健康绘本的创作和推广，这为市场发展提供了积极的信号，通过借鉴相关理论和权威数据分析，我们可以更好地了解市场现状，为中医药儿童健康绘本的未来发展提供有力的支持。

参考文献

［1］中华人民共和国国务院．国务院关于印发中医药发展战略规划纲要（2016–2030年）的通知［EB/OL］.https://www.gov.cn/zhengce/content/2016-02/26/content_5046678.htm.

［2］李碧海．我国原创儿童绘本的发展现状与策略［J］．编辑学刊，2021（2）：19–25.

［3］周佳媛．儿童中医药文化绘本图文叙事合作初探：以《神奇的小草》为例［J］．豫章师范学院学报，2021，36（5）：42–46.

［4］孙鲁淼．将中医药文化知识融入儿童出版物中的路径探索［J］．新闻研究导刊，2021，12（10）：206–208.

［5］尹欣．浅析增强现实技术在儿童绘本中的应用：以AR西游记为例［J］．传播力研究，2019，3（2）：207，209.

［6］郑钰，刘琳琳．儿童绘本中中草药文化的传播与图形化设计研究［J］．上海包装，2023（4）：164–166.

［7］常江红．中国优秀传统文化元素在儿童绘本中传承情况［J］．文化产业，2023（25）：76–78.

［8］郭婷婷．中国优秀传统文化元素在儿童绘本中传承的探究［J］．鞋类工艺与设计，2022，2（9）：112–114.

HB.05 中医医护文创服装发展概况与创新趋势

车俊明[①]　冯　莉[②]　商宇航[③]

摘　要：本报告介绍了医护服装的非语言信息文化意义及服饰对人心理及行为的影响因素，分析了医护服装的发展历程以及其在医患沟通过程中的功能和影响。从时间、空间维度梳理了医护服装在国外典型国家以及在中国的发展情况，阐述中医医护服装文创未来的发展方向，并列举设计实例。旨在通过加深人们对医护服装的认识来扩大中医的影响力，促进中医医护文创服饰发展，同时为医护服装行业的从业者提供设计参考。

关键词：医护服装；创新；服装语言

现代医护服装是一种显示医护人员不同岗位不同任务的特殊制服，它既要保证穿着者的安全与身心健康，又要求给环境和工作场所的秩序和美观带来良好的影响。它的功能性具体体现在实用功能性、标志功能性、审美功能性三个方面。医护服装实用性功能自不待言，而标志功能性、审美功能性的内涵都与视觉传达有着密不可分的联系。本文试图仅就医护服装的视觉传达在具体环境中和实际操作时的作用进行分析。

① 车俊明，艺术学学士，北京日枫霖工装设计制做有限责任公司总裁。主要研究方向：医护服装设计。

② 冯莉，理学学士，四川省第二中医院护理部主任。主要研究方向：中医心脑疾病护理及伤口处理。

③ 商宇航，工学学士，北京日枫霖工装设计制做有限责任公司助理。主要研究方向：医护服装设计。

一、医护服装的非语言信息文化意义

在人类社会中，人与人之间传达信息的方式可分为两种，即语言信息和非语言信息，世界上各民族语言种类繁多、各不相同，但非语言信息却都有共同的特点，即通过肢体、表情传达信息。服装作为人的第二皮肤，同属于非语言信息，其中更包括文化层面的意义。

对医院这个特殊环境下着装的研究，也是对服装设计进行又一层面的剖析。医疗行业的从业人员通过服装释放出该行业的形象信息，而服装所发出的信息可分为被动信息和主动信息。

（一）被动信息

被动信息即通过服装完成对医护人员形象的直接表达，让人看到立刻就能知道穿着者是医护人员，这也是医护服装最基本的功能。在各个行业中，医疗卫生拥有不同于一般行业的服务特质，它具备更多的交流过程，而且是多层次联动。医护人员的语言方式、礼仪、专业性都会对患者产生心理、生理方面的影响，进而影响治疗效果，医护人员的职业服装也同样是其中传达信息、发挥作用的一个环节。

（二）主动信息

主动信息是在基本的身份表达之外额外附加的信息，涉及不同国家和民族的文化。医疗行业已经有了普遍性的服装语言，但也需有表达民族文化的特殊性的服装语言，以诠释不同国家和民族的医疗特色与工艺手段。

如果只是简单套用被世人认可的公用符号语言，不过是对他人的模仿，其中并没有任何的设计思想。这样便是把自身作为他人所建立符号的传播媒介，没有融入自己的设计理念，仅能表达最基本的职业形象。医护服装是符号语言和生命存续的媒介，是严肃的研究课题，是医患沟通的桥梁。它是社会心理学的体现，是对医疗服务品质的追求，是不同层面患者与医护的交流。服装与载体的协调统一，与患者的心理感受的统一，是心灵信息的探讨及判断。

人最主要的信息交流方式是语言，包括音质、音调、停顿、速度、流畅性、语调等要素，手势、表情、肢体动作同样会伴随语言而产生作用。语言是后天习得，环境的影响促成了不同的说话方式、发声，语言是在口头进行沟通[1]，而医护服装作为符号语言，设计师要考虑符号交流的特点，使用环境如何去表现，要考虑文化背景、色彩、线条、结构，如何将信息准确地传达，患者作为接受人是否看得懂；也要考虑作为载体的医护人员的工作需求，与建筑装修风格相匹配，与肢体动作协调统一。各种功能和谐地发挥作用，这样才能让患者感觉到表现的一切是为什么，是否是他所需要的。中国绘画讲究的是线条造型，去表现一个物的时候，用线不能多一条，那样会有画蛇添足感；用线少一条也不行，因为这样又感觉对物体的表现不到位。西方著名的哲学家苏格拉底认为把美和效用联系起来看，美必定是有用的，衡量标准就是效用，有用就美，有害就丑。同时他认为作品要表现出“心灵的状态，献出生命”。

德国在第一次世界大战失败后签订的《凡尔赛和约》使其损失了大面积土地，也让德国人产生了不平衡心理，民族的自尊心受到重创。包豪斯设计学院适应社会心理，用其高水平的能力设计出了被当时的年轻人所追捧军服，军服设计的成功，是因其诠释了当时的社会思想。由于包豪斯设计学院在第二次世界大战时的表现，战争结束后，学院的教师及学生一部分去了美国，一部分去了苏联。它的设计理念后来对东方影响较大。艺术与技术的统一，将功能作为设计目的，遵循自然与客观的原则，对材料也是能根据其特点巧妙利用，这与中国春秋时期《考工记》所说的有几分相似，“天有时，地有气，材有美，工有巧，合比四者，然后可以为良”，这也是现代社会发展与传统相结合的表现。

中国古代就有“黄帝垂衣天下治”，是较早地使用了“衣”这个符号语言来传达信息，用服装标志造福百姓，用服装与礼的变化来解释社会现象。历史上五代十国的后周君主周世宗柴荣是一位雄才大略之人，但天妒英才让此公英年早逝，留下幼子寡母，朝中政权落入了几个顾命大臣之手。恰在此时辽国又进攻边关，准备一举灭掉后周。朝中此时委任赵匡胤以最高军权，统率全国军队，急速赶往边关迎战。部队行至陈桥，部将把一件黄色袍子披至赵匡胤身上，拥他为新皇帝，向天下宣告要改朝换代。赵匡胤安排好太子、皇后，兵不血刃坐朝登基，宋朝诞生，这就是历史上的“陈桥兵变”，又称“黄袍兵变”，这里也是同样的使用服装符号作为信息。

二、服装对人心理及行为的影响

由于地域、文化背景不同，人们对线条、色彩认知有着不同偏好，更有影响健康和非健康的心理因素，正常心理与非正常心理的障碍，服装心理学中对正常心理多有探讨，人本身对服装由于面料不同，色彩差异性较强，患者对服装款式、颜色的审美会发生变化。在研究服装的色彩治疗中，要结合东西方文化对色彩的理解，色彩是服装中最有生命力、最灵动的因素。线条有线条语言，结构有其功能性的需求，色彩有自己的语言，有自己的性格特点，对服装本身的色彩偏好是本体对色彩的抽象与具象的重要线索途径，对非身体疾病和心理疾病患者都有一定的影响。空间环境、色彩纯度的变化、冷暖、深浅都会在治病中起到重要作用。

苏联在治疗抑郁患者时，会把患者带到辽阔的草原，行走在绿色的大地之中，使患者心旷神怡，减少压抑感。

第二次世界大战后的德国人对战争的恐惧感依然存在，在一个医院狭长的走廊中有两面白墙（大面积的白色就是恐惧），进餐时人们在去食堂的路上宁可多走上二十分钟也不愿走过这个走廊，战争的阴影还是残留着。为了改变这种状况，管理人员请到了室内设计师，在墙壁每隔五米装饰了半圆立柱，一下就减少了穿行楼道人的害怕心理，为人们生活提供更多的宝贵时间。

美国心理学家曾做过一个有名的“监狱实验”。一个周日的清晨，斯坦福大学校园响起了刺耳的警车声。警察根据“举报”拘捕了九名有犯罪嫌疑的大学生，他们被送到“斯坦福拘留所”收押。这是一个由该大学的心理研究楼的实验室改造而成的模拟拘留所，被拘押的学生“囚犯”和“看守”都是用广告募集而来的在智力和品德上并无差异的学生，他们由投票决定扮演“囚犯”或是“看守”。最开始大家相安无事、其乐融融，因为他们都知道这只是一个实验而已。但随着实验的进行，两个角色的扮演者的行为发生了令人吃惊的变化。看守逐渐变得具有攻击性和强迫性，犯人则越来越变得顺从，双方出现了明确的权力差别。看守用粗野的语言命令犯人，并有侮辱、威胁他们的行为；相反地，犯人迫于精神和心理的压力，出现了各种疾病的征兆以及愤怒、抑郁等情绪。实验只能提前停止，两周的实验只进行了六天就结束了。实验值得注意的是，对犯人和看守起到一定变化作用的是扮演犯人和看守所使用的服装，看守们身穿土黄色的制服，戴有反光墨镜，并持有象征权力的警棍等；犯人穿着的是胸前和后背印有识别号码的囚服，头戴囚帽。这对在智力和品德上并无差异的学生来说意味着什么呢？他们每天通过大众传播媒介等获得的看守和犯人的形象，看守和犯人之间的关系印象深深地刻在他们脑海中。而扮演看守和犯人的两组学生所穿的服装成了无声的语言，起到了确定两组学生关系的作用，并成为他们的行为变化的原因之一。确切地说，服装在这一实验中起到了划分犯人与看守的界线，明确地位高低的作用。因此，服装作为非语言沟通的媒介，其作用是不容忽视的。[2]

心理学中讲究第一印象，它是视觉、听觉之后形成的心理感觉，是通过外感觉之后转换后的心理影响，中医则用“望、闻、问、切”去判断病因、病情，而随着时代的科技进步，网络的发达，患者就诊模式早已改变，随着信息技术的发展，患者更多地通过网络去寻找目标物，就医者索取到信息后，就在心里对所主治医生形象有了预期，会在面医的过程中去验证预期是否达到。如果医生认为衣着服饰等外在因素能反映社会地位和内在品质，就应该主动设计或注意这种表现，因为这一切会左右患者的感觉。仪表是形成印象的一个非常重要的因素，在治疗过程中会起到一定作用。美国社会学家米德提出“符号相互作用论”的观点，用来解释人际互动的机制。米德指出，人类的相互作用是为文化意义所规定的，而许多文化意义是象征的，中西方医疗体系不同，医护服装符号同样应该是不同的。因为根据符号的相互作用，不同的患者对中西医各有偏爱，当患者寻找目标物时，会把信息做比较，如果信息与见面时的印象产生差异，将给治疗过程带来麻烦。

在社会上频繁的人际交往过程中，人们会通过服装表达理想形象，在初次见面中从服装大体去发现对方、了解对方，这是一种心理反应。知觉是从外界物体的感觉信息得到的完整经验，人们通过感觉器官在获得有外界物体的信息。而将这些信息通过理性组合成一个整体来确定自己的判断，并赋予其一定意义的是知觉过程。需求是人们生理的或心理的一种缺失状态，它是个体行为和极乐的源泉，当需求被激发到一定的强度时，随即形成动机，动机使个体行为指向目标物，这是人的一种心理现象，而且是人类普遍存在的心理现象。因为这里包括主体需求的目标物能否满足主体的需要，需求一旦未得到全面满足就产生了负面情绪，包括失望、痛苦、紧张、焦虑、悲伤、抑郁、恐惧、愤怒等情绪。这里无论原因是来自外界还是自身，只要未能满足需求，甚至微小的偏差都会影响个体的心理巨大变化，产生逆境心理，即个体从事目的活动受到主客观因素的阻碍干扰，以致预期的动机和目的不能实现，需求不能得到满足时而产生的情绪状态。生老病死是社会的发展规律，是自然现象，有病求医是正常的需求，现代医院的发展影响了人在生理或心理缺失时对目标物的选择，中西医两大医疗体系，两种治疗手段构成了人的矛盾心理，同时人们的社会经历、生存环境不同导致了对医院不同的选择偏好。

三、医护服装发展现状

由于世界各国文化的差异性，在服装上的表现形式也各不相同，职业装也是形形色色。在医疗服装方面既有国际上通用的形式，也有各个国家自己的民族特色，如美国的休闲、法国的浪漫、日本的严谨。

世界著名的医院“梅奥诊所”，作为医疗机构百年品牌，在组织治理与服务管理上值得借鉴。在医护服装方面的要求也是我们学习的榜样，自建院以来就在管理上规定了数条线索如人性、功能、机能。人性线索存在于服务提供者的行为和外表，语言表达、语速音调，非语言性的服装、肢体、热情度等均属于人性线索。机能线索是指医疗空间中一切物体启示，这里也包括一切医院服务人员。梅奥诊所在服装方面有独特的管理方法和模式认识，将穿着商务工装而不是白大褂作为一种独一无二的着装规定，得到了患者的认同。这种穿着能展现出一种专业气质和对患者的尊重，还体现出医护人员友善的态度。

梅奥诊所通过禁止对制服任意进行颜色和剪裁的变化，形成了一套有关衣着的专业模式。这也有助于维持护士高层次和专业水准，而且确实是患者想要的，更是梅奥的文化，全白的制服也是这种信息的一部分。服装的整齐让患者感受到了医护人员对职业的热爱，对患者的同情，处理操作的冷静和自信，更是诠释出了服装在沟通中的重要性。[3]

日本的医院服装制作在世界上是比较严谨的，从款式设计到工艺处理都有着上乘的模式，设计人员会用摄影的手段对使用者工作时的动作进行连拍，分析肢体各个部位伸长度，然后会使用“立体剪裁”的方法对肢体特点去解剖、制板，做出基础样板，再重新看其是否合理，以达到面料、结构之间协调的最佳状态，让服装适合医护工作者的操作，使肢体得到足够的活动空间，充分展示专业的美感。色彩更是与面料材质达到很好的结合，在灯光的配合下达到患者的心理舒适度。日本在医用纺织面料上也是领先于世界，尤其严格的工艺处理，一般与中国的医用面料纱支、密度、克重基本相似，而在染整过程中必须全工艺处理（可有半工艺），涤棉面料配比也是采用了国际通用的 80 涤 /20 棉，或 65 涤 /35 棉、68 涤 /32 棉等。随着现代科技的进步发展，日本纺织业也对医用面料有了很大的创新开发。透气性强，吸湿排汗，内棉外涤，表面光泽好，内部舒适，并加入静电丝，质感、宽度好，带有一定的消毒功能，良好的制作流程给后期洗涤、消毒带来了巨大的方便。在医院的使用穿着流程中，后勤人员为打造良好的医护形象，洗消后更是有一套完善的洗涤整理过程，他们会把洗净后的服装再浆洗处理，烘干后进行熨烫，让其更加平整、有型，显示出了对医护职业和患者的尊重。日本的服装加工设备更是精良，如重工、兄弟等品牌，在医护服装生产中使用大量的现代设备制作出的产品缝制、锁钉、美观度都达到了相当高的水准。日本在标识服方面也是设计、开发比较早而发达的国家。1919 年日本服装学院创立，培养出了很多时装和工装的设计大师，他们的工勤服、白衣是对中国影响最大的。1984 年“北京中日友好医院”成立，医生服、护士服、工勤服等从日本传播到北京。

在研究医护服装时，会发现人们所称谓的“白大褂”是一种不严谨的说法，因为它是理发师、超市等也在使用的服装。“白衣”才是医院制服，但不一定是白颜色，因为现在已经有了很多色彩。“医护服装”确实是医院使用的服装，但是不被认知其作用的“医学服装”才是现代医院管理中最合理的叫法。因为它关系到了服装心理学、医学心理学、护理心理学、纺织学、色彩学等多学科，所以它具备防护、辅助治疗、识别等多项功能，制作要求也有更加严格的工艺标准。

四、中国医护服装设计与发展

中华民族有着数千年的文化历史，是世界上文明发展最早的国家之一。在漫长的历史发展过程中曾创造了光辉灿烂的文化和科学，为人类进步做出了巨大贡献。

中医的发展也随着历史朝代变更有了昌盛衰落时期，而在中医的历史发展中，我们会发现在各个朝代的官服、行业制服都有记载，唯独中医服饰没有说明性的服饰记录。从汉代开始就有了医官，而御医医官也都是文官制服的穿着打扮，职位级别也是文官的级别。民间郎中、大夫更是以当朝民间常服穿着，行医的人多挂有各种“招幌”，悬壶济世典故即由此而来。社会上的医院也就是现在所说的药铺，那时基本上是医和药分开的，有坐堂的先生，也有走街串巷的郎中，由他们诊病开方子，然后去药铺抓药。有些看病先生在铺内直接坐堂，与中药铺子合为一体，一些学徒伴其左右。中医早年间医护是不分的，我们常说的“三分治，七分养”也不是像现在的中医医院医务处和护理部这样的概念。过去医就是护中有医，医中有护，规模比较小，人员也少。现代所能找到的资料中，历代的医有记载的颇多，但未见有对医者服饰的详细描写，所以有记录的医院服饰是在西方医学进入中国以后，中国有了“白大褂”的概念，其也成为医生的代名词。

西方医学进入中国以后，开始发展成立了很多家教会医院，其中著名的有湖南湘雅、北京协和、山东齐鲁、四川华西等。医院的发展和西方文化的影响，大众开始了对“白大褂”的肯定。然而，一直到 20 世纪 80 年代，护士装也没有太多变化，版型变松，上下尺寸一致，没有腰身，与医生的西服领类似，基本是小西服领。面料 100 棉或 65 涤 /35 棉平布、卡其布、的确良（纯涤），纱支、密度参差不齐。

改革开放以后，北京中日友好医院的建成使人们对医护服的认知上升到了新的高度。北京多家医护服生产厂家、公司相继成立，并且每年有数场医护服装发布会，1997 年“中国职业服博览会”有公司举办专场发布会。中央电视台、北京电视台、天津电视台，报纸、杂志接连报道，影响了全国部分医院，但是当时未有表现中医特征的医护服出现。“非典”疫情景发后，防护服的短缺使得部分时装公司在疫情之中看到了商机，开始纷纷加入医护服装的生产中。私立医院出现后，一些商家的资金投入，让管理人员对医院形象有了新的认识，有一些设计师加入医疗服装的研发，公立医院后勤也有了新的采购模式——招标。

打造中医的新形象，促进中医药事业复兴成为中医医护服饰设计者的迫切追求。百年的历史没有标准的中医服饰，实是中医的缺憾，中医服装设计的研发，应结合东方的文化特点，让中国的中医立于世界医疗之林。

医院有自己的形象特征，而医护人员则依存于医院形象来装扮自己。个人的着装表现已被医院这个团体组织所限制，医院形象就成为主体形象，它的信息表现的服装代表了这个集体形象。例如，当一个人去看病的时候，这个人患的什么病，要找相对应的医院，中医还是西医，哪个科室，哪个专家大夫，这里着装就成为医院形象的组成部分。白大褂已是百年来社会认知而肯定的医疗服装符号，但它不能表现、展示一个民族医学的特性，符号语言出现了偏差，中华文化数千年，有自己的独树一帜的服装史，有其别样的文化内涵。医是共同的一面，医疗方式却各不相同。同为医护服装，但此服装并不是某一个民族文化传承的表现形式，中国医护服装应从西式的医护服装中脱离出来，设计制作具有东方文化的医用服饰系列。文化是一种社会现象，是人们长期生产创造的产物，同时是一种历史现象，是社会历史的积淀物。文化其实体现在一个人如何对待他人，对待自己，如何对待自己所处的自然环境。

在一个文化厚实沉淀的社会里，人懂得尊重自己——他不苟且，因为不苟且所以有品位；人懂得尊重别人——他不霸道，因为不霸道所以有道德；人懂得尊重自然——他不掠夺，因为不掠夺所以有永续的智慧。品位、道德、智慧是文化积累的总和，这不是广义地去理解文化，文化的发展过程也是各种文化不断地彼此交流、影响，相互借鉴融合，文化才能丰富多彩，让文化更加多元化。但交流是双方的交流，单是一方的推广、拓展就不能成为交流，实际上就偏向侵略。中国素有“衣冠之国”的美誉，在追溯中国服饰史料时，就发现历史正史中的《舆服志》，正史二十四史加上《清史稿》共计二十五部，其中有十部设有专门章节的《舆服志》，有记载的《后汉书》，后来有《晋书》《南齐书》《旧唐书》《新唐书》《舆服志》又称《车服志》，其记载内容相同，该书是记录治理国家时所建立的制度，而国家举行大型祭典时的车旗服御，就是国家制度的最直观的外在形象。[4]但是从中可以发现，这里很少有中医的服饰出现，有的只是穿文官服饰的御医，但不妨碍对历史的学习参考、创造发挥。《周易·贲卦·彖传》云：刚柔交错，天文也；文明以止，人文也。观乎天文，以察时变；观乎人文，以化成天下。这个世界有了中华民族，就有了中国历史，有了历史就有中华文化，中国的文化是以“人文”影响天下的，既然有影响就应让社会有多方面的认可，让天下的人都能了解认识这样的概念，“文明以止，人文也”说的就是用文明来指导人们的社会行为。

五、中医医护服装创新设计与发展

中医是以道家思想为依托发展而来，所以具有浓郁的道家哲学思想。如果从传统的服饰文化去找寻素材，探索“道”在中医服饰设计中的应用，用五行、五色的中医思维理念开启表现中医的服饰设计门窗，就能让其更具有独特的文化特色。

（一）中医医生制服

图 1 为中医医生制服，此款式是以传统立领、传统男式直身型为基本型，无修身处理，前搭门断刀，中间搭门处使用机绣。图案是以长城、窗棂的抽象形象进行组合，长城意为生命健康的护卫，窗棂意为医护人员眼睛的明亮和洞察力，感知病魔的存在。纽扣为六枚，道家中有六腑及六六皆顺的说法；纽扣面为立体的机制雕刻太极图，采用了篆刻中阴阳刻的手法，阴阳结合有着很强的人工雕刻的美感，也给该款增添了几分神韵，更是充满了民族特色。面料是涤棉相混，垂度适中，工艺简洁，满足了工作时的穿着需求，装饰性和实用性做到完美结合。

（二）女护士服

图 2 为一款夏装护士服，中长身、低领收腰，腰身的处理吸收传统旗袍的工艺手法，前后腰处无调节小绊，前身为两个下贴袋，袋口上平下角偏圆，领口为倒扣的葫芦形，意为“悬壶济世”。三条明线象征天地人三才，三非具体数字，只是解释对“道”的理解，对中医思想理念的简单认识。扣面为太极图案，寓意中医的五行运用，金木水火土对应白青黑赤黄五色，西方的色彩学中为红黄蓝三个原色，这是东西方对色彩的认识差异。

在医院这个特殊的环境中，作为医护人员必须明确自己在什么样的组织内进行工作，在这个社会的存在意义，在与患者沟通时相互作用产生的结果。当医护人员工作时，必须使自己的所作所为与服装符号表现达到和谐统一，因为作为服装的载体，人如何给服装注入灵魂，这体现了医护人员对工作的认识。按照符号的相互作用的思维方式，医患之间在进行沟通时，医护人员必须有能力在工作中把事情做好，即能以患者所期待的方式去行动，去把该做的工作完成好。好印象的形成，特别是好的第一印象的形成是绝对不可缺少的。医护人员应在与患者交流时有意识地注意自己的装束、言辞、表情及动作，这样会给患者留下独特的印象。这种有意识去控制自己给患者留下好印象的过程便是印象管理的过程。

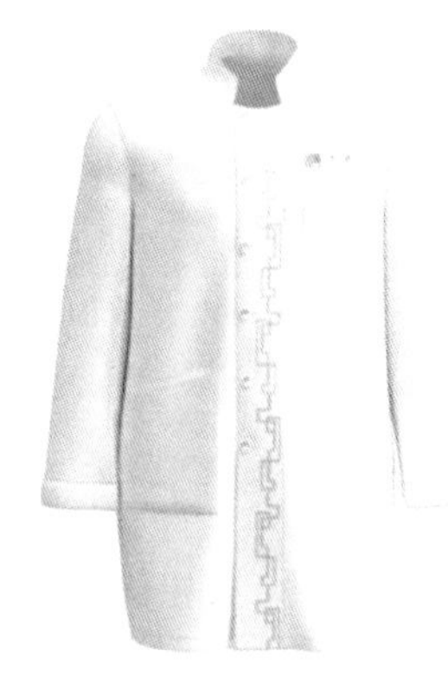

图 1　中医医生制服

印象管理实际上是一种自我表现的过程，当医护人员意识到或想象到患者会看待自己评价自己，管理好服装信息更能表现出对患者的尊重。这里需要的是一套完整的思想：第一，领导者的意识，如何展示医院的文化特色；第二，穿着者的意识，满足工作中的功能需求，号型合理；第三，管理者的意识，承上启下，表现好医护形象，满足患者的多方面需求；第四，设计者的意识，设计人员一定要懂得在医院这个特殊环境中的使用需求；第五，生产者的意识，加强服装生产人员的认知。现在中国的医护服装生产，不管是中医西医，医生服装都是西服领，护士服装都是参考日本的款式，设计人员更是凤毛麟角，生产设备简陋，规模差距较大，没有标准的生产工艺。认识白衣，了解白衣，才能让中医的医护服装有新的发展。

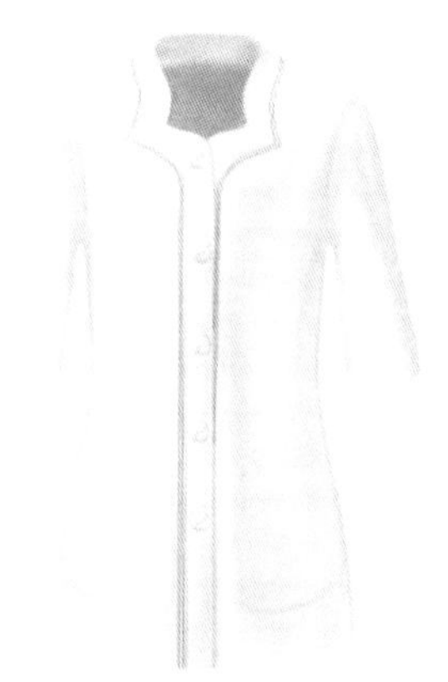

图 2　夏装护士服

综上所述，在设计和制作医护服装时，要充分准确地表达医护服装的非语言信息，把服装样式和色彩对人心理及行为的影响放到乐于亲近接触的温馨境界，在深入研究医护服装现状的同时，努力创新和发展，做好中国中医医护服装。

参考文献

［1］孤草．逆境心理学［M］.5 版．北京：大众文艺出版社，2009.

［2］赵平，吕逸华，蒋玉秋．服装心理学概论［M］.2 版．北京：中国纺织出版社，2004.

［3］Leonard L Beerry, Kent D Seltman. 向世界最好的医院学管理［M］．张国萍，译．北京：机械工业出版社，2012.

［4］顾凡颖．历史的衣橱——中国古代服饰撷英［M］．北京：北京日报出版社，2018.

叁

产品开发篇

HB.06 中医药文化创意产品开发现状及研发策略研究

甄金鑫[①] 杨 莉[②]

摘　要：文化是中医药传承发展的重要根基。"十四五"以来，中医药文化建设被纳入中华优秀传统文化传承发展工程总体布局。大力弘扬中医药文化对于增强文化自信、传承中华文明具有十分重要的支撑作用。中医药文化创意产品作为将中医药文化与现代设计相结合的文化创新形式，不仅具有较高的艺术价值，而且有着深厚的历史底蕴和文化内涵，成为传播中医药文化的重要载体。本报告从中医药文化创意产品的开发现状出发，通过市场调研，分析目前中医药文化创意产品的品类和存在的问题，针对中医文创产品品牌效应不够、同质化严重、盈利模式单一、中医内涵渗透不足等问题，从优化研发思路、借助数字技术、结合文旅产业等方面，提出研发策略，以期为中医药文化创意产品的开发提供新的思路和切入点。

关键词：中医药文化；文化创意产品；研发策略

叁 产品开发篇

文化创意产品作为文化产品的一部分，是根据社会需要，通过知识产权的开发和运用，自觉创造出的具有象征价值、社会意义和特定文化内涵的产品或服务。[1] 中医药文创创意产品是以中医文化为主题，结合现代设计理念和制作工艺，将中医药元素融入日常消费品设计中，创造出的具有中医文化内涵的高附加值产品。中医药的个性化、医疗保健和养生康复服务等都属于文化创意产业的范畴。近年来，国内外文化创意产业的发展经验为中医药的现代化发展提供了许多新的思路和方法。基于中医药文化的创意产品的开发，既可以深度挖掘中医药的内涵，又可以弘扬中华优秀传统文化，增强民族自信和文化自

① 甄金鑫，设计学硕士，美国北卡罗来纳州立大学研究生。主要研究方向：中医药文化创意产业。
② 杨莉，文学博士，北京中医药大学国学院副教授。主要研究方向：中医药文化。

信。不仅如此，中医药文化创意产品所具有的市场前景和商业价值。也会随着中医药行业的不断发展和升级而逐渐显现出来，成为推动中医药产业发展的重要力量。

一、中医药文化创意产品开发现状

近年来，国家大力发展中医药文化产业，不仅对中医药企业加大了投入力度，还出台了一系列政策鼓励中医药企业开展文化创意产品的研发和推广。2016 年 2 月 22 日，国务院就发布了《中医药发展战略规划纲要（2016—2030 年）》，明确未来十五年中国中医药发展方向和工作重点，促进中医药事业健康。在大力弘扬中医药文化的重点任务中，提出要推动中医药与文化产业融合发展，探索将中医药文化纳入文化产业发展规划。创作一批承载中医药文化的创意产品和文化精品。促进中医药与广播影视、新闻出版、数字出版、动漫游戏、旅游餐饮、体育演艺等方面有效融合，发展新型文化产品和服务。培育一批知名品牌和企业，提升中医药与文化产业融合发展水平。

2021 年 6 月，国家中医药管理局、中央宣传部、教育部、国家卫生健康委员会、国家广电总局五部门联合印发《中医药文化传播行动实施方案（2021—2025 年）》，明确提出要“加强中医药文化时代阐释。运用群众喜闻乐见、易于接受的现代化表达形式，创作一批面向不同受众的中医药文化作品，对中医药文化内涵理念进行时代化、大众化、创新性的阐释”。要挖掘整理中医药蕴含的中华文化内涵元素，提炼中医药文化精神标志，凝练推出一批具有中医药特色和底蕴的中医药典故和名家故事；运用群众喜闻乐见的形式和途径，打造一批中医药文化体验场馆，开展一批群众性中医药文化活动，建设一批中医药健康文化知识角，创作一批针对不同受众的中医药文化产品；“发展中医药文化产业。推动中医药与文化产业融合发展，探索将中医药文化纳入文化产业发展规划。创作一批承载中医药文化的创意产品和文化精品。”

2022 年 4 月 19 日，国家中医药管理局、中央宣传部、教育部、商务部、文化和旅游部、国家卫生健康委员会、国家广电总局、国家文物局联合印发

《“十四五”中医药文化弘扬工程实施方案》(以下简称《方案》)，推动部署“十四五”期间中医药文化建设工作。《方案》明确提出要加大中医药文化活动和产品供给。每年度打造一组中医药文化传播专题活动，广泛开展中医药健康知识大赛、文创大赛、短视频征集、文化精品遴选、悦读中医等系列活动。支持中医药动漫精品创作，打造以“灸童”为代表的中医药动漫 IP，推出系列产品。引导中医药题材文艺作品创作，推出一批优质的中医药题材文学作品、舞台艺术作品、美术作品，以及纪录片、专题片、影视剧等广播电视和网络视听节目。支持中央和地方广播电视台策划制作中医药专题节目。

在各级政府部门的支持下，中医药文化产业迎来了新的发展机遇，各种中医药文化创意产品大赛不断举办，中医类健康养生书籍热卖，中医药博物馆增多，各种中医药文化纪录片和动漫产品不断涌现，中医药文化旅游产业园区日益成熟，各类中医药文创产品也不断被推向市场。2016 年，北京鼓楼中医医院和华夏言国际文化创意有限公司合作，共同研发中医文创产品。前期投入 300 万元的资金，三年间共开发百余种中医文化创意产品。代表作品有卡通版华佗 U 型枕、五禽戏口袋杯、铜胎掐丝珐琅药熏炉、养生香囊铜砭礼盒、鸡翅木刮痧板等。2022 年，鼓楼中医医院带着诸多中医文创产品参加了中国国际服务贸易交易会，并首次面向大众公开展示了具有中医智慧的冬奥会服务包，使人们对中医药文化有了新的了解和认知。2021 年 9 月，北京白塔寺药店开始进行中医文创产品研发，开发了“好柿莲莲”中草药香囊、“货真价实”药主题量杯、“京畿名胜里的中草药”系列冰箱贴、涂鸦计量杯、兔爷冰箱贴、集章中药房、国潮明信片、纯手工木腰子冰箱贴、纯中药香囊、桂花乌梅饮、玫瑰枸杞姜茶等产品。不仅如此，白塔寺药店还结合非遗技艺推广中医药文化，邀请了 4 位国家级非物质文化遗产项目专家担任合作顾问，北京绢人、绢花代表性传承人滑树林，“裕氏草编”代表性传承人王秀军，察哈尔毛绣、北京毛猴代表性传承人萧掌柜，以及北京彩塑代表性传承人张忠强。特别是与张忠强老师携手推出的新式兔儿爷，备受消费者喜爱。在 5 尊兔儿爷上，分别画了人参、山楂、石榴、佛手瓜、金银花五味草药，兔儿爷的背部也放进了药店自制的金银花、冰片、藿香等十几味草药的药包，不仅具有消毒防疫的功效，还让人们进一步了解这些中药材。2021 年，同仁堂科技公司组建非药事业部，打造“非药”产品群，将制药的传统工艺和制香的非物质文化遗产相结合，打造了包含安平香、安康香、同仁香礼、苏合悦馨文创产品和精油五大品类，同时还将这些香产品嵌入各种香牌、生肖守护神、摆件、手串、书签、发簪中，开发出55个单品的香产品系列。同仁堂打造的大型健康生活体验馆——“知嘛健康”店也进行了各种尝试，通过升级“人”“货”“场”，打造“文创＋健康”的线下模式，开发了星空吐司、榴莲麻花、罗汉果美式草本咖啡、枸杞马天尼鸡尾酒、枸杞拿铁、肉桂拿铁咖啡等，极大地丰富了中医文创的品类。2022年，由北京市中医管理局委托北京中医药大学承办的北京冬奥会、冬残奥会“10秒”中医药体验馆亮相冬奥。中医药体验馆打破传统中医药文化传播原有的区域、时空限制，充分利用5G、AI、8K等超高清、大数据技术，提供了极具国风特色的沉浸式、互动式体验，如“八卦多面屏”“望而知之屏”“天人合一”体验屏。八卦多面屏以8块屏幕呈现《易经》八卦，并在地板投影出太极八卦图，这些八卦图不停旋转，象征着生生不息的生命与不断发展的世界；望而知之屏用“二十八宿”表达中医“天人相应”的基本理念；“天人合一”体验屏展示的是“四季变幻”“云游北京”“功夫打卡”三个互动式体验场景，传递了中医药文化的深刻内涵。此外，体验馆还设置了“经络滑轨屏”“子午流注发光灯牌”“药食同源墙”“10秒结缘许愿墙”等，推出“打一套太极拳可抽取盲盒礼物”活动，盲盒中就是为各国运动员准备的中医文创产品，像经络穴位袜、刮痧板、书签、口罩、托特包等。2022年中国（北京）国际服务贸易交易会设置了“科创中医药”展区、“数字中医药”展区、“民族医药与国际化”展区、“中医在双奥”展区，北京各区都展示了自己独具特色的文创产品，包括香囊、香薰、花茶、首饰等。2022年10月，《中国中医药报》举办了以“传承中医文化 锻造文创精品——跨界融合 引领中医药文化新风尚”为主题的第三届全国中医药文创产品设计大赛，产生了本草养生自热锅、李时珍寻药纸雕小夜灯、四大怀药折扇镂空书签、橘井泉香茶具等优秀作品。在2022北京旅游商品和文创产品大赛中也产生了许多优秀的中医文创产品，像小艾智能便携热灸仪、枸杞原浆罐头、“天赐”洋葱草本红酒、秋实山御制红梨膏、“天福”桂花陈酒等都在比赛中获奖，反映出养生和健康类的中医文创更受市场青睐。此外，像《老中医》《促醒者》《后浪》等影视剧的陆续上映，也让古老的中医文化走进大众视野。

可以说，随着人们对中医药文化的认知和信任度的逐渐提高，中医药文化创意产业的发展潜力也在不断增加，中医药文化借助文创产品这个载体，更好地向人们展示了中医药的魅力，同时也吸引着更多的人开始关注和接受中医药文化。

但不可否认的是，中医药文化创意产业作为一种新兴业态，在面临机遇的同时，也面临着巨大的挑战。通过调研发现，目前市场上许多中医文创产品的开发经费大都来自各种项目的资助，在项目结束后，产品的生产基本也就停滞了，设计生产出来的个别单品无法自成体系，而且目前多数中医文创产品没有产品线概念，缺乏长远发展的整体性设计，更缺乏品牌意识。很多产品的研发并非来自专业的设计团队，他们或者对实体文物按照比例进行简单地复制，或者将中医药的平面图案或者书画作品上的图案直接印制在书签、鼠标垫、手机壳上，毫无创意可言，有些文创产品甚至与旅游纪念品毫无差异，基本上都是些香囊、葫芦挂饰、刮痧板、按摩器等，不仅品类单一，形态上也十分雷同，并不能真正地体现中医文化特色，无法真正地“出圈”。

中医文化创意产品要想在市场中获得竞争力，必须将中医药文化与艺术完美地融合，体现中医和地域文化特色。除了对中医元素的简单复制，应该利用现代科技手段，通过创意设计、美感设计、精致设计、魅力设计，将中医文化的核心元素通过产品艺术地展现出来，提供给用户独特的中医体验的同时也满足用户的审美需求，增强其对中医文创产品及其所蕴含的中医文化理念的认同。

二、中医药文化创意产品研发策略

（一）优化中医药文化创意产业产品研发思路

文化产业的兴起促进了中医药文化创意产品的研发。在知识共享的时代，创意想法的碰撞和传播变得越发轻松。虽然近些年中医药文创产品的创意研发层出不穷，但市面上的产品仍然存在着诸多问题，如同质化严重、品类单一、创新性不足等。其原因在于很多设计者没有对产品设计进行有理有据的深度剖析，缺乏中医药文化认识，加之部分产品设计师照葫芦画瓢，单纯的模仿和抄袭行为导致设计创意只停留在表象，缺乏内涵。

笔者认为，优秀的产品设计研发是一个复杂过程，需要设计者在具备一定相关知识储备的前提下，敏锐洞察市场，缜密思考并寻求创新点。由于中医药文创产品承担着传播与弘扬中医药文化的重要使命，产品在开发的过程中，首先需要考虑三大前提要素：目标用户、产品定位以及使用场景。一是产品开发首先要知悉它所面向的目标人群是谁，处于什么年龄层、性别差异、审美偏向、生活习惯等，只有了解了使用者，才能迈出产品开发的第一步。二是产品定位。确定目标用户之后，设计者便可以根据特定人群的喜好开发出具备强指向性的特色产品。三是使用场景。根据用户偏好和产品特点尽量模拟和拓展使用场景，特定使用场景下的细化过程将会丰富产品特色，深化产品内涵。

当设计者充分考虑好以上三要素时，便需要进一步优化产品本身的特性。好的中医药文化创意产品应具备以下特点：

（1）观赏性。对于一般的产品而言，产品的外观都需要得到一定程度的重视，因为外观美是吸引用户注意力的最直接表现形式。相较于一般产品而言，有着深厚文化内涵的中医药文化创意产品对产品的外观提出了更高的要求。它不单要求产品要做到单纯的外观美，还需要在外观美的前提下将产品自身的文化内涵充分体现出来。这便需要产品开发者结合产品自身的文化内核，运用经过推敲的产品形态、颜色选择，甚至是材质肌理与质感来直观地讲述出产品的故事，以此在感官层面让用户得到充分的享受。只有当产品在感官层面足够吸引用户，他们才会愿意去更进一步地了解产品的功能及其更深层次的文化内涵，最终达成购买意愿。

（2）趣味性。给中医药文化创意产品增添趣味性的考量是为了强化用户与产品之间的情感链接。增添产品的趣味性是为了让用户产生新奇感抑或是意外感，让用户略感有趣或诧异的同时勾起探索欲，进而提高产品的附加值，让产品能以一种更具特色的形态融入人们的日常生活并带来文化价值。给产品附加趣味性的方式众多，如二维层面的图形设计、三维层面的产品外形打造、有趣的传统文化典故的运用、出乎预料的产品使用方法的应用以及产品材料的趣味性选择等都可以成为产品的加分项。文化创意产品鼓励具备趣味性的设计，但值得注意的是，设计者不能一味地追求趣味性而影响了产品本身的功能性，否则便会与产品设计的初衷背道而驰。但不可否认的是，一旦产品在趣味性上足够吸引用户，便可以在同类别的产品里面占据更大的优势。

（3）实用性。实用性是中医药文化创意产品开发中至关重要的一环，其根本目的是将中医药文化创意产品带到生活情境里，进而将中医药文化内涵逐渐渗透人们的内心。设计者在产品定位阶段便需要想好产品本身的功能性与使用情境，而不能只停留在好看和有趣两个层面，如果产品只是在外观设计上吸引眼球，而不具备任何功能性，那么产品本身的价值便会大打折扣，用户便失去了购买欲望，产品传播中医药文化和弘扬中医精神的目的也将随之消失。

（4）故事性。作为全球少数得以延续几千年并仍在发挥重要作用的医药和知识体系，中医药文化源远流长。如何挖掘并呈现中医药文化的内涵、讲好中医药故事是整个中医药文化创意产品研发需要考虑的核心问题。若从中医药自身的功能出发，相应的文化创意产品便需要深挖其养生与保健的功效性，同时要求产品本身有强指向性地对应特定的人群与相应的使用情境。若产品想讲述一个中医典故，创意的重心便需要集中在如何将典故想表达的核心思想巧妙地呈现出来上。可行的产品研发包括但不限于产品的功能展示、图形的形象设计抑或产品外形的打造。

（二）利用跨界合作进行产品研发

知识全球化的当下，科技发展迅猛，各学科间的交流频繁，跨界合作的步伐日渐加快并逐渐成为经济新常态。中医药文化创意产业作为一种新业态，需要积极主动与其他相关产业融合发展，以满足多层次群体的个性化、多样化需求[2]。通过产业融合，产业间的文化与技术逐渐渗透与升级最终形成一种可持续发展的产业形态并同时催生出新的产品与增长点，进而创造出更多的机会刺激市场，拉动经济增长。

1. 与文旅产业结合进行产品研发

2021 年，国家中医药管理局、推进“一带一路”建设工作领导小组办公室联合印发了《推进中医药高质量融入共建“一带一路”发展规划（2021—2025 年）》（以下简称《规划》）。《规划》提出，加快中医药服务与旅游、森林康养等产业的融合发展，吸引境内外消费者，带动国内健康服务业发展。推动中医药健康旅游示范区和示范基地创建工作，加强对中医药森林康养基地和中医药特色小镇指导，鼓励中医药健康旅游机构面向国际市场打造优质产品，加快中医药服务与旅游、森林康养产业的深度融合，面向海外市场培育中医药特色“打卡地”，打造境外消费类服务贸易新增长点。

旅游产业与中医药文化创意产业的融合是一个多赢的模式。旅游产业利用自然和人文资源，经过资源评价与价值提炼，开发具有观光、度假、科研或体验价值的风景区或旅游目的地，形成旅游产品，再通过旅游目的地市场营销系统进行市场营销，最终实现价值。[3] 在当前国家大力支持与发展文化创意产业的大背景下，充分发掘并合理利用地域中医药文化旅游资源将极大地助力整个中医药文化创意产品的开发。通过提炼地方的中医药文化要素，转化成具有独创性质的产品，借此增强旅游产品的文化内涵，可以提升旅游产业活力并丰富人们的旅游体验。与此同时，中医药文化也有更多的机会通过产品转化的方式让人们去认识和理解，比如：将特定的中医名家打造成具有独特魅力的文化 IP，再将此文化 IP 与当地的传统工艺进行结合，开发出独具一格的系列产品，以此来讲述中医故事和传播中医文化理念；通过挖掘旅游景点当地的中药材的价值，将每种药材的外形、药性、人文价值都充分开发，再将其转化成看得见、摸得到的旅游产品，供旅客购买，或者让游客直接参与当地中药材的栽培、炮制、药味品尝等过程中，从中真切地感受中医药文化的独特魅力；将道地药材和当地的特色饮食结合起来，让旅客通过品尝药膳、养生茶等来进一步了解中国博大精深的饮食文化和中医药文化。

2. 与数字技术融合进行产品研发

随着科技的进步和数字化的发展，传统中医药借助数字技术进行升级转型，成为推动中医药文化产业发展的必然选择。通过数字技术的融入和应用，中医药文化创意产品可以实现个性化定制、沉浸式体验和社交共享，拉近中医与大众的距离，以推动中医药文化创意产品个性化、多元化发展。

（1）使用数字建模技术制作中医药数字藏品。中医药历史悠久，在中华几千年的漫长岁月中留存了丰富的中医药文物资源。现今，大多数的中医药文物资源以博物馆为载体，作为展品陈列其中，这种传统的博物馆模式无法将这些文物的价值进行充分的开发与利用，已逐渐跟不上时代的需求。而数字技术可以为宝贵的中医药文物资源创造了更多的可能性。通过 3D 扫描与数字建模技术，以中医药文物为原型，可以制作生成相应的中医药数字藏品，同时为这些数字藏品附带年代、材质、工艺、用途等详细的信息。也可以将中医药植物进行数字转化，并针对中草药的功效与应用、采集与加工等关键信息进行说明。

2022年11月，通过中华人民共和国文化和旅游部网站得知，中国文化传媒新文创藏品平台（简称中传新文创藏品平台）与国家中医药博物馆在北京正式签订战略合作协议。双方将携手探索数字科技与中医药文化的融合发展，打造更多数字化场景和应用模式，聚焦运用数字科技技术创新性保护、活化国家中医药文化遗产，以数字科技力量增强国家中医药文化传播。根据合作协议，中传新文创藏品平台将与国家中医药博物馆共同开发多样化的数字文旅内容应用场景，国家中医药博物馆将在中传新文创藏品平台打造国家中医药博物馆线上数字展馆、开设国家中医药博物馆品牌专区，共同推出“岐黄中国”专题。同时，双方也将围绕中国文化传媒集团“文旅中国元宇宙”战略规划，结合国家中医药博物馆丰富的中医药文化资源，开展“中医药文化数字化场景”“中医药数字空间”等内容的研究与实践，通过数字技术为中医药文化的传承发展提供更加广阔的空间。他们2022年12月联合打造了“岐黄中国创世系列数字藏品”，发售了春、夏、秋、冬四款数字藏品；2023年推出“本草纲目”数字藏品盲盒系列，将《本草纲目》16部不同属性的中草药以82款数字藏品盲盒的形式呈现出来，活化了《本草纲目》这一医学著作，推动了中医文化的传播。

这些数字藏品可以通过互联网或者借助App、小程序等数字平台进行传播。用户可以在小程序中通过旋转、放大、缩小等方式对部分中医药器物或中草药进行详细地观察与了解，也可以通过购买的方式解锁更多的数字藏品或者揭示更多的重要信息。

（2）运用虚拟现实（VR）和增强现实（AR）技术打造沉浸式体验项目。VR、AR等技术在近些年得到广泛运用，通过VR、AR技术的结合使用户从中收获来自视觉、听觉的丰富体验。通过VR、AR等技术，打造出中医名家的IP形象，并通过名医IP与大众进行互动，讲述中医故事并传授中医理论，提升用户的体验感。同时可以构建中医典故中的虚拟场景，加入典故中的关键要素后将观者带入其中，使观者能身临其境地参与典故的情节中。

不仅如此，VR与AR的应用场景多样，线下的VR、AR体验可以依托中医药博物馆、中医馆体验中心等场所进行，结合相应的主题，进行产品开发。线上的VR、AR体验需要借助互联网平台，用户可以选择使用电脑、手机或者穿戴智能设备通过联网进入相应的场景，从中获得相应的互动体验。

（3）打造中医药文化主题游戏。中医药文化与游戏结合可以很大程度上扩展中医药文化创意产品的研发路径。游戏可以基于中医故事进行开发，游戏中的人物是著名的中医形象的转化，可以将其进行再设计，使其更贴合现在玩家的审美。赋予其相应游戏角色特殊的技能，这些技能均基于角色原型人物的特点和长处进行研发。中草药也可以成为游戏研发的素材，将相应的药方作为解谜关卡放到游戏当中，使玩家在游戏的过程中了解中医的用药原则、组方思路以及本草的药性和功效等，真正实现寓教于乐。

（4）制作中医药文化类影视作品。传统影视作品的制作往往需要投入大量的人力和物力，不仅制作成本高昂，而且需要各种专业器材进行后期制作，使得影视类的文创产品门槛变得很高。采用数字媒体技术后，很多后期的剪辑、配乐、特效等都可以利用特定的计算机软件进行处理，极大地降低了技术门槛；而且数字技术所带来的虚拟体验，可以使影片变得更加逼真，给观众带来更具感染力的视觉体验。中医药文创可以借助数字媒体技术，打造以中医为主题的短视频、纪录片、影视剧作品；同时借助多媒体平台投放到各大视频网站来获得流量，让更多的人接触中医、认知中医、接受中医。

可以说，中医药文化结合数字技术的产品研发有着广阔的发展前景。随着数字与信息技术的持续发展，未来的数字技术与中医药文化创意产品的关系会变得更加密切，也将为社会带来更多的价值。

（三）加快中医药文化创意人才的培养

中医药文化创意产业是知识密集型产业，其涉及的学科专业众多，相关的主要学科包括但不限于中医学、中药学、中医文化学、中医哲学、设计学、传媒学、企业管理学、市场营销学等。为了产出优秀的中医药文化创意产品，使中医药文化创意产业在激烈的市场竞争中占据优势，更需要多学科人才的共同发力和培养更多的具备多学科知识背景的复合型人才。但目前大多数中医药文化创意产业的从业者只具备单学科背景，导致中医药文化创意产品的研发存在缺乏创新性、文化内涵不足或缺失等问题。虽然现在我国各省市相继推进针对中医药文化创意产业人才的培养，但问题仍然存在，比如文化产业对中医药文化相关人才的关注度不高，而中医文化人才培养更侧重于科研和教育，无法与文化创意产业人才需求相契合，因此，中医药文化产业仍处于人才紧缺的局面[4]。

为了将承载了两千年悠久历史的传统中医药文化转换成优质的中医药文化创意产品，首先要求相关人才具备深厚的中医药知识和相关的历史、哲学、生物、药理、心理等知识背景[5]。此外，为了适应当下的文化产业发展模式，中医药文化创意产业人才还需要兼备多领域交叉学科的相关知识和能力。例如：平面和模型设计的相应理论和实际操作能力；基于移动、互联的数字传媒技术和知识体系；线上和线下的市场营销以及相关企业管理的专业知识等。在这个日新月异的时代，人们接触新鲜事物的速度逐渐增加，大众的审美方式、消费模式、价值观念都在不断改变。如果中医药文化创意产业想要长远发展，就需要做到与时俱进，那么紧跟市场与时代的持续创造能力变得尤其关键。另外，各地政府可以制定相关利好政策，培养并吸引优秀的创新型人才进入中医药文化创意市场，助力当地具备独创性质的高质量中医药文化创意产品转化，促进中医药文化创意产业发展。

三、总结与展望

中医药文化创意产业结合了中医药文化和文化创意产业的特性，作为一个新兴产业，其发展从目前来看仍处于初期阶段，虽然国家相继出台了一系列政策鼓励与支持中医药文化传播和中医药文化创意产业的发展，但中医药企业或机构对品牌建设的重视程度不够，使得文创产品常常作为附属品而存在，宣传方式单一、陈旧，大众对中医药文创产品的认知只停留在纪念品或赠品的层面，没有系统的品牌建设规划，从而导致产品的市场渗透率很低，无法通过文创产品的品牌效应加强对中医药文化的推广。另外，对中医药文化资源的盘点尚不充分，使得资源开发转化实例不够多，与文化建设的结合点也较为匮乏。所以，加大对中医药文化创意产业的投入，培养中医药文创专业人才，充分挖掘与整合优质的中医药文化资源，加大中医药文化要素的研究和提取变得尤为重要。新冠疫情之后，随着人们健康意识的不断提高，对中医药文创产品的需求将不断增加，加之科技的不断进步和创新能力的提高，中医文创可以更好地满足人们对于健康和生活品质的需求，市场潜力也将越来越大，为中医药产业发展不断注入新的活力。

参考文献

［1］王鹤 . 文化创意与品牌推广［M］. 北京：北京理工大学出版社，2022.

［2］赵中华，林彬 . 粤港澳大湾区中医药与文化产业融合发展的策略研究［J］. 中国卫生事业管理，2022，1139（2）：7.

［3］袁仁智 . 互动与融合：关于中医药文化创意产业的路径思考［C］. 甘肃省中医药，2012:152.

［4］杨玉赫，于钦明，李陈雪，等 . 中医药文化创意产业的研究现状及对策建议［J］. 黑龙江中医药大学，哈尔滨商业大学药学院，2023，5（5）：16–17.

HB.07 中医药药用观赏植物文创开发前景与市场策略分析

高姗姗[①] 段海波[②] 曹轶轩[③] 马继征[④] 齐 岚[⑤]

摘 要：中华优秀传统文化在不断谋求新发展，弘扬中华优秀传统文化需要新领域新思路。近年来，文创文化产业的发展蒸蒸日上，文创产品已经成为经济增长的新引擎。随着时代的发展，中国与中医药相关的文创产品几乎涵盖了人们日常生活的方方面面。文创产品让传统散发新活力，带动中医药踏入了新赛道。本报告对中医药药用观赏植物文创产品进行创新研究，分析其中存在的问题，并提出以传播中医药文化为导向的产品市场策略。目前，中国中医药药用观赏植物文创产品设计外形丰富多样，但是对于中医药文化内涵重视不够、缺乏个性的定制产品，产品开发深度不够。基于此，本报告提出了采用新材料、构建产品IP、打造多元消费场景等方式，促进中药观赏植物文创产品的发展，满足人民日益增长的消费需求。

关键词：中医药；中医药观赏植物；文创；开发策略

一、中医药文创产品的现状

《中医药发展战略规划纲要（2016—2030年）》特别指出，要创作出一批承载

① 高姗姗，理学硕士，中国中医科学院广安门医院保定医院主任。主要研究方向：中医内分泌血管病、中药临床药学内分泌、医院管理。

② 段海波，教育学学士，中国中医科学院广安门医院保定医院工会主席。主要研究方向：中医药发展战略、医院管理。

③ 曹轶轩，医学学士，保定市中医院医务科科长。主要研究方向：中医内分泌、医院管理。

④ 马继征，医学博士，中国中医科学院广安门医院保定医院院长。主要研究方向：中医脾胃病、医院管理。

⑤ 齐岚，医学学士，中国中医科学院广安门医院保定医院党委书记。主要研究方向：医院管理。

中医药的创意产品和文化精品，作为推动中医药与文化产业融合的重点任务。[1]文化创意产品与现代科技的进步密切相关，潜藏着巨大的文化价值和商业价值。文创产品将价值附加于产品，借助有形载体实现文化内涵、概念设计、情感连接的延伸，由此形成具有实用价值和经济价值的商品。

商业经济的参与，为中医药走向全世界开启了加速器，中医药不再仅仅是“一碗汤”，而是形成了多维的发展体系，中医药文化创意产业是现代中医药产业重要板块，创新的展现形式使中医药迸发出旺盛的生命活力。在创意的抽象思维转化成具象的实物的过程，设计师的创意和消费者的需求也需要在这个过程中达成共识，需要设计者对消费者的审美和心理都有准确的把握。创作的过程并不是单纯地模仿流行，更重要的是深度挖掘细节中消费者的需求，从中医药的产品特性挖掘产品特性。文创产品需要具有形神兼备、内涵丰富的特性，从中医药的文化、中医药历史、中草药特性、典故等多角度挖掘。根据调研结果显示，目前我国的文创产品消费者群体大多集中在四十岁以下，此类人群具有一定的消费能力，职业多是在校大学生和青年工作者，他们在一般情况下有比较好的教育背景，工作属性多与从事科学技术以及文化工作相关。从消费者购买文创产品的动机来看，消费者需要文创产品来满足观赏性、文化内涵和情绪价值。这类消费者更注重品牌、健康、体验和颜值。

二、药用植物的概念

药用植物是指医学上用于防病、治病的植物，此种植物的全部或者一部分供做药用或者作为制药工业的原料。药用植物的品种多样，不同药用植物的用药部分不同，有的可以全部入药，有的部分入药，有的提炼后入药 。药用植物在古时候就和植物造景有着深刻的历史渊源，如自古“双桂流芳”的桂花，但是很多时候人们要么侧重对于药用植物的药用、保健价值的追求，要么侧重其欣赏价值，往往不能做到两者兼得。药用植物可以入药的特点区别于普通植物，药用观赏植物是具有视觉审美价值的植物，是供人们进行观赏品评的植物，具有意境美的植物，一般情况下具有鲜艳的颜色和优美的形态。药用植物分为低等植物和高等植物。低等植物主要包括菌类、藻类、地衣、苔藓类、蕨类。高等植物以被子植物为主，是药用观赏类植物的主体资源，其在不同的时

间、不同的环境作用下会达到不同的视觉效果要求。[2-3]

中医药文化有着深厚的文化底蕴，不断发掘中医药文化精髓，推动中医药融入百姓的生活。人民群众日常生活中接触与中医药相关最多的中草药是非常好的传播载体。中医药药用观赏植物是在中医学上用于防病治病的植物。中医药药用观赏植物有别于中药药材生产基地种植，更多侧重于观花、观果、芳香治疗，在体现自身药用价值的同时，又遵循美学设计、文化底蕴、生态环境和经济规律，尤其是经过产品设计后通过不同的意境，体现其代表的独特美学价值和应用价值。文创类药用植物产品，植物被描述设计成不同的文化符号，表达不同的文化语言。此类文创产品与中国传统中医药文化精神有机结合，让传统的艺术之美在现代焕发新活力。[4-5]

三、中医药观赏药用植物古今文化传承

中国古代文人推崇隐逸的老庄思想，崇尚道法自然。《齐物论》是展现道家思想哲学的重要著作之一，“齐物”指消除界限，呼唤返璞归真，抵达物我合一。这种思想渗透在古代文人生活的方方面面，比如“赏桂”，文人将自己的美学方面的感受融进视觉、嗅觉，同时将自己淡泊品格赋予在植物之上，使主客体和合，在内心产生物我一体，以植物自比，借植物修心养心，陶冶情操，尤其是由此基础上逐渐形成的文人园林、文人案头文化，成为中国古代文人在乱世之中的一方安宁地，而其中颇具代表性的花草树木也被用来寄托情志，被赋予自己的主观色彩。比如，自唐宋开始文人案头清供的上品菖蒲，素有“灵草”之称，且“渍以清水，十年不枯”。到了元代，菖蒲不但为端午节必备的药材，同时跟插花艺术相结合，更多了审美，甚至是言志的意味，古人之爱菖蒲，更是在安放一颗散淡的“闲心”。更有明代文震亨所著《长物志》中，涉及居家养殖花木三十九种，以及瓶花、盆玩之养护，按照花木生态习性和景观艺术要求搭配种植，使居所四季风景不断。[6]

现代人由于居住、工作环境的改变，更加注重小尺度空间中植物与建筑以及与周围环境的经营关系，比如技术员工位上摆放的“放青松”桌摆仿生小松树模型，是繁忙工作中获得安慰的一抹绿色。中医药观赏植物文创产品更需要在继承中医药传统文化的基础上，通过对中医理论及精神的内涵把握，架构文

创产品的意境之美，展现消费者的内心世界。尤其是当代青年人，对于传统人文元素装饰性和在日常生活的实用性展现出青睐，对于传统的艺术气息和美感表现出了浓厚的兴趣，对于中医药这种有现实价值性的传统，展现出了浓厚的想要学习的态度。桌面摆件类文创产品往往具备形式感和互动性，这种全新的互动玩法，在传播传统文化寓意的同时增加了设计的趣味性。

中国传统美学中对于一个规定对象的刻画，往往是从审美主体上，注重在整个生命环境中的体验，其中的目的在于抒发人的情志，以及此人和万物的联系与感悟。此类文创产品保留了中药植物的种植栽培的植物属性，遵循美学原理、生态学原理、经济原理、文化原理，满足衬托容器和整体设计的一致性，秀丽文艺，颇有古代文人之风。这类产品除了满足审美要求外，还是净化心灵、稳定情绪的礼物（图 1）。还有一类文创产品，在现代审美法则下，挖掘中药古籍中的传统插图并挖掘其中的设计价值，提取新的设计符号，产生新的设计语言，形成符合年轻人具有安全感和亲切感的设计风格，中药古籍中插图线条流畅，构图的空间层次分明，造型充分体现生动性，体现出较高的艺术价值和中医药历史文化性参考，此类文创设计发掘其中的潜在设计价值，以其形传其神，在审美心境中感受自我和世界的存在关系的统一（图 2）。[7—8] 情景交融、虚实相生的原则在传统文化中展现较为明显。情景交融的内在需要在主客观的融合中产生，同样地，文创产品的产品内涵需要从主客观的交融中产生，作品不单是对客观自然美景的简单重现，而是在主观上要借景抒情，没有物质实质作为载体，任何意境和景物都没办法得到充分表达，但是没有情感和精神的支持，任何作品都不能完整。中华传统文化推崇的至上境界，往往不完全在于实物逼真的客观还原，而更加在于自身品格对生命的参与以及体察过程，在经过情感渗透而创造的情和境结合。在以传统文化为根基的药用观赏植物文创产品，不仅是空间中的物体，更是消费者心境和审美意识的展现。

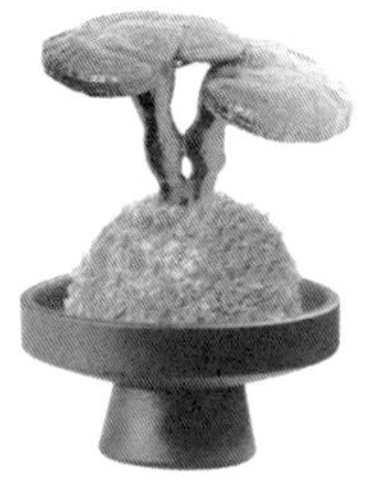
图 1

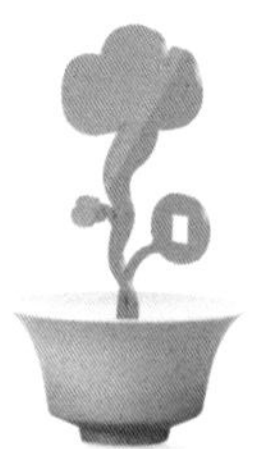
图 2

四、中药药用观赏植物文创产品现状调研

笔者所在的团队于 2023 年 5 月至 10 月在对销售中的中医药观赏植物文创产品进行现状及其认知的市场调研。以此阶段调研数据为参考依据，从理念、生产和市场三个方面进行分析。

（一）中医药文创人才培养不足

文化素养的提高并不是一朝一夕能够实现的，通过此次调研我们发现，中医药文创产业人才培养不足。目前对中医药人才培养的侧重点在临床、科研教育，致使创意产业中医药相关人才培养相较薄弱，尤其是高素质的中医药创意产业人才更加不足。与传统的中医药人才培养方式很不同，复合型中医药文创人才的培养，在作品中展现中医药的文化精髓，“讲好中医药故事”，在坚守中医药文化内核的前提下，融入现代设计元素，设计符合市场需求的产品，需要具备深厚的传统文化功底和创意美学素养。从中医药宝库中选取元素，通过商业性创新的方式走进大众生活，在选取时对设计者的综合素养考验颇高，这也是到目前本来就在中国传统审美体系下的中医药文创，在商业品牌跨界中国美学的这条赛道一直没有规模化的爆款产品的深层次原因。

（二）中医药传统理念展现不充分

中医药文化是中国文化软实力的重要体现，是新兴产业中的底蕴深厚、服务广大的工程。中药植物有特殊的中医理论和中药特性作为文化内涵支撑，中医药的文化基因，赋予中药观赏类植物独特的魅力，在融合进日常生活小感悟的创意下，将文化融入其中。从市场调查结果来看，此类观赏植物大部分被制作成桌摆或者微观盆景，成为人们日常工作和生活中一方小天地中的美好事物；但目前在市场上大部分中医药观赏类植物往往对于中医药理论知识内容创新性解构和视觉化呈现的观赏植物文创比较少，中医药资源优势、内涵较薄弱，中草药生长时令、生长培育要求展示得少，有的基于中草药特性的抽象转化的文创产品中，将中医药传统文化的“意境”摒弃，并未体现“天人合一”引导下的整体性和精神与自然的融合。从植物设计姿态、植株选择、产品标签

中未能很好地展示中药植物和其他普通植物的种植、养护、功效上的区别，缺乏价值性的传承和创新，在一定程度上导致此类文创产品的传统理念缺乏。

（三）缺乏私人定制观念

中医药辨证论治以及一人一方的个体化用药是中医药发展的灵魂，文创产品当中包含的文化属性是其核心属性，中医药文创产品是生长于传统中医药文化和现代设计者的知识积累与智慧表达，并且在知识产权的保护下创造出符合市场经济价值和文化价值的产品，中医药文创产品在定制观念上的体现并不明显。大众的审美是多元的，不同消费者具有不同的消费需求，伴随着文创产业市场的规模在不断扩大，消费者认可度加深，不同的文创产品持续出圈，消费者的鉴赏力和消费力都在不断提升，尤其是喜爱传统中医药文化的消费者，他们对中药观赏植物文创产品有着一定的审美和内涵需求。中药观赏植物文创产品是集药用价值、审美价值于一体，消费者不但关注植物功效和外观，更在意自己和文创产品的贴合度。此类产品设计需注重以用户为中心，而设计创意直接影响了产品的推广销售。在设计文创产品时，不同的中草药外观和内在特征属性可由购买者自行编排、灵活组织，最终呈现只属于自己的产品。[9-10]

（四）缺少品牌开发深度

“品牌”是大众对一个产品或者文化价值的评价和认知，是一种购买的信任。开发中药观赏药用植物文创品牌，有助于传统文化的传播与发展。中药药用观赏植物有着自己的特点和优势：在造型方面，大多数观赏植物造景设计具有简洁、深刻、内敛等特点，在实现了物质层面的空间营造的同时又满足了精神层面对美好事物的认同与追求；在文化内涵展现方面，传统中医药文化除了来自中国传统哲学的意境之美，还有在医疗环境下的其他历史渊源和文化寓意。但是，目前对于此类品牌的打造还远远不够，中医药观赏植物文创产品不单单是复刻和还原，需要创新的表达。[11-12]

我们经过用户调研之后，与中草药形态功效相关的科普为目的文创品牌产品在产品质量和价格上需要优化，更重要的是在设计的情感需求上进行改良。消费者重品牌但不唯品牌，价格敏感度较低，更加注重健康消费，中医药的专业性使得其文创产品的研发设计需要具备中医药相关知识的素养，使“天人合一”“阴阳五行”的古代哲学观念走进人们的生活。中医药文化的传播本质上也是生活态度和理念的传播，中草药的种植培育也反映了中医药文化“天人合一”的思想。此类文创产品养生寓意和吉祥寓意比较普遍。但是，大多数消费者并不会在文创产品选择追随大众消费，然而此类消费者愿意为新鲜事物付费，对药用植物的功能基础理论要求和文化阐释，以及由此提供的情绪价值和当代精神诉求需要进一步挖掘，而好的文创产品通过深度挖掘可以在严肃深奥的内容上建立符合消费者需求的兴趣点。[13-14]

五、以传播中医药文化为导向的观赏植物文创产品市场策略

（一）强化人才培养意识

对于传统文化的当代表达，要首先对传统文化有正确、充分的认识，才能收获神形兼备、展现传统文化精髓的文创产品。有创意意识的人才是中医药创意产业的发展的关键因素，对于这类人才的培养模式首先需要创新。传统的教学方式无法满足新的文创产业全产业链人才需求，消费者的鉴别力和鉴赏力都在提高，尽快探索文创产业的多头发展路径，当务之急还是人才问题。

培养从胜任力到创造力的人才，不断完善培养体系。现在就业形势使得学生更多地选择专业性和技能性较强的专业课程进行学习，高校的课程设置也更加注重这一方面，忽略了系统性的文化创意方面培养，也没有完善的课程培养体系。与此同时，注重人才的文化素养，设立完整的课程体系，高校需要深刻了解文创产业与文创课程之间的相关性，不断创新教学模式，有效帮助学生进行创新思维和创新能力的培养，和参与相关生产企业进行合作，学生日常教学融入创意团队，理论实践相结合，注重学生的个性化培养，以人才解题。[15-16]

（二）设计贴合受众人群需求

文创产品购买的核心是文化认同，消费者对于文创产品的选择，是对于追求

理想生活的情绪价值投射，是文化情绪的发酵。具有较高审美属性的产品正是吸引用户的基础，而中医药用植物文创产品对美有着更高的要求，在顺应中医药传统文化的中"天人合一"等美学观念的同时，也要符合当代人的审美。文创产品是青年一代走入文化世界的最好载体。中草药和它的独特外形以及药用功效和文化属性，同时迎合人们追求健康与美的生活态度，对古老的中草药进行时尚化设计，非常新潮，是面对年轻群体的勇敢尝试，呈现"中医药时尚"的设计。

文化兴，兴在其形；文化美，美在神韵。伴随着传统文化在青年人中的传播，国风设计和人文情怀广为流传，药用观赏植物传统意象的人文底蕴被继承的同时，更需要倾向符合年轻消费者的文创产品。现在青年人的差异化需求非常明显，购买物品展现出的私人印记更是其购买的强大动机，所以以消费者需求为设计研发导向，以创意为设计研发的核心点，重视实用价值和文化价值，重视当代人审美观与便捷式的生活，尤其是现代年轻人推崇佛系养生、朋克养生。这样的生活观念一定程度上展现了青年人对不同于上一代人生活方式的探索，以此为着力点，通过文创产品，将传统古人的生活理念和人与自然的中药生活等情结符号转化为对抗高压的积极生活态度。[17-18]

（三）运用新技术新材料

好的文创产品给大众带来惊喜，新型材料的使用使观赏类植物的文创产品种类进一步扩充和发展，例如金属、陶土等物质带来不同的触感和质感，反映购买者内心层面的内容，用手触摸不同材料的温度会给人带来不同心理感受，如质朴、清冷等，朴拙、柔软、天然质感的材料更加符合道家"天人合一"的哲学观。

设计者和生产者注重把握中医药文化内涵的核心特质，通过不断筛选合适的材料进行加工和转化过程，使用创新后的材料有助于消费者打破固有认知从而在从陌生到熟悉的过程中收获新的美的感受。传统植物需要精心种植修剪，日积月累的养护中产生情感连接；而现在的文创产品为了更好地满足当代年轻人的需要，突破传统概念，采用新型材质，进行设计元素提取的本草桌摆，不拘泥于草本植物本身的生长习性，如采用亚克力、毛毡、黏土等新型材料，传递"永生之美"的寓意，通过情感化的设计，建立产品和消费者之间的联系，走进青年人内心。[19]

（四）产品概念开发

文创产品在生产企业立项成功后，供、研、产、销各个部门都要围绕立项进行工作，各部门制订翔实的计划和方案，工艺开发、市场开发、产品开发分头进行，但是少了新产品概念开发这一非常重要的环节。于是，市场营销人员要和研发人员进行频繁沟通，形成产品概念，而对于专业性要求比较高的中医药文创产品更需要在立项前明确产品概念，厘清产品研发思路；也可以通过建构模型或者问卷调查等方式建构各个产品的属性，打开研发部和市场部的“墙”，降低后续沟通成本，产品概念的开发从整体视角，在注重整体观和内在联系的传统文化角度上不断进行产品的开发与创新就显得非常重要。在中医药药用植物文创产品的开发方面，需要对药用植物进行文献梳理，对于农业种植的学习，细致和系统地观察不同植物特性，将植物的特性巧妙地为产品所用，使现在越来越难跟大自然充分接触的现代人产生对中药植物和中华传统文化与传统医学的兴趣。

（五）IP 打造

在文化自信的大背景下，打造传统文化 IP 这一趋势将一直延续，通过借助商业品牌影响力不断推广中华传统文化，从而进一步塑造中国审美体系。IP 是进一步推动形象塑造体现价值观和世界观的方式，IP 设计具有较为广泛的辨识度，中医药相关 IP 设计可以对中医药历史相关图像进行考证，结合 IP 设计需求进一步改良，设计出更加符合青年人兴趣偏好和话语体系的 IP 产品。IP 设计作品阐述价值观，这种价值观能使消费者和作品产生强烈共鸣，在观念上获得认同感和归属感。IP 设计重要的特色就是人格化展现的生命力和附属情感价值，同时给人亲和力，带来情绪能量，将碎片化的传统文化符号转化成形象细节和世界观。在中医药领域也可以根据药材性味归经和外形特征进行相应的人格特征提炼，在这样的设定中让消费者和传统建立感情联系，从而增加对传统中医药的了解。涉及创造文创产品“独特趣味”，避免曲高和寡，以此为手段，来强调消费者对于产品的“占有”心态。[20] 从文创产品到文创 IP 需要更多的人为构建，设计关于产品的各种各样的互动小场景，也可放在抖音和快手等短视频流量平台运营。商业品牌跨界中国美学，随着我国经济的崛起其将会成为重要的营销赛道，年轻消费者更青睐于个性化、多元化、实现自我的精神消费，从中医药文化科普方面来看，电影联名、潮牌碰撞、建立新的IP形象，也是传播科普的有效途径之一。继承传统，需要IP方、品牌方等多方不断加深共同合作，让中医药文创产品不单单停留在跨界状态，而是真正走进人们的日常生活，在人们的日常消费和生活中传承发扬中国文化。

（六）构建冲动消费的多元化场景

近年来，在文创圈火热的背后，不但有文化的原生魅力，又有时代的推陈出新，在贴合用户需求的基础上，为不是刚需的文创产品打造冲动的销售场景。在景区、博物馆、酒店等线下场景中，努力营造能互动、有共鸣的销售“场”。[21] 在这样的销售场景里融入中医药历史上具有吸引力和感染力的故事，结合好的营销方案，激发消费者文化自豪感和对于传统中医药文化的兴趣，建立深层的情感连接；同时增加互动性，例如，参与灵芝孢子粉从种植到采集的微缩全过程，全方位展示底蕴丰富的中医药技术，强调沉浸式体验，收获成就感和乐趣，愿意为其买单。当代人大部分时间都呈现碎片化状态，时间的碎片化深刻改变了信息的传播方式，为了将文创产品产出价值最大化，并且对中医药知识科普更有持续性和互动性，新型传播渠道必然被最大限度地使用。青年人的认知能力和思考范围都有一定的局限性，在满足视觉冲击力的同时，做到精神文化的引领，促使青年人打开新领域。如今微信月活用户目前已超13亿人，公众号成为重要的流量渠道，头部公众号有着非常强大的传播力，而抖音、淘宝直播带货的巨大成交量也是近年来改变大众消费习惯的重要推手，在这样的社交媒体上通过互动评论，通过线上线下流量结合、转化，在去中心化和双向互动的营销思路上，吸引更多的人关注和分享，激发消费欲望。中医药文创产品发展需要紧跟时代潮流，使传统文化在新时代焕发生机。

六、总结与展望

伴随着故宫成为网红，曹县成为“世界中心”，买国货、追国潮俨然成为了新的文化态度。中国文化博大精深，五千年的传统文化和新时代碰撞产生了前所未有的生命力，中医药文化是中华传统文化的瑰宝，它融合了哲学思想、商业文化、民俗文化、艺术审美等多方面内容。目前，国家政策从顶层设计到各地配套文件都在全面推动文创产业的发展，通过有效的政策不断助力文创产业的发展。党的二十大报告指出“推进文化自信自强，铸就社会主义文化新辉煌”。中医药文创产品在新时代对于推动中医药文化的传播具有举足轻重的作用，其现代意义极为重大，是中华民族屹立于世界民族之林中一面鲜明的旗帜，中药药用观赏植物是传统中药产业的分支，而以此为设计特色的文创产品也展现独特的文化魅力。在互联网社交新媒介和亚文化流行的时代，摆正中医药在传统文化中的位置，进一步传承和发扬中医药文化，不断创新中医药文创产品，构建不一样的视觉语言传播中医药文化。[22-23]

传统文化不断在谋求发展新出路，散发新活力，发展中医药文化创意产品有利于加大中国文化的宣传力度，为人民群众了解中医药文化提供途径。中医药文创产品通过对中医药文化中视觉元素和内在文化寓意创意转化完成的文创产品设计，构建传统文化发展的新模式，不但传承和弘扬中医药文化，还可以提升中医药文化的知名度，向世界展现独特的文化魅力。近年来，国家对中医药文化产业大力扶持，中国文化产业迅猛发展，文化产业资产逐年增长，文创产品作为促进文化发展和传播的有力途径也呈现着欣欣向荣的发展态势。中国居民生活条件和消费水平不断提升，人民群众对健康养生、日常休闲的要求也与日俱增，中医药文化产品消费前景广阔，在“一带一路”倡议的时代背景下，深入发掘中医药文化精髓，设计被市场认可接受的中医药文创产品，丰富中医药文创产品种类，深度挖掘文创产品内涵，占据文化市场一席之地，推进中医药文化现代化发展。[24]

国潮将传统文化与当代先进技术、审美需求相融合，发掘创造出新国货，为文创产业进一步的深入发展提供了良好的土壤和破圈密码。中药药用观赏植物文创产品是中医药文化“出海”的重要推手，有别于其他一般的文创产品，它集中医药理论和审美需求于一体，通过打造符合市场和消费者需求的文创产品，满足日新月异的市场需求，营造多元的消费场景，通过购买文创产品感受和体验中医药传统文化的巨大魅力，促进文创产品的商业性和文化传统的平衡与统一。文创产品是新时代文化传播以及发展的载体，文创产业也面临巨大的机遇和挑战，在不断发展成长的过程中面临经济转型提升的新要求。[25]中医药药用观赏植物是打开中华文明宝库的一把钥匙，中医药之美，是对自然之美和人文之美的有机融合，她生根于历史和传统，绽放在当今社会，希望依托于此的中医药药用观赏植物的文创产品不断扩充和发展，散发更加夺目的光彩。

参考文献

[1] 洪新昌．“一带一路”建设下中医药文化国际传播的困境与路径研究［D］．哈尔滨：黑龙江中医药大学，2021.

[2] 薛贤惠．药用观赏植物分类及其在园林绿化建设中的应用［J］．现代农业科技，2018（19）：220–222.

[3] 黄璐琦．《中国法定药用植物》评述［J］．中国现代应用药学，2017，34（8）：1217.

[4] 彭心勤．现代设计和艺术的关系［D］．无锡：江南大学，2008.

[5] 蒋巍，加强文创产业的金融“新基建”［J］．产业创新研究，2022（5）：3–9.

[6]（明）文震亨．长物志［M］．杭州：浙江人民美术出版社，2011.

[7] 白雪．新时期国潮视域下文化赋能品牌创新途径研究［J］．包装工程，2022，43（14）：388–395.

[8] 孟健男，刘浩天，司维，等．新时代中医药院校大学生创新创业教育现状与问题研究［J］．中国医药导报，2022，19（8）：181–184.

[9] 焦勇，刘忠诚．数字经济赋能智能制造新模式——从规模化生产、个性化定制到适度规模定制的革新［J］．贵州社会科学，2020（11）：148–154.

[10] 张瑶，钊君．浅谈文化产业背景下的艺术教育问题与改善路径［J］．艺术评鉴，2018（17）：143–144.

[11] 薛莲，蒋凯．传统文化符号在新媒体广告中的传播应用研究［J］．传媒，2023（1）：79–81.

[12] 代蕾．新时代背景下文创产品设计的创新探索［J］．包装工程，2023，44（10）：320–323.

[13] 贺明瑶．“一带一路”背景下的民族品牌跨文化传播策略［J］．南京广播电视大学学报，2021（2）：64–68.

[14] 张宁．基于“设计元素”分类提取再造的文创产品设计研究——以“黔丝缘”随手礼为例［D］．贵阳：贵州大学，2019.

[15] 金伟，丁梦溪．乡村振兴战略视域下高等农林院校优势学科双创人才培养模式构建［J］．黑河学院学报，2019，10（11）：112–114.

［16］杜卫．培养学生审美能力是加强学校艺术教育的关键［J］教育家，2012（52）：11–12.

［17］肖兰．新时代下博物馆文创产品的开发策略研究［J］．艺术品鉴，2019（17）：101–103，164.

［18］张宁宁．研究博物馆文创产品创新面临的问题与对策探究［J］．文化创新比较研究，2021，5（3）：182–184.

［19］方李莉．手工艺与当代中国生活方式的重塑［J］．民俗研究，2021（3）：42–51.

［20］赵国鹏，陈燕娟，吕梦一，等．文创视域下中医药文化与“笔”的结合研究—以山西中医药大学“药香笔林”为例［J］．中医药管理志，2022，30（17）：221–223.

［21］汤纯．艺术设计思维下中医药文创产品设计与研究［J］．西部皮革，2019，41（20）：18.

［22］蚁淳，叶大庆．中医药文化在“一带一路”沿线国家的传播策略研究［J］．新中医，2022，54（15）：200–204.

［23］刘玉洁．中医药健康养生文化创造性转化、创新性发展研究［D］．合肥：安徽中医药大学，2020.

［24］宋巍，郑森．文创产业背景下高校产品设计专业教学改革的研究［J］．佳木斯职业学院学报，2022（5）：148–150.

［25］朱沛东．支持“金融新基建”推动战略新兴产业发展的原理及建议——基于产业周期和技术创新视角［J］．开发性金融研究，2021（3）：7–12.

HB.08 中医药养生文创产品开发现状与前景分析

张玉苹[①] 戴亦爽[②]

摘 要： 随着人们生活水平的提高和健康意识的增强，中医养生作为中国传统的养生保健方法得到了人们的广泛关注和认可。文化传承在新的历史时期也赋予了新的意义，文创产品是传统文化与现代生活的结合品，中医药养生文创产品是结合了中医药养生文化与理念，融入创意设计理念的产品，旨在满足现代人对健康生活需求的同时传承和弘扬中医药优秀文化。本报告通过对中医药养生文创产品开发现状进行分析，提出目前中医药文创产品市场所存在的问题，提出发展建议，以期中医药文创产品繁荣发展。通过进一步挖掘中医药养生文化内涵、重视产品开发、开展跨界合作、扩展销售推广等多途径推动中医药文创领域的蓬勃发展。

关键词： 中医养生；文创；前景展望

随着现代科技的进步和人民生活水平的提高，人们对健康和养生的需求越来越高。中医药作为中国传统的医学体系，具有悠久的历史和丰富的经验，对于维护健康和预防疾病具有独特的理论和方法。目前，中医药养生文创产品逐渐走进人们的生活中，成为市场上的新宠。这些中医药文创产品包括中草药相关饮品、中医药推拿器具、生活器具等，涵盖了中医药养生的不同方面。许多企业和个人开始专注于中医药养生文创产品的研发与销售，推动了该行业的发展。

然而，中医药养生文创产品在发展过程中也面临着一些挑战，影响着中医药养生文创产品的研发与推广。中医药理论繁杂而深奥，产品的研发与推广需

① 张玉苹，医学博士，北京中医药大学副教授。主要研究方向：中医养生治未病的传统与现代研究、中医药生活方式的建立与推广。

② 戴亦爽，医学学士。主要研究方向：中西医临床医学。

要专业的人才和资源投入。本文旨在通过对市场上中医药养生文创产品的现状分析，指出当下中医药养生文创产品市场发展困境并提出解决意见，以期促进中医药文创市场的良性发展。

一、中医药养生文创产品的现状

通过对目前市场上中医药文创产品销售情况和中国知网现存的中医药文创产品设计研究成果进行汇总，中医药养生文创产品大致可以分为日用品、书籍、文具、摆件四类。

（一）中医药养生文创产品市场现状

通过搜索关键词“中医药养生文创”及相关产品推送，在大型网络销售平台、中国知网上对相关产品及产品设计研究进行整理，汇总中医药养生文创四类产品信息：日用品，如简易按摩器具（中药养生锤、香囊草本锤，芳香类产品香囊、药枕等）、泡浴类产品（药粉、泡脚粉）和食品类产品（养生茶等）；养生书籍，内容涵盖了药食同源的中药特性及生活中常见用法，药膳的制作、膏方的制作，凉茶的药用及制作等生活化中医养生知识及实践；文具类，如手账本、邮票、书签等；摆件类，如中医经典人物摆件、中药标本画等品类。

综上可见，目前中医药养生文创产品在市场上的种类相对较少，缺乏创新和多样化。很多中医药文创产品的设计和制作仍停留在传统的范畴，缺乏对现代审美的理解和融入。这导致了中医药文创产品的单一性和相似性，缺乏新意和个性化。当前社会以互联网为主导，线上购物已成为人们主要的购物方式之一，而中医药文创产品的销售途径缺乏与时俱进的变革，使得其受众面临限制，并且无法满足远距离消费者的需求。

（二）中医药养生文创产品适用人群及产品分析

推动中医药文创产业的发展，需要注重产品的创新性和多样化，改进市场营销策略，提升中医药文化和产品的宣传推广力度。这一目标的实现需要对市场已有产品的充分调研，不同类别中医药文创产品适用人群不同，具有不同的特点。

1. 日用品类产品受众人群及产品分析

日用品类中医养生文创产品适用于大众：对中医养生感兴趣的人群通常可以使用特定的中医养生产品来改善身体状况或提高生活质量；追求健康生活方式的人群也能将中医养生作为自己日常生活的一部分，达到健康养生的目的；同时设计新颖的日用品可以吸引一部分注重审美创意人群，从而提升生活质量。

日用品类产品相较于其他品类价格较为低廉，产品种类丰富，实用性强。日用品类中医养生文创产品通常是与人们日常生活相关的物品，如茶具、按摩器、枕头、香薰等，使用方便，能够融入人们日常生活中。这些产品一般结合了中医养生的理论和方法，通过特殊设计或功能可以达到一定的养生效果，例如提高睡眠质量，促进血液循环，预防传染性疾病等。某些日用品设计美观，具有一定的创意和审美价值，也能够让人产生购买欲望并增加使用乐趣。虽然这些产品标榜以中医养生为理念，但实际效果不可等同于医疗用具，使用效果有限；某些日用品仅挖掘了中医药文化的浅表面，以外观设计见长而定价较高，不具有复购性，难以吸引更多消费者。

2. 书籍类产品受众人群及产品分析

书籍类产品的受众主要包括：对中医养生感兴趣的人群，他们通常对中医理论和养生方法有一定的了解和认知，希望通过书籍进一步深入学习和实践；学习中医知识的学生群体，中医养生类书籍也常作为中医学生的教材之一，目标是培养专业的中医养生从业人员。总体来说，书籍类产品适合具备一定基础知识和兴趣的读者，对于无专业知识的群体来说具有一定的晦涩性和不可流通性。

中医养生类书籍的内容包含中医理论、养生方法、食疗方案等，可以帮助读者了解中医养生知识，促进心身健康。其专业性强，通常由专业的中医医师或学者撰写，内容可信度高，能够提供权威的中医养生知识，读者可以在实践中应用这些方法，改善身体状况。然而，中医养生类书籍也存在一些弊端。中医养生是一个庞大的体系，涉及的理论和方法繁多，而书籍良莠不齐，无法完全考虑每人的具体情况和需求，需要读者进行甄别并根据自身情况做出选择，这对一些没有医学专业背景的读者来说有一定的困难。

3. 文具类产品受众人群及产品分析

文具类文创产品适用人群涵盖了学生和教育工作者、注重生活品质的人群、办公室工作者、礼品选择对象等，在生活实际应用中具有较高的普适性。

文具类文创产品通常设计精美，可提升学习氛围，如书签、笔记本、背包等都可以增加学习的兴趣和动力，提升学习效果。这些中医养生文创产品通常注重设计和外观，具有独特的创意和艺术感，可以提升用户的审美体验。文具类中医养生文创产品也存在一些缺点，它们的功能在实际运用上相对局限，大多数文具类文创产品严格把控审美的高标准，在中医药养生的实际用途挖掘上并不深入，与普通文具相比，中医养生文创产品通常定位较高，价格也较高，不适合所有消费者。

4. 摆件类产品受众人群分析及产品分析

摆件类产品的适用人群大多为中医文化爱好者或礼品选择对象，通常作为办公或居家地点的装饰性摆件，为空间增添艺术感和个性化，以增加中医药文化氛围，并传递中医文化的理念。

摆件类相较于日用品类产品更注重审美需求，其优点：增加环境氛围，可以改善环境的美感，增加房间或办公室的舒适度和个性化；弘扬中医文化，通过形象、图案、文字等方式向公众传递中医文化，提高人们对中医的认识和了解；点缀空间装饰，潮流摆件作为装饰品可以增添室内的艺术感和品位，丰富空间层次，为室内环境增添生活情趣。这些产品通常以中医养生为理念，但大部分产品设计老旧，流行性元素弱，对于青年人群的吸引力并不大。

二、中医药文创产品处境与困境

在市场竞争激烈的环境下，中医药文化在当代社会的发展面临许多挑战。中医药养生文创产品在当下市场中的产品开发较为宽泛，对产品的中医药成分的挖掘不够、形式停留于产品表面，使产品本身仅冠有中医药文化噱头而忽视了其实用价值。此外，随着全球化和市场竞争的加剧，中医药文创产品在市场上的知名度和认可度相对较低，市场宣传和推广力度不够。销售途径和手段的单一也是中医药文创产品正在面临着与其他产品竞争的困境之一。

（一）中医药养生文创产品的文化内涵浅表

以某品牌中药咖啡产品开发为例，产品负责人认为产品核心以咖啡为主，添加中药主要用于增加咖啡风味，“咖啡多饮易导致心悸胃反，添加适当中药可达到减毒增效的效果”。目前在网络上爆火的中药＋冰美式咖啡也有相关问题，产品中主要利用中药苦味成分来提神醒脑，对于中药功效的开发并没有重视。可见中医药类养生食用产品存在并未准确挖掘中医药的内核精髓的问题，产品开发浅尝辄止、浮于浅表。

新茶饮、咖啡、文创产品等都是年轻人群熟悉的日常消费，将中医药元素融入其中，无疑是引起消费者购买兴趣的重要一环。然而，“中药还能这么玩”的新鲜感终究有一天会过时。[1] 对此，笔者认为创新需要真正了解中医药文化内涵，从药食同源的养生理念出发，理解消费者需求与中医药养生文化内涵，才能做出经久不衰的可持续发展的产品。

随着人们审美水平的提高，单一产品类型已难以满足人们对文创产品的审美需求，人们逐步开始追求时尚化、功能化、方便化、美观化，产品的外观设计需要深入挖掘中医药文化内涵，灵活利用中医药文化美学已是产品外观设计的必然趋势。文创产品“妙胜无双手绳”借鉴了布达拉宫东日光殿壁画《阿毗達磨藏》中的其中一处图案，“方胜纹”和“连环钱纹”的图形作为整条手链的主要设计元素，具有一定历史沉淀的韵味。这提醒着中医药文创开发的过程中既要注重本能层面的审美感受也要注重文化层面的审美原则，注重传统美学中的虚实结合和天人合一，通过恰当的留白以及自然元素的提取创建符合传统美学和当代精神诉求的设计画面。

（二）中医药养生文化宣传度不够

大学生群体是中国青年先锋，为目前文创产品的消费主力，经调研可知这批主力军对中医药文化的了解甚少。任欣怡等[2] 调研了大学生对中医药文创产品的认识和看法，他们发现，即便是医学类院校的学生，对当下的中医药文创产品也并非都有兴致了解并产生购买的欲望。中医药文创产品宣传不到位导致中医药产品传播范围较狭窄，其原因除了缺少大众化宣传，中医药院校对在校中医药人才的文化自信宣传教育也存在较大的漏洞和短板。秦发财等[3] 通过对吉林省互联网用户的调研发现，在高学历层次的人才中，中医药文化的宣传和普及并未达到预期效果，且该人群对于中医的科学性存在一定质疑，原因是中医药治疗效果的标准不统一。通过科研技术用现代科学解读中医药原理，推动传统中医药和现代科学相结合、相促进，以西医之术解中医之道，将会强有效地提高高精尖人才对中医药的信任程度。这需要中医药人才树立理论自信、自觉运用并加以发扬。需要强有力度的国民宣传，加上对专业中医药人才的文化自信教育，才能促进中医药文创产品的可持续发展。

以故宫文创的火爆为例[4]，故宫在销售文创途径上，采用多种渠道建立了故宫特色文创产品线上商城，通过微博、微信和小红书等社交网络进行全方位宣传，在舆论关注的高峰期推出了综艺《国家宝藏》，激起了广大人民群众对博物馆文创的极大兴趣，吸引了大量的消费者，其文创产品的销售额仅2016年就高达10亿元。故宫博物院文创产品能够在当下快节奏生活中脱颖而出吸引各方青年群体的注意，是因为它将文化性、创新性、艺术性与消费者对皇宫生活的好奇心理紧密结合，以市场为导向，借故宫文化流量的最高点传播结合图文、表演、影像的多维度文化内容，迎合并满足了年轻人的碎片化知识需求和审美需求。

要提高人们对中医药文化的认同度，增进人们对传统中医药文化的了解，不能仅以纸媒为途径。随着互联网的快速发展，人们对知识的获取逐步趋向于简单化、快速化、碎片化，如何在社交平台上向大众传播短平快的中医药养生知识将会成为传播中医药文化的重要一环。人们对于中医药文创产品的了解途径日趋多元化，并且具有强烈的时代特征，如何应用网络和新媒体通过短视频影像、公众号等方式宣传科普中医药文化，将是中医药文化大众化、普及化的关键。

（三）中医药养生文创产品销售途径、产品形式单一

在产品形式上，中医药产品线上售卖仍是以香囊、书签、摆件、书籍等为主流，文化独特性不够，产品吸引力不强，适用范围涵盖不广。以故宫博物院文创售卖为例，故宫所售的文创产品，既有可面向高收入水平人群的产品，又有面向中等收入水平人群的产品，满足了不同收入人群的需求。但反观中医药文创产品研发，缺乏设计上的创新和思考也导致了市场上的各类产品出现同质化的现象，除了质量上的良莠不齐，产品设计上的乏味也会导致

中医药文创市场缺乏生机。

文创产品形式的挖掘并不需要掘地三尺，通过增加与使用者的互动性等也可以提升文创产品的趣味性。某大学图书馆将传统钩织技艺与《本草纲目》等本草经典相结合，推出了特色本草文创体验活动[5]，创作者在亲手完成钩织书签的过程中可以体会自我创造的乐趣，并收获中药文化内涵，从而产生对中医药相关古籍的阅读兴趣。由此可见，增加与消费者的互动并听取消费者建议是打开文化传播缺口的重要一环。

三、中医药文创产品未来发展的建议

中医药文创产品作为传统中医药文化的重要代表，有着广阔的发展空间和潜力。应深入挖掘中医药养生文化的内涵与产品特色，将其融入文创产品的设计中，使之更具时代感和吸引力。紧密结合生活实际，研发出符合人们实际需求的中医药文创产品，注重产品的品质与实用性，使之能够真正满足消费者的需求。以科技创新为导向，开展不同专业背景的跨界合作，吸纳科研人员、设计师、工艺师、营销人员等各方面的人才，共同打造出更具创新性和市场竞争力的产品。在销售推广方面，积极拓宽销售渠道和推广途径，通过线上线下相结合的方式，将中医药文创产品推向更广泛的市场，提升其知名度和影响力。通过这些措施，可以进一步推动中医药文创产品的发展，实现中医药文化的传承与创新，中医药文创产品在未来发展中将迎来更广阔的前景。

（一）挖掘中医药养生文化内涵与产品特色

中医药健康养生文化的内涵可大致概括为在中华传统文化底蕴的熏陶下，中国人民通过劳动所获得，贯穿整个生命养护、预防、治疗乃至疾病康复过程中所产生的物质财富与精神财富的总和。[6]不同的学者在叙述中医药文化内涵时，可能侧重于文化与实践的发展规律、中医药文化内涵与价值、“治未病”理念或结合整体观念和辨证论治的基础上引申出“个人—自然—社会—心理”的整体理念。

1. 深入研究中医药养生文化，挖掘经典著作内涵

在中医药健康养生文化的实践方式上，儒教、释教和道教的哲学思想及精神文化对中医养生实践产生了深远影响，人们也积极发挥个体主观能动性，顺应四时六气，选择适宜的天地环境和作息时间，不仅在日常生活中践行中医养生保健理念，还有文人雅士在文化艺术创作中修身养性。

中医养生的历史源远流长，包含饮食养生、起居养生、导引养生、精神养生、药物养生等多种方法。《素问·平人气象论》有言："人以水谷为本，故绝水谷而死。"现今生活中常用的中医饮食养生方论都来源于《黄帝内经》，书中还记载了很多关于饮食对健康和疾病影响的篇章，值得后世研读、传承与发扬。可见中医药养生文化内涵要从经典著作中挖掘，如对《黄帝内经》中饮食养生的理论和方法进行系统梳理分析，通过深入研究，提取出适合产品开发的元素和概念，帮助开发者深入了解中医文化的内涵和精髓，从而为产品的设计和创意提供灵感和指导。

从文化发展的历史规律来看，中医药健康养生文化的内涵并不是一成不变的，随着社会实践的进一步发展，将会得到进一步更新和丰富。这需要产品生产者足够了解中医药的基本原理、养生理念、药材特点等，不断学习相关书籍和资料，深入了解中医养生文化的内涵和价值观，深层挖掘有价值、有意义、有益于人民生命健康的文化内涵。

2. 开展中医药健康旅游，将旅游休闲与健康养生相结合

将中医养生理念和方法融入旅游活动中，开展中医药体验项目，如经络按摩、针灸、推拿等。游客在多项活动中亲身感受养生文化的魅力，并在旅游过程中得到身心的放松，通过观察、体验和交流，可以更深入地了解中医药养生的历史、理论和实践，推动中医药养生旅游业的发展。

不同地域拥有不同的自然环境、气候条件和植物资源，可以因地制宜地开发对应的中医养生产品。例如：在海滨旅游景区可以开发以海藻、珍珠等为主要成分的中医养生产品；在高原旅游景区可以开发以高山草本植物为主要成分的中医养生产品。中医药包含我国所有民族医药，以各民族医学为导向能够开发具有浓厚民族风情和养生功效的中医养生产品，推动民族医药共同发展进步。

在旅游目的地举办中医药培训班，培养更多中医药从业人员，推动中医药养生旅游的发展。研发者参观博物馆能接触到不同年龄、性别、健康状况的人群，通过与展馆工作人员、参观者进行交流，了解他们对中医药养生的认知、需求和期望，更能把握用户心理和偏好，为养生文创产品的定位和设计提供指导。博物馆及相关营利机构从业人员通常具有丰富的中医药知识和经验，有可能成为产品开发的合作伙伴、顾问或提供其他支持，在开发产品的全过程中将会提供极大便利。

3. 发挥非遗优势，借助传统艺术手法表达产品内涵

将中国传统艺术手法与中医药文化内涵结合可以使产品更具独特性和文化内涵，从而凸显产品的特色。将中医养生文创产品与各级非物质文化遗产项目相结合，为中医药养生产品赋予更深层次的文化内涵，提升产品的附加值和市场竞争力，更是"健康中国"与"文化强国"政策落实的具象化体现。具体来说，将传统的绘画、刺绣、雕塑、瓷器等艺术手法中的元素和图案融入产品设计中，如使用传统的花鸟、山水、寿字等图案进行装饰，或者采用传统的纹样、线条等进行染色或绣制，可以为产品增添独特的美感和艺术氛围，并与中医药文化相呼应。在材料及工艺方面，选用与中医药文化相关的传统材料和工艺进行制作，如使用草木染料、竹编、陶瓷、铁器等。这些材料和工艺有着悠久的历史和独特的美学特点，可以为产品赋予独特的质感和艺术价值，同时也与中医药文化的自然观念和工艺传统相契合。根据中医药文化的五行理论和色彩观念，选择与之相吻合的色彩和形态进行设计。比如，根据五行对应的颜色，使用红、黄、绿、白、黑进行配色，以表达中医药的平衡和调节理念。另外，结合中医药文化的形象符号和意象，如使用药物的形状、器官的形态、中药的味道等进行造型设计，可以使产品更具代表性和辨识度。

（二）研发紧密结合生活，重视产品的品质与实用性

中医药文创产品的研发应该重视产品的品质与实用性，紧密结合人们的现实需求和生活方式。在研发过程中，可以借鉴现代科技和制造工艺，将传统的中医药文化元素与现代科技手段相结合，注重产品的创新性和功能性，提高产品的品质和实用性。可以从以下三个方面入手。

1. 挖掘市场需求，锁定目标人群

了解消费者对于中医药养生产品的需求和喜好，通过市场调研和产品定

位确定产品的功能与特点。通过开展问卷调查、焦点小组讨论等形式，针对特定人群（如中年人群、孕妇、年轻人等）或特定领域（如美容养生、心理健康等）进行调研，以获取更具体的需求信息；了解消费者对中医药养生的关注点、喜好的产品形态和款式等，积极参与相关的社会活动和展览，与消费者进行互动和交流，获取用户反馈，并根据用户的意见和建议不断优化产品。也可通过社交媒体平台发布健康资讯、养生心得等相关内容，与用户建立亲近的关系，进一步推广产品并提高产品的知名度和信誉度。

关注中医药养生领域的最新研究成果、政策法规和消费趋势变化，及时调整产品研发方向。搜寻相关行业内已有的中医药养生产品，研究竞争对手的产品定位、销售情况和用户反馈，并分析其优势和不足之处，寻找市场空白和创新机会。

2. 研发重产品、重实用性

中医药养生涵盖了多个方面，如食疗、穴位按摩、气功以及中草药外敷内用等。可以根据用户的需求和偏好开发不同类型的产品，如食谱、保健器械、图书、应用软件等。在产品开发的早期阶段，招募一些用户来进行测试和反馈，帮助改进产品的设计和功能，确保其满足用户的实际需求和期望，定期关注用户反馈和市场变化，进行产品的更新和改进。确保产品具备明确的功能和效果，并能通过科学研究和实验验证，有益于用户的健康。同时，在产品设计和制作过程中考虑用户使用的便捷性和舒适度，追求产品的易用性和人性化。

3. 生产产品重品质性

建立高品质的生产流程和严格的品质控制体系，确保产品制作环节符合相关的标准和规范。从原材料的选择、生产工艺的控制、检测和质量验收等方面严格把控，确保产品的品质稳定和符合用户期望。与可靠的供应商建立稳定的合作关系，确保所使用的原材料符合相关标准和规定，且符合安全、无毒、无害的要求。对于需要保存和使用的产品，要做好防腐和保鲜工作。建立并严格执行标准操作程序（SOP）来管理生产过程，确保每个环节都符合标准和质量控制要求。例如，监测温度、湿度、时间等关键参数，并进行记录和分析。建立严格的质量检验标准和流程，对原材料、半成品和成品进行检验。可以委托第三方机构进行检验，确保产品的质量和安全符合标准。

对于特定类型的产品，需要进行产品安全评估，可以寻求专业机构的帮助，进行相关的化学、生物学和毒理学评估，以确保产品的安全性和合规性。建立健全的质量监控和投诉处理系统，及时发现和处理任何质量问题与投诉事件，做出及时的反应和改进。

（三）以科技创新为引领，开展不同专业背景的跨界合作

习近平总书记高度重视中医药事业发展，多次作出重要指示，为以科技创新推动中医药高质量发展指明了方向，提供了根本遵循[7]。当前，以中医药学为主体，融合现代思维模式和技术方法，创新中医药临床诊疗模式，丰富中医药理论体系，已成为中医药创新发展的主要趋势。对于中医药养生文创的开展，跨界合作可以为产品的研发和推广提供更多的创新和机会。不同专业背景的跨界合作能够汇集多方的专业知识和经验，促进创新思维和营销策略的融合，为中医药养生文创带来更多的可能性。

1. 开发团队成员多元化

开发团队应涵盖不同领域的专业人士，包括科研人员、中医药专家、设计师、艺术家、市场营销人员等。每个人都能从自己的角度和专业背景出发，为产品开发提供独特的见解和创意。例如，科研人员能够创造性地将中医药的核心理念与现代设计、科技等元素结合，中医药专家可以提供专业的知识和指导，设计师可以负责产品外观和包装设计，艺术家可以为产品创作艺术品或图案，市场营销人员可以推广和销售产品。随着信息技术的不断发展，传统中医将进一步与大数据、人工智能和虚拟现实 / 增强现实等技术相结合[8]，团队定期召开会议、举办工作坊或讨论小组，让每个人都有机会表达自己的想法和意见，并共同制定产品开发方向和策略，确保各个专业背景的团队成员能够互相理解和协调合作。

2. 产品设计美学丰富化

尽管中医药学的发展在当今正遭受重重困境，但作为中华文明的瑰宝，以集天地灵气的本草为核心的中医药文化仍然具有不竭的生命力[10]。美学流行元素的加入能给中医药养生文创产品带来更高的艺术品质，提升产品的艺术价值，让产品在视觉上更加吸引人，增加用户的审美享受，扩大受众群体，不仅仅局限于中医药养生爱好者，还能够吸引对艺术和美学有兴趣的人群，中医药

养生文化与时尚潮流相结合，使产品具有时尚感和新颖性，从而赢得年轻人的喜爱和关注，扩大产品的市场潜力。通过美学丰富化设计，可以将中医药的丰富文化内涵融入产品中，使产品具有更深层次的文化故事和象征意义，提升用户对中医文化的认知和理解。视觉效果的融入能够创造出与用户情感共鸣的产品形式和表达方式，使用户在使用产品时产生情感上的愉悦和满足，增加产品的吸引力和用户黏性。

（四）扩展销售推广途径

中医药养生文创可以通过线上销售平台、实体店铺、商务合作等渠道展示和销售产品，扩宽销售推广途径，提高产品的知名度和曝光度，吸引更多的消费者关注和购买。通过国际合作引进国外的先进技术，提升研发经验和市场洞察力，更好地适应国际市场的需求，同时也可以推广中华传统文化，增加世界各地消费者对中国文化的了解和认知，促进文化交流和融合。

1. 抓住自媒体流量导向

自媒体平台具有庞大的用户基础和广泛的传播渠道，可以通过优化产品内容和形式来吸引更多的关注与浏览量，提高产品在市场中的曝光度和知名度。相比传统的广告推广方式，利用自媒体平台进行产品推广更加节约成本，特别是针对小规模企业或创业者来说，自媒体平台是一种低成本、高效果的市场推广手段。通过分析自媒体平台上的用户画像和兴趣标签，可以更精准地定位目标受众，并针对他们的需求和偏好进行产品开发，提高产品的市场适配度和用户满意度。同时，自媒体平台提供了丰富的用户参与互动机制，可以通过用户评论、点赞、分享等功能来增加用户对产品的参与度和互动性，增强用户对产品的黏性和忠诚度。通过自媒体平台的宣传推广，可以有效地建立起企业或品牌的形象和口碑，形成品牌影响力和信任度，进而吸引更多用户的关注和购买。

2. 线上线下销售途径相结合

线上销售渠道方便用户随时随地进行购物，而线下销售渠道可以提供实物展示、试用等更直接的购物体验，提高用户的满意度和购买意愿。将线上和线下销售渠道相结合可以扩大产品的覆盖范围，同时满足不同用户群体的购买需求，提高销售量和市场占有率。线上销售渠道可以支持支付宝、微信支付等支付方式，方便用户进行支付，而线下销售渠道可以提供现金、刷卡等支付方式，可以满足不同用户的支付习惯和需求，从而覆盖全年龄段、全社会阶级的消费人群。线上销售渠道可以通过用户评价和口碑分享等方式增加产品的信任度，通过在线客服等方式提供及时的售后服务；而线下销售渠道可以提供产品实物展示和专业解释，提供面对面的咨询和解决方案，增强用户对产品的信赖感。线上线下两手抓，不仅能树立品牌立体全面的形象，更能打出响招牌，为品牌进一步推广奠定良好的基础。

3. 开展国际合作与交流

将中医药养生文创产品推广至国际范围，同时国际合作也可以获取更多的资源，如先进的技术、设计理念和创意等，提升产品的品质和竞争力。通过国际合作，可以帮助中医药养生文创产品进入更广阔的市场，吸引更多的国际消费者，增加销售量和市场份额，使产品在国际市场上获得更多的曝光率和知名度，提升品牌影响力。此外，国际合作可以促进技术交流和合作研发，借鉴国际先进经验和理念，推动中医药养生文创产品的研发与创新，中医药养生文创产品也可以更好地传播中华传统文化和中医药理念，推动中医文化在全球范围内的传播和认可。

四、总结与展望

总之，尽管中医药养生文创产品市场存在一些问题，但这并不妨碍中医药养生文创产品在当今市场中的重要性和发展潜力。实际上，中医药养生文创产品在市场中扮演着不可缺少的角色。中医药养生文创产品不仅是一种商品，更是一种文化的传递和推广的载体，通过产品设计、包装、宣传等方面，将中医药文化与传统文化元素融入其中，提高了人们对中医药养生的认知和理解，将中医药养生理念与现代生活方式相结合，为人们提供了一种健康养生的选择。谨以此报告抛砖引玉，共筑中医药养生文创产品市场良性发展之基，中医药养生文创产品市场的良性发展，并为优秀传统文化注入新的生机与活力。

参考文献

[1] 涂瀚文. 百年药店探索年轻化多元化转型新路径[N]. 中国商报，2022-09-23（007）.

[2] 任昕怡，李丽雯，张岚. 大学生对中医药文创产品认识和看法的调研[J]. 黑龙江科学，2022，13（11）：20-22.

[3] 秦发财，宿哲骞，姜曼，等. 文化认同与中医药文创产品购买动机之间关系的实证研究[J]. 亚太传统医药，2020，16（4）：9-12.

[4] 吴玉红. 朱备镇二十四节气文旅融合创意思考[J]. 合肥师范学院学报，2021，39（2）：94-97.

[5] 伊富红，贾佳，鲁红玲. 文创开发视角下的中医经典阅读推广创新实践分析——以湖北中医药大学为例[J]. 科技视界，2023（4）：56-59.

[6] 吴美燕，冯嘉树，庄艳姗，等. 中医药健康养生文化的内涵与实践[J]. 现代养生，2023，23（8）：637-640.

[7] 致公党中央. 以科技创新推动中医药高质量发展[N]. 人民政协报，2023-10-25（005）.

[8] 张建飞，谭凯茜. 探索“元宇宙”框架下的“元医疗”各项技术的应用及研究进展[J]. 科技视界，2022（28）：39-42.

[9] 袁会. 东方美学视域下中医药文化的影像建构——以中医药文化纪录片为例[J]. 中国电视，2021（8）：94-97.

HB.09 手办类中医药文创产品开发现状与策略研究

周　鸯[①]　孙清伟[②]　耿　华[③]

摘　要： 进一步开发中医药文化产品既是"十四五"中医药发展规划要求，也是目前文化产业发展的大势所趋。在此形势下，中医药手办产业必然要趁势而上。本报告系统梳理了目前中医药文化手办产业的发展建设现状，总结分析了中医药手办产业在发展过程中存在的主要挑战，并对中医药文化手办的开发策略进行了探讨。主题局限、材质传统、人才缺乏、IP 空白、设计不足，这些都严重影响了中医药手办产业发展。针对中医药文化手办产业发展现状，从文创 IP、创意开发、手办制作三个方面论述了制约中医药文创发展的瓶颈，对中医药手办开发策略进行了具体的论述，对中医药手办行业发展进行了分析与展望。本报告认为，抓住中医药文化行业发展的大好时机，通过对中医药文化手办进行全方位开发，势必将促进中医药文化手办产业的成形与发展。

关键词： 文创产品；手办；开发现状；开发策略

手办，即手办雕塑，是用于收藏、赏玩的现代模型。依据材质不同，可以分为树脂手办、PVC 手办、硅胶手办、油泥手办等，其中树脂手办和 PVC 手办是最常见的类型，故宫盲盒手办大多为树脂材质，POP MART 手办多为 PVC 材质。手办可以看作是一种新兴的雕塑形式，集雕塑、模具、玩具为一体[1]，极具商业价值，而借助其商业价值即可以用于推动中医药文化宣传。

---

① 周鸯，中医医史文献学硕士，中国中医科学院中国医史文献研究所助理研究员，主要研究方向：中医药文创开发、中医临床文献研究。

② 孙清伟，中医医史文献学硕士，中国中医科学院中国医史文献研究所副研究员，主要研究方向：中医临床文献研究、中医药文化研究。

③ 耿华，中医学博士，中国中医科学院中国医史文献研究所助理研究员，主要研究方向：中医药文化研究、中医古籍图像研究。

党的十八大以来，博物馆文创产品受到热捧。根据国家统计局数据，“2020 年全国文化及相关产业增加值为 44945 亿元，占 GDP 比重为 4.4%，比 2014 年提高 0.6 个百分点；其中，文化服务业增加值为 28 874 亿元，占文化及相关产业增加值的比重为 64.2%，比 2014 年提高 15.6 个百分点。”[2] 大部分的博物馆、景点甚至图书馆都根据各自的文化特点设计了丰富的文创商品。中医药是我国优秀的文化资源，随着中医药文化产品和服务产业的发展，进一步开发中医药文创产品，提升中医药文化影响力是中医药发展的形势所需。[3]

国创动漫、国产游戏不断崛起，国风文化影响力不断扩大，以故宫盲盒手办为代表的国潮手办得到了越来越多的关注。国潮手办作为国潮文创的一类，从传统文化形象出发，动漫与中国风相结合的设计方式，更符合国人审美特点，传统与创新的结合，也使得手办更具传统文化价值。根据艾瑞咨询 2021 年统计数据，中国手办消费市场 2020 年市场规模为 37 亿元，预计 2023 年中国手办市场规模将突破 90 亿元达 91.2 亿元。[4] 中医药类手办作为其中特别的一类，不仅具有传统文化属性，同时具有一定中医药专业性。随着经济的不断发展，我国民众对中医药文化产品的消费能力不断增强，且对中医药的认可度越来越高，因此中医药文创产业具有强大的市场基础。

近年来，中医药文创产品开发也已成热点，各具特色的文创产品既能宣传中医药文化，又是中华优秀传统文化的体现。随着中医药文创研发的越来越热，也出现了以“灸童”为代表的中医药 IP，但仍未出现高质量的爆款手办。制作手办前期设计、3D 建模等前期投入较高，短期盈利困难，但长远来看，将中医药文化与创意相结合，在传承历史文化的同时，凸显中医药特色，形成手办品牌、热门 IP，既可以实现营利目的，促进文化产业发展，又可以促进中医药文化传播，为发扬中华民族优秀文化助力。

一、中医药文化手办产业蓄势待发

国外手办产业已形成体系，随着手办产业的迅猛发展，国内也出现了不少手办设计工作室，中国手办行业也正蓬勃发展。随着国内手办行业的不断发展，以中国文化为内核的手办品牌与设计是中国手办行业发展的必然需求，以故宫盲盒为代表的国风手办也在国内市场具备了一定影响力。而在大力发展中医药文化产业的势头下，在中医药文化内部驱动力的影响下，中医药文化手办产业虽尚不成规模，但也已有迹可循。以下将从目前市场上的中医药手办产品使用场景、材质选择、主题类型、细节呈现四个方面进行论述。

（一）使用场景

手办针对人群范围广泛，年龄跨度也很大，目前市面上的手办，不管针对群体如何，使用场景均以日常赏玩、收藏为主。

中医药手办就使用场景来说，主要分为日常赏玩、收藏与机构展陈两类。中医药手办中，针对前者的主要有连花清瘟手办、名医像等，针对后者的有名医像、五禽戏、太极拳、诊疗场景、制药模型等。在这两类中以应用于机构展陈的手办为主，其设计目标群体为各类机构，如中医药博物馆、中医馆、医院等，而应用于日常赏玩、收藏的手办较少。

（二）材质选择

手办题材、精细度等的要求不同，决定了手办材质的不同，而材质也会影响到手办的精致程度，常见手办使用材质有树脂、PVC、软陶泥、超轻黏土等，它们共同的特点是质地轻盈、软硬适中、便于造型。目前大部分手办所用的材质为 PVC 或树脂，这两种材料密度小，树脂材料更适合精细度较高的手办制作，而 PVC 价格更为低廉，更适合量产。

在市售中医药手办中，材质选用上仍未能与传统雕塑区分，以黄铜、陶瓷为主，在淘宝网以“张仲景”为主题词搜索到的手办前 20 名中，其中黄铜 8 个，陶瓷 6 个，树脂、玻璃钢分别为 3 个。黄铜最多，陶瓷次之。此外还有铜、玻璃钢、PVC 等，传统陶瓷摆件类型最为丰富，黄铜主要用于名医塑像、针灸铜人等。黄铜、陶瓷材质成本较高，硬度高，并不完全适用于对精细度要求较高、造型复杂的手办制作，因此也一定程度上局限了中医药手办设计。

（三）主题类型

一般认为，手办属于泛二次的边缘产物，因此手办主题多以动漫、游戏、热门人物形象等为主题，而中医药手办类文创目前暂没有从传统手办选题的方向选择主题，其原因也与未出现热门中医药动漫、游戏有关。

从手办艺术形式来看，主题类型应有别于传统雕塑主题，取材更为广泛，如围绕中医中药、电影、动画片等定制的卡通形象手办等。而从目前市场上的中医药文化手办来看（表 1），主题仍较为有限，手办主题与传统雕塑展现的主题重合度非常高，如孙思邈、张仲景、李时珍等古代名医像，五禽戏、八段锦等导引术练功像，切脉、针刺、按摩等诊疗场景，切药、制丸等制药场景等，这些题材暂未与雕塑区别开，人物造型等也与雕塑没有太大差别，涉及现代 IP 的仅汲古山房在中医抗击疫情期间推出的抗疫医生手办与连花清瘟推出的连花清瘟手办。

表 1　中医药类手办现有主题一览表

古代名医	导引	中成药	中草药	诊疗场景	制药场景	器具
孙思邈、张仲景、李时珍、扁鹊、皇甫谧、钱乙、华佗、葛洪、神农、雷公	五禽戏、太极拳、八段锦	连花清瘟手办	仿真中药标本	诊脉、抓药、针刺、称药、望诊、闻诊、问诊、抗疫医生	切药、选药、捣药、碾药、熬药、炒药、筛药磨碾、压榨、端药、泛丸、晒药、熬膏、炼药、制散	药碾、药臼、药秤、药罐、药锅、药箱、药铡刀、药勺、脉枕、药瓶、针灸铜人等

（四）细节呈现

手办也可以称为手办雕塑，手办与雕塑相比，细节塑造与写实雕塑类似，但其造型更具趣味性与潮流性；而与玩具相比，手办则更为精致，细腻逼真，细节呈现更到位，更适合赏玩、收藏。无疑，手办设计对细节较为看重，消费者对手办的要求也高于一般玩具。

在目前的中医药手办中，细节呈现并不太理想，黄铜、陶瓷手办因为材质的局限性在细节处理上较为粗糙，还需要更细致地处理，而 PVC、树脂手办则没有注重细节设计，设计上仍与传统雕塑差别不大。此外，传统木雕、泥塑、铜塑等手办设计造型较为传统，我国传统雕塑有着简约、以线入体、意象造型的特点[5]，而手办潮流性强，人物衣服、饰品、皮肤等设计均以细腻、逼真为要，因此还需要在传统雕塑的基础上进行一系列的设计、改变，而目前的中医药手办在设计上较弱，大多沿用经典形象，潮流性不强，细节呈现上存在一定问题。

二、国内中医药文化手办行业发展挑战与探讨

通过对中医药文化手办产业现状的梳理发现，目前中医药手办产业发展的制约因素在于文创 IP 的打造、创意开发、手办制作等方面，缺乏文创 IP 的挖掘、打造，创意开发度不够，手办制作技艺不成熟，也使得中医药手办市场认可度较低。从以下三个方面对中医药文化手办行业发展所面临的挑战进行分析、探讨。

（一）文创 IP

传统手办大 IP 多为国外动漫，随着经济的发展与国民文化自信的不断提升，“互联网 +”时代到来，国产动画和周边消费也逐渐变热，手办受众对产品审美、文化等的需求发生了巨大转变，同质化、缺乏创新的产品已无法俘获大众的心。POP　MART 是目前 IP 打造较为成功的例子，从 POP　MART 在热门 IP 打造中可以看出，热门 IP 的打造，需要将文化与创意相结合，设计审美迎合年轻人，树立出独特的品牌形象，同时注重品质与细节的锻造。

中医药手办市场呈现零散型销售模式，质量良莠不齐，缺乏对原有中医药元素的二次设计，对手办文创开发缺乏系统性设计规划，没有 IP 意识和品牌意识，手办设计潮流性不强，对消费者缺乏吸引力，因此也并未形成对市场有影响力的 IP，对中医药文化的宣传作用自然也就减弱了。

中医药文创在对 IP 打造上也有所尝试，如推出“灸童”形象、动画片的创制等。2021 年 12 月，中华中医药学会发布了“灸童”动漫 IP 形象，这也是中医药第一次推出的动漫 IP 形象，2022 年 2 月，中医药动漫形象“灸童”在 2022 年北京冬奥会主媒体中心亮相。在“灸童”动漫 IP 发布的同时，也发布了中医药动画短片《手指的魔法》，目前该团队仍在对此动漫 IP 进行深度打造。除《手指的魔法》外，中医药类动漫有《中医故事》《巧说本草》《Lily 寻医》等，这些尝试均未能俘获足够的大众关注度。目前对这些动漫 IP 的挖掘还远远不够，也并未出现足以支撑中医药文创产业发展的热门 IP。因此，未来中医药手办也将面临 IP 打造的挑战，这或将成为制约中医药手办产业乃至

整个文创产业发展的瓶颈所在。

（二）创意开发

创意开发在中医药手办设计中就是将选定主题或中医药元素与手办艺术特点相结合，将中医药文化具象化，因此包括主题选定、中医药文化元素选定与创意设计两个部分。

就目前主题而言，中医药还基本停留在传统选题中，未能明确挖掘到中医药博物馆等机构代表符号，也未能将中医药元素提取出来进行创作，目前的系列手办主要为名医像系列、制药场景系列、诊疗场景系列，对中医药文化中的特色元素挖掘还停留在比较浅显的阶段，靠目前的中医药手办主题并不能很好地讲好中医药故事，展示中医药文化。因此，在手办开发中首先需要对中医药元素进行提炼，结合实际深度挖掘中医药文化内涵。

在手办设计中，除深挖文化内涵之外，对创新、创意的开发也至关重要，而目前的中医药手办类文创仍以传统手办为主。手办设计仍未能从传统雕塑剥离，在主题上与传统雕塑重合度较高，仍缺乏对主题的再设计。就目前已有的中医药文化手办设计而言，仍未能与传统形象区分开，同质化严重，在“萌”文化当道的现今，这些手办未能得到消费者的青睐。

（三）细节打造与手办制作

材质的选择一定程度上也决定了手办的精致程度，树脂、PVC 材料为目前市售手办的主要材质类型，这两种材料均具有质轻，适合量产的特点，其中 PVC 价格更为低廉，而树脂材料可塑性强、更具质感、不易老化，又优于 PVC。中医药手办在材质选择上，目前以黄铜与陶瓷材料为主。黄铜材质硬度较大，且材质稳定，更适合长期收藏，但价格较贵，且不易上色；陶瓷材料硬度固定，成型后无法变形，且受烧制工艺的影响，在细节呈现上无法与树脂、PVC 材料相比。此外，同形的手办黄铜、陶瓷手办明显比 PVC、树脂手办重。

市面上的中医药文化手办细节呈现方式与经典动漫手办仍存在一定差距，树脂材料虽然已经使用到中医药文化手办制作中，但细节上仍未能与传统陶瓷雕塑相区分，主要原因在于细节设计方式未能与传统雕塑进行区分。

因此，在手办细节打造与手办制作中，首先需要在细节设计方式上进行改变，并选择合适的材质，才能更好地表现设计细节，从而提升手办整体精致度与潮流感。

三、中医药文化手办开发策略

新形势下文化创意产业市场迅速扩张，中医药文化创意产业也逐渐崭露头角。中医药文创作为中医药文化产业的符号，是以中医药特色文化内涵为创意灵感，并经创新转化，结合现代科学技术进行加工创造后产生的“兼具文化价值与实用价值的新型产品”[6]。中医药文化手办是中医药文创的一类，在开发、设计中医药文化手办时，既要注重凸显中医药形象与文化特色，也要结合现代科技与市场需求，需要同时让中医药文化创意产品有“形、神、趣、用”[7]。

目前，国内外越来越多的人成为中医药“迷”，中医药文化手办具备一定潜在市场，大部分中医药文创产品的消费者集中在40岁以下具备一定消费能力的人群，且对IP摆件类和日用品类的形式更为感兴趣。[8]因此，笔者认为，在中医药文化手办的开发时，可依托中医药博物馆、图书馆、科研机构、高校、政府机构等，更快地打造手办品牌；而在手办设计中，则应精准定位受众群体，紧扣中医药文化元素，结合中医药专业特点，顺应当代审美潮流与趋势；在手办IP运营时，除紧扣热点外，还可从知名度较高的中医药文化形象出发，讲好中医故事，打造系列手办。

（一）IP打造

中医药文创手办急需热门IP的打造，手办IP化，最终形成文创品牌可以更大程度上加速中医药文化手办产业发展。通过依托政府机构，组建创意团队，参考热门IP打造模式，可以更大程度上加快中医药文化手办IP打造进程，从而推动手办产业发展。

1. 依托中医药博物馆等机构

目前，中医药机构所制的文创多为中医药香囊、香炉，以及简单的书签、印章、明信片等，手办开发难度大，前期投入较大，需要充足的研发经费。中医药博物馆、图书馆、科研、高校等机构具有一定资金，具备开发、推广的条件，可以设立专门部门来开发文创产品，设立专项经费用于手办开发，而其自身知名度与认可度也更利于打造文创 IP。

首先，从目前较为成功的文创 IP 来看，文创产品多依托于景点、博物馆、图书馆等机构，如故宫、颐和园、景山公园、悬空寺等，这些景点等机构本身就有一定的知名度和认可度，更具有品牌效应，且人流量大，利于文创的推广、销售。就目前的中医药文创产业而言，多以中医院、高校为依托，产品类型以香囊、艾灸器具等为主，具备一定的功能性。高校所制文创，多为学生创业项目，以小成本投入的文创居多，暂无手办类文创。其次，从创作主题而言，依托中医药博物馆可以以馆藏文物为原型，依托图书馆则可以以图书馆馆藏古籍为原型，依托高校则能以高校相关医家人物为原型，依托机构的中医药手办的开发，从中医药博物馆等机构特点出发，挖掘文化底蕴，让文创产品既具有中医药特色，又具有机构文化特点，形成独特风格，也更利于打造品牌 IP。此外，依托机构更利于培养创意产业人才，通过引进创意人才，设立专门研发部门，组建创意团队，培养复合型人才。

因此，依托中医药博物馆、图书馆、科研、高校等机构，深挖机构文化特色，与中医药文化结合进行手办设计，利用其本身品牌效应等天然优势，可以更有效地缩短 IP 打造时间，更利于中医药文化 IP 打造。

2. 参考热门 IP 打造模式

在 IP 打造上可以参考当下较为成功热门手办 IP 打造模式，如泡泡玛特，对中医药文化手办进行 IP 运营，建立艺术发掘、IP 发掘、文化传达等为主的价值链条，通过 IP 打造来对手办进行文化增值。泡泡玛特在中国市场通过积极寻找中国文化与潮玩的契合点的方式来进行设计、推广，融合中西方文化，如点缀虎头帽、冰糖葫芦等中国元素，将汉服引入经典西方形象中，从而建立国际化的品牌形象，从而博得中国消费者的好感。中医药手办可以在维持原有中医药文化内涵的基础上，将潮流元素引入中医药经典形象中，古今结合，打破时空带来的疏离感，拉近中医药与日常生活的距离，更利于吸引消费者。

另外，可以参考故宫“朕知道了”系列 IP 打造模式，通过 IP 打造来讲好中医故事，将趣味性引入人物形象设计中，将被神化的名医有情化，如在叶天士、薛雪手办打造上，可以加入诸如扫叶山房、踏雪山庄的趣事，将两位医家的形象打造得更为生动，既易于大众接受，也可以借以达到对清代名医进行科普的目的。

（二）材质选用

目前，市售手办材质多为树脂、PVC 等，因为中医药手办更多地关注到机构展陈需求，较多地选用黄铜、陶瓷材质。中医药手办产业需要发展，在材质选择上应有所转变，既可以使用目前较为成熟的手办材料，也可以选择中医药特色材质。

1. 中医药手办要将目标人群转向大众，首先需要将手办材质由黄铜、陶瓷向树脂、PVC 转变

传统黄铜材质虽然较为稳定，但成本较高，上色不如树脂等材料，制作的手办较重，不完全适用于日常赏玩，且一定程度局限了手办主题的选择与再设计。树脂材料更适合表现物品和人物的细节特点，而 PVC 材质稳定且价格低廉，更适合手办的量产，且树脂、PVC 材质在人体皮肤的表现上更有优势。而这两种材质也是目前手办产业中较为成熟、常用的材质，价格适中，适合量产，因此树脂、PVC 材质也是目前中医药手办制作较为理想的选择。

2. 中医药特色材质的选用。

在中医药手办材质选用问题上，除了可以选择性价比较高的树脂、PVC 材质，也可以选择以中药药粉为材料加工成手办，使得中医药手办具有一定功用。常规材质适合于设计更为精美的手办，中药药粉因材质的限制，无法很好地呈现手办设计细节，但仍适用于设计较为简单的手办制作。目前，中医药香囊、香牌等产品市场已基本成规模，市场认可度较高，将香药与手办结合，使手办既具有一定的赏玩功能，还具备一定功效。配方可以选择已有的中药香牌配方，适当添加一定辅料，使其更适合于手办打造且不易开裂。中医药特色材质的选用使得手办本身即带有中医药鲜明特色，充分发挥出中医药本身功用，绿色环保，成分天然，集赏玩与保健于一体。

（三）改善设计环节

现有中医药手办设计的目标受众多为机构用户，而要发展中医药手办产业，则首先应该将重新定位受众人群，充分了解市场动向，明确发展趋势。因此，在设计环节首先需要精准定位目标人群，进一步分析消费圈层占比。根据华经情报网数据，手办客户群中白领占比最多，达33%，其次为学生，占比25%。[9] 从以上数据中可以看出，在设计环节需要考虑年轻消费者对手办的需求。

设计时可以先从现有中医药文物中选择原型，将现有的中医药元素提取出来，再将这些元素与需要表达的想法结合，对原型进行二次设计。在设计实际中利用好3D打印技术，设计定稿后可以先用3D打印技术打印出样品，3D打印技术可以使得制作过程变得更加便捷，自由度更高[10]，再经过精修、上色等程序，最后对设计稿进行修改、完善。

（四）主题挖掘

中医药手办目前的主题较为局限，仍未能与传统雕塑主题区分开，随着中医药文创产业的发展，手办选题也应该根据发展趋势进行选择。手办设计，主题挖掘是关键，手办设计需要兼顾文化性和潮流性，因此笔者认为，可以从以下四个方向进行选择。

一是主题从机构特点出发。依托于景点、中医药博物馆等机构，可以结合机构特色建筑、机构标志、特色文物等，结合机构特色中医药元素，从已有原型出发进行复刻，通过二次设计，打造富有机构特色的中医药文创系列。

二是主题从已有中医药元素中选取，深挖中医药文化内涵，再进行创意设计。如古今名医系列，从人物本身特点出发，以讲故事的方式将名医串联起来，赋予名医感情，使手办更有温度，更能打动消费者。

三是从热点、节庆选题。手办的商业价值即体现在其潮流性，从热点问题选题，可以根据热点，结合本机构资源与特色。根据时事热点进行创作的例子有新冠疫情期间的钟南山、抗疫医生手办；根据二十四节气导引来选题，推出节气养生手办，或者根据传统节日习俗，如端午悬艾、喝雄黄酒、佩戴香囊等养生习俗推出节庆养生手办。

四是可以以文创 IP 为中心，手办设计与其他文创设计相结合，制作成系列文创，如名医系列等。

（五）重视人才培养

中医药文化手办使用场景仍拘泥于博物馆等机构陈列，虽然中医药文化创意元素已被关注，但是因为目前独立开发文创产品能力较差，创意人才不足，缺乏二次创意设计，无法将这些创意元素与手办产品有效结合，因此也无法达到预期效果，对消费者不具有足够的吸引力，这也在一定程度上制约了中医药文化手办产业的发展。

手办产业的发展离不开人才，因此必须重视设计人才的引进。中医药文创研发应是多学科、多角度的，既需要中医药专业人才，也需要设计创意人才。中医药文化创意产业的瓶颈之一即为创意人才的缺乏，中医药专业人才在文化创意、设计上并不专业，单纯的设计创意人才对中医药文化认识不足，中医药专业与文化创意未能紧密联系，打破其中的壁垒则需要多学科合作，需要中医药专业人才与设计创意人才相配合，组建设计团队，以项目为抓手，在团队建设中培养交叉学科人才，从而促进产业发展。

（六）多平台推广和运营

推广和运营无疑是手办开发后至关重要的一环，其重点为以实体为基础，利用互联网进行多平台运营。目前中医药文创缺乏系统地推广和运营，还没能真正进入大众视野，这也是制约中医药手办产业发展的重要因素。

在媒介融合背景下，依托机构开设官方账号、平台，在账号、平台上进行宣发，可以达到比实体推广更快、更好的效果，从而实现多平台推广和运营。以故宫文创为例，故宫文创线下通过实体店、海报、展览进行运营，线上则通过官方网站、各大短视频平台、微信公众号、视频平台、淘宝、App 等平台推广。通过官网、线下实体店同步宣发，在各大平台进行推广和运营，是中医药手办产业发展的重要一环。

四、中医药文化手办开发案例

本团队依托中国中医科学院中国医史文献研究所，在2023年选定以中国医史博物馆馆藏文物坐虎针龙木雕为原型，以馆藏坐虎针龙图为参考，通过对馆藏文物坐虎针龙木雕中医药文化元素进行采集、分析、论证，数易其稿，最终设计了坐虎针龙手办（图1），目前已进入制作阶段。

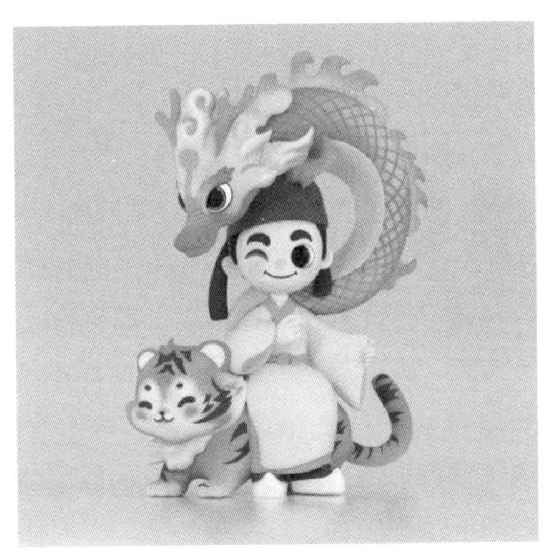

图1　坐虎针龙手办

在设计时，首先根据坐虎针龙木雕作图，保留服饰、龙纹等细节，根据大体构图将人物卡通化。由于本次设计选取的主题较为复杂，实际为三个设计部分，进行的调整较多，设计重点在于：

（1）手办制作时，原型木雕的龙盘旋在上，以云纹托住龙体，在手办设计时，盘旋的龙不好体现，云纹会使得设计过于复杂，且龙盘旋在上容易造成手办重心不稳。开始将盘龙姿势为趴在孙思邈后背，改大龙为小龙，保留龙的原始形态，但趴在肩上的龙失去了龙原本的气势。经反复调整后改为趴在头顶，仍保持龙的整体气势，且在保证重心的基础上尽可能将龙放大。

（2）木雕孙思邈手执银针，设计时执针手势采用较为常用的三指执针势，由于针的制作过于精细，树脂材料无法完成，手办仅设计主体，针为金属材质，将于手办成型后加上。

（3）虎的形态进行了些许调整，在保持整体和谐的基础上，尽可能保证手办重心。

另外，因为更多地关注中青年受众群体，采用的设计较为活泼，在设计中，孙思邈的视觉年龄与以往雕塑有很大差别，使手办更具亲和力。

五、总结与展望

中医药文创或将成为中医药文化传播的突破口[11]，目前，各地文化产业正在如火如荼地发展，文创已成为时下热词，已形成了一定的受众群体。文化产业已列入“十四五”规划中医药发展规划，发展中医药文创产业是中医药文化发展的大势所趋，手办作为中医药文创的一种，势必要趁势而上。但从目前市场上的情况来看，中医药文化手办的开发程度不尽如人意，使用场景多为机构展陈，所用材质以黄铜、陶瓷为主，但也有不少树脂材质手办出现，创意设计人才的缺乏，设计主题与传统雕塑主题未能出现明确区分，暂无热门 IP 出现。主题局限、材质传统、人才缺乏、IP 空白、设计不足，这些都严重影响了中医药手办产业发展。

本报告系统梳理了目前中医药文化手办产业的发展建设现状，总结分析了中医药手办产业在发展过程中存在的主要挑战，并对中医药文化手办的开发策略进行了探讨。基于以上讨论，本文认为，IP 打造、人才培养是目前产业发展的瓶颈所在，中医药文化手办应与时俱进，打破制约中医药手办产业发展的瓶颈，需要重新定位目标人群，组建创意团队针对目标人群结合 3D 打印技术进行设计，并选用合适材质，如树脂、PVC 或中药药粉等，改进手办设计、制作工艺与流程。而在产业发展上，IP 打造是重点，或依托景点、中医药博物馆、高校等机构，培养多学科交叉型人才，引进设计创意人才，或组建专门中医药文创团队进行打造；在主题上根据机构特点、潮流热点、中医药文化特点等进行拓展与延伸。抓住中医药文化行业发展的大好时机，利用好中医药文化与历史优势，建立差异化定位，通过对中医药文化手办进行全方位开发，有利于建立独特的品牌形象，也势必将促进中医药文化手办产业的成形与发展。

参考文献

[1] 高月娇 . 手办艺术的多元化与开发策略研究[J]. 艺术品鉴，2021（24）：46–47.

[2] 国家统计局 . 服务业释放主动力 新动能打造新引擎——党的十八大以来经济社会发展成就系列报告之五[R/OL].[2022–09–20].http://www.stats.gov.cn/sj/sjjd/202302/t20230202_1896680.html.

[3] 国务院 . 国务院办公厅关于印发“十四五”中医药发展规划的通知（国办发〔2022〕5 号）[EB/OL].[2022–03–03].https://www.gov.cn/gongbao/content/2022/content_5686029.html.

[4] 中国 Z 世代手办消费趋势研究报告 2021 年[C]// 上海艾瑞市场咨询有限公司 . 艾瑞咨询系列研究报告，2021（4）：46.

[5] 党震 . 中国传统雕塑的造型特点[J]. 美术大观，2009（8）：206–207.

[6] 阎莉，张艺馨，王珊珊，等 . 基于中医药文化的银饰文创产品现状及其开发策略[J]. 亚太传统医药，2023，19（8）：11–14.

[7] 闵翠 . 杏林文化背景下大学生文化创意产品的创新研究——以陕西中医药大学“杏林参宝”为例[J]. 科学大众（科学教育），2019（12）：152.

[8] 王菁楠 . Research on the Design of Creative Product to Popularize Traditional Chinese Medicine[D]. 无锡：江南大学，2020.

[9] 魏琳琳 . 国内手办行业的现状简析[J]. 辽宁丝绸，2021（2）：47–48.

[10] 余日季，刘舜 .3D 打印在动漫手办制作工艺中的应用研究[J]. 设计艺术研究，2020，10（2）：9–13.

[11] 洪欣言 . 传统中医药文化推广的现状及其创新模式[J]. 人文天下，2019（14）：57–59.

HB.10 灵芝文创产品开发现状及其发展趋势

贺宗毅[①] 冯 杰[②] 马传贵[③]

摘 要： 近年来，随着大健康理念的普及和健康产业的发展，人们对自身健康水平的重视程度越来越高，人们对大健康产品的需求不断增加，其中灵芝制品的需求量逐渐攀升。2023年11月17日，国家卫生健康委员会、国家市场监督管理总局正式发文将灵芝纳入按照传统既是食品又是中药材的物质。意味着灵芝被官方认可既可作为食品用，也可作为药品用，将更广泛地出现在人们的日常生活中，进一步推动了灵芝康养概念的普及。同时，中国对灵芝文化创意产业的重视程度也越来越高。总体而言，灵芝文创产品的开发还处在初级阶段，但是发展势头良好。从总体上看，已从个体发展迈入政府主导、大企业带动的一体化发展道路，具有更大的文化潜力。目前，以民间为主体、以企业为主导的灵芝产品已经初具规模，形成了一批具有特色的企业，在灵芝全产业链上进行研发，取得了良好的经济和社会效益。然而，当前中国灵芝文创产品的研发还存在着同质化严重、文化特色不明显、产品创意欠缺、设计理念落后、实用价值不高、价格和品质两极分化严重、品牌形象尚未树立等问题。为了突破现有思维的禁锢，本报告对灵芝文创产品开发的现状进行了系统的梳理，对其中存在的主要问题进行了归纳和分析。同时，本报告还对灵芝文创产品未来的跨界发展、数字化文创这两个趋势进行了针对性分析，对灵芝文创产品的未来发展进行了展望。

关键词： 灵芝；文创产品；开发现状；趋势

---

① 贺宗毅，理学硕士，重庆市中药研究院副研究员。主要研究方向：中药资源学及其利用。

② 冯杰，工学博士，上海市农业科学院食用菌研究所副研究员。主要研究方向：食药用菌代谢调控及加工用。

③ 马传贵，工学学士，北京京诚生物科技有限公司农艺师、中药师。主要研究方向：食药用菌栽培、生理及功能开发。

党的十八大以来，中国文化事业迎来了快速发展的时期。文创产品是文化与创意相结合的产物，它能够将传统文化元素与现代设计理念相结合，创造出具有独特魅力和市场价值的文化产品。通过文创产品，人们可以更加直观地了解和体验传统文化，感受到中华文化的深厚底蕴和独特魅力。因此，要使传统文化和文物“活”起来，就必须大力发展文创产品。这不仅有助于传承和弘扬中华优秀传统文化，还能够推动文化产业的发展，提升国家文化软实力。在未来的发展中，文创产品将不断创新和发展，为人们带来更多、更加丰富多样的文化体验。灵芝是中国著名的传统中药材，具有悠久的应用历史和深厚的文化底蕴。其应用可追溯至新石器时代（河姆渡文化时期），而中国灵芝文化的起源则可追溯到先秦时期，当时灵芝被视为“仙药”与“瑞草”，这构成了灵芝文化的两大核心内涵。“仙药”是指灵芝具有神奇的医药功效，被认为可长生不老、治病救人。在古代医药典籍中，灵芝被誉为“上药”，有“久食，轻身不老，延年神仙”之功效。而“瑞草”则是指灵芝象征着吉祥、祥瑞和美好。在古代，灵芝的出现往往被视为国泰民安、风调雨顺的象征，因此也常被用作贡品献给皇室。灵芝的两大核心内涵一直延续至今，影响着人们对灵芝的认知和态度。现代社会中，灵芝依然被视为珍贵的中药材和保健品，其药用价值和保健功能得到了广泛的认可和应用。同时，灵芝文化也在不断发展和创新，与旅游、文创等产业相结合，为人们提供了更加丰富多彩的文化体验。本报告系统地梳理了灵芝文创产品的现状，归纳总结了其存在的主要问题，并深入分析了灵芝文创产品未来的两大发展趋势，即跨界发展和数字化文创。在此基础上，对灵芝文创产品的未来发展进行了展望，以期为灵芝文创行业的持续发展提供有价值的参考。

一、灵芝物名考

灵芝是中国著名的传统中药材，被列为九大仙草之一，素有“仙草、瑞草”之称。在广义上灵芝是指灵芝属的总称。而在狭义上，灵芝是指《中国药典》2020 年版所收录的赤芝和紫芝。在生物分类学上属于真菌界、担子菌门、伞菌纲、多孔菌目、灵芝科、灵芝属[1]，灵芝的使用历史可追溯至新石器时代（河姆渡文化时期）[2]。中国现存最早的药学专著《神农本草经》首次文字记载了灵芝的性味、功效："灵芝甘、平；主胸中结，益心气，补中，增慧智，不忘。久食，轻身不老，延年神仙。"在随后的各朝代的医药典籍中都有关于灵芝的记载。中华传统医学长期以来视其为滋补强壮、固本扶正的珍品。古今临床研究均证明灵芝具有益气血、安心神、健脾胃等功效。现代药理学与临床实践进一步证明了灵芝的药理作用[3]，并证实灵芝多糖、灵芝三萜等是灵芝发挥药效的主要成分[4]。在古代中国的历代典籍中，"灵芝"是对各种"芝"类的统称。古代先民将灵芝视为仙草和瑞草，因此将其归为卉类，并称为"芝草"。灵芝在古人心目中的特殊地位，与道教和方术密切相关，这导致了对灵芝实际功效的夸大和对其形象的丰富想象。根据中医的五行学说，古人按照颜色将灵芝分为赤芝、黄芝、青芝、白芝、黑芝和紫芝六类。[5]这种按颜色分类的方法意味着每类灵芝并不是单一种类，而是由多个物种组成的复合类群。随着现代生物学的发展，国内学者对古人所记载的六类灵芝进行了本草学考证[6]，他们的研究结果表明，青芝应为多孔菌科真菌云芝[7]，黑芝应为灵芝科真菌紫芝[8]，白芝应为多孔菌科真菌香栓菌[9]，赤芝为现代灵芝科真菌赤芝，紫芝为现代灵芝科真菌紫芝[10]，黄芝应为现代淡黄木层孔菌[11]。这些研究为我们提供了关于古代灵芝分类和现代生物学分类之间关系的更深入理解，有助于我们更准确地认识和利用灵芝。

二、灵芝文化的起源及形成

中国灵芝的文化历史可以追溯到先秦时期。在已出土的战国印玺中发现了包含"芝"字符号的文物，这为研究中国灵芝文化的起源提供了有力证据[12]。由于年代久远，无法确定这些符号确切指代的内容。因此，了解先秦时期灵芝文化的最初面貌，需要结合现有的文献资料以及当时的年代背景来进行推测。灵芝在先秦文化中的地位和象征意义可能与当时的社会信仰、价值观念以及自然环境等因素密切相关。

灵芝文化是一种具有长期发展历史和丰厚文化底蕴的复合体，是中国特有的文化现象。它萌生于史前时期，在奴隶社会和封建社会得到进一步发展，经过汉、唐、宋、元等朝代的不断升华，到了明、清时期达到了顶峰[13]。灵芝文化的丰富内涵体现在文学、美术、生物、医学和民俗等方面。然而，到了清朝后期，随着西方科技和文化的传入，灵芝的神秘和神圣地位开始受到挑战并逐渐下降。为了更深入地研究和传承灵芝文化，中国学者对灵芝文化进行了系统的归纳和总结，并将其划分为文学类、美术类、生物类、医学类和民俗类五大类别[14]。这些研究成果不仅有助于我们更全面地了解灵芝文化的发展历程，也揭示了灵芝文化所蕴含的丰富内涵和独特价值。通过深入研究灵芝文化，我们可以更好地挖掘和传承中华民族优秀的文化基因，推动中华优秀传统文化的创造性转化和创新性发展。灵芝的文化内涵丰富而多元，学界普遍认为可以分为三个主要部分。

一是《神农本草经》通过三种学说论述了“六芝”，并建立了三种文化观念：以五芝—五色—五味—五脏—五官—五气进行分类建立了灵芝药草观，从灵芝的性味归经及功效出发建立了仙草观，吸纳儒学思想建立了吉祥如意观，这些观念构成了灵芝文化的基石。

二是灵芝在不同的文化类型中具有的不同的文化含义。按照其产生、发展及演化过程，灵芝的象征作用大致可以划分为巫术、政治神话、神仙道教和民间吉祥文化四种，这些象征作用相互融合，共同丰富了灵芝的文化内涵[15]。在灵芝的文化象征中，有“灵芝观”“神仙观”“福福观”三大核心板块。“灵芝观”强调灵芝作为药用植物的独特价值；“神仙观”则源于灵芝被视为“仙草”的观念，认为其具有长生不老、延年益寿的神奇功效；“福福观”则是由“仙草观”衍生而来，认为灵芝的降世是天人之福，象征着吉祥和幸福。

三是从药用植物到吉祥植物的进化历程也值得关注。在这个过程中，灵芝的药用价值和象征意义不断得到强化和拓展。而关于巫术、政治神话、神仙道教以及民间吉祥文化中的四种灵芝象征都可以归属于“两观”，即巫术和神仙道教属于“仙草观”，政治神话和民间吉祥文化属于“祥瑞观”。在研究灵芝的过程中，对其“仙”与“瑞”的内涵进行了深入的研究。这些研究不仅有助于我们更全面地了解灵芝的文化价值，也能为灵芝文化的传承和发展提供有益的启示。

灵芝的药性及其文化内涵在不同时代和文化环境中得到了形成与发展。从“瑶姬”的魂魄所化的“灵芝”到“昆仑山上的芝田中种植”，这些故事和传说都丰富了灵芝的文化内涵[16]。随着科学技术水平的提高，人们虽然否定了灵芝的“不朽”之说，但其传奇故事仍在流传。陈士瑜的《芝草纪瑞——菌蕈稗史钩沉之四》对上古时期的“芝草纪瑞”现象进行了详细论述。在中国古代，“灵芝”被视为“上天显灵”的祥瑞之象，其产生与春秋时期的“方士”文化密切相关，而“汉儒”对“灵芝”的“神化”也是其产生的根源。陈士瑜的报告揭示了灵芝作为“仙草”和“瑞草”的两种不同文化含义，有助于我们更深入地了解灵芝。然而，尽管陈士瑜作为一位真菌学家在灵芝的人文层面进行了解读，但其论证的深度和力量略显不足，未能明确阐述“仙草”与“瑞草”在灵芝文化中的产生与发展历程。未来的研究可以进一步挖掘灵芝的文化内涵，探讨其在不同历史时期和文化背景下的演变和影响。

总体而言，灵芝作为仙药的内涵可以追溯到战国后期，其形成与灵芝的性味归经和巫医文化紧密相关。秦汉时期，随着皇帝求仙问药活动的推动，灵芝的仙药地位最终得以确立。与“神仙”的含义相比，“灵芝”的“吉祥”含义稍晚一些。“灵芝草”的思想实质上源于其“仙药论”，再加上西汉特有的天人感应思想，使得“仙草类”进化为“类植物”具有一定的历史必然。“灵芝”一词的含义最早源于汉元封二年“甘泉宫”发生的一幕。从汉高祖开始，历代皇帝均视其为吉祥之物，从而使得“灵芝”的含义得以确定和传承。从汉代开始，“芝”文化不断地发展，至唐、宋两代都有了一个高峰，但是从它的文化内容上看，还没有脱离“神仙”和“吉祥”两种类型。

三、灵芝文创产品开发现状

文创产品是文化旅游业的重要组成部分，作为地域文化、城市文化的载体，发挥着传播历史文化和宣传旅游资源的作用[17]。灵芝文创产品能让人们通过更便利的方式、更丰富的作品触摸到、亲身感受到传统文化，从而实现中华传统文化的传承与弘扬。因此，开发出一系列优秀的灵芝文化创意产品对于弘扬中华民族历史文化和发展旅游业至关重要。目前，灵芝文创产品的开发主体包括国有主体与民营主体两大类。除官方主导的文创产品开发，民间资本积极投身灵芝文创事业，从事生产经营性文创产品开发。例如，江苏安惠生物和福建仙芝楼都是当地的领军企业，开发出一系列优秀的灵芝文创产品，并在市场上占有一定份额。这些企业的涌现，为灵芝文创市场注入了新的活力，推动了灵芝文化创意产业的发展。

国有主体在灵芝文创产品的开发中扮演着重要角色，以国有博物馆与国有企业为代表。北京故宫博物院、北京艺术博物院、广州博物馆等知名博物馆均有原创性的灵芝文创产品在售。此外，国内中医药类博物馆也依托丰富的馆藏资源，深入挖掘灵芝的文化内涵，运用3D打印技术、三维数字扫描技术等先进技术，开发出多种类型的文化创意产品。这些举措不仅多渠道拓展和延伸了灵芝文化的影响力，也深受游客的欢迎。通过这些国有主体的努力，灵芝文化的传承和创新得以更好地实现，也为灵芝文创市场注入了新的活力。

中国灵芝文创产品的开发尚处于起步阶段，但发展势头良好。民营主体和企业主导的灵芝文创产品已经初具规模，出现了专门从事灵芝全产业链开发的特色企业，取得了较好的经济效益和较大的社会影响力。在市场需求的推动下，民营企业的生产积极性较高，为灵芝文化产业的形成奠定了基础。同时，国有资本的整合和民营资本的涌入成为当前我国灵芝文创产品开发的特色与动力。政府和民间都在努力发掘灵芝文化内涵，推动文创经济的发展与中华传统文化的现代性结合和转化。这种结合与转化有助于传承和弘扬中华传统文化，同时也为灵芝文创产品的开发提供了更广阔的市场前景和发展空间。

（一）开发模式

灵芝文创产品依托于灵芝独具特色且应用历史悠久的特点，陆续推向市场，开发出具有浓厚灵芝内涵的文创产品。目前，灵芝文创产品的开发主要有三种模式：第一，自主开发。目前灵芝文化创意产品样式各异，已有100多种。这些由各地文旅局或涉及文旅的企业自主开发的灵芝文化创意产品受到公众的追捧，并在各大销售平台中也取得了不俗的成绩。例如，2023年吉祥文化纪念币由上海造币有限公司和深圳国宝造币有限公司铸造，中国金币集团有限公司总经销，获得了很好的市场反响。第二，与企业合作，创意共享。由于自身能力、资金有限，部分灵芝文创开发者选择与社会各界广泛合作开发，并融合其他因素研发的一类文创产品。其中主要以具有民族特色的知名企业为主，此外还有一些年轻的创业团队。近年来，部分头部企业还充分利用数字文化资源，面向全国文化企业或单位推出数字灵芝文创产品等。第三，委托厂家。这类开发者会将自己设计的产品直接委托给专业的厂家进行生产，这些厂家大多数是从事文创产品和工艺品开发的。此外，开发者还会向厂家提供自己对灵芝文创产品的设计思路和想法，由厂家根据这些思路和想法设计与生产具有不同文化内涵的灵芝文创产品。据悉，以灵芝为载体开发的文化创意产品大部分均是委托厂家生产的。以上三种模式各具特色，都在推动灵芝文创产品的多样化发展。

（二）开发种类

目前，市场上灵芝文创产品种类繁多，按照其功能可分为珍藏品、创意文具、生活类和饰品类四大类，见表1和图1。珍藏品是指以博物馆或民间最具代表性的藏品或实物为原型，经过传统工艺和现代工艺相结合的处理，将实物缩小或按原尺寸还原，成为一种独特的商品。这些珍藏品通常具有极高的艺术价值、历史价值和收藏价值，是收藏家和爱好者追逐的对象。

随着全国各地古墓的发掘和学术界对文物研究的热度上升，文物背后的文化故事逐渐被揭示。同时，中医药博物馆的公益性教育功能也越来越突出。因此，市场上出现了越来越多的以各种文具为载体的文化创意产品。将中医药博物馆资源与文具相结合主要有两个好处：第一，这种结合可以使公众更轻松地理解中医药的文化内涵。通过使用博物馆中展示的文物或中医药元素的文具，公众可以在日常生活中更直观地接触和感受中医药文化，从而增强对它的理解和认同。第二，这种结合为博物馆文化创意产品的开发提供了丰富的素材和思路。中医药博物馆拥有丰富的文物和历史文化资源，这些资源可以成为文化创意产品的设计灵感。通过将文物或历史元素与文具相结合，可以开发出既具有实用性又有文化价值的创新产品，满足公众对文化消费的需求。总的来说，通过将中医药博物馆资源和文具相融合，不仅可以提高公众对中医药文化的理解和认同，还可以促进博物馆文化创意产品的创新和发展。这种结合对于传承和弘扬中医药文化具有积极的推动作用。

生活类产品是人们日常生活中不可或缺的一部分。以灵芝丰富的文化内涵为依托，开发出一种能够快速、有效地传播灵芝文化的日用品。随着人民群众物质生活与消费水平的提高，对生活用品的需求已从单纯的功能性需求转向文化需求的满足。因此，灵芝文化特色的生活用品不仅能满足人们对灵芝吉祥文化的追求，还能展现消费者的个性化生活态度。如意是灵芝文化在生活用品中的一个典型代表。它最初是一种象征祥瑞的器物，由古代的挠痒工具发展而来。如意的柄首多呈灵芝形或云形，微曲的柄可供指画、赏玩。

表 1　灵芝文创产品类别

珍藏品	创意文具	生活类	饰品类
金、银纪念币 金、银盘 玉器 邮票	笔筒 笔 文件夹	移动硬盘 雨伞 梳子 手机链 盆景 摆件 明信片	项链 首饰盒 挂坠

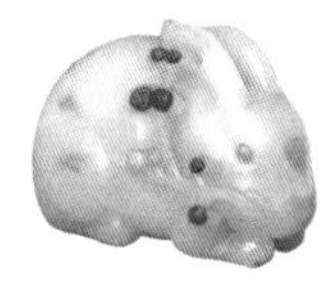
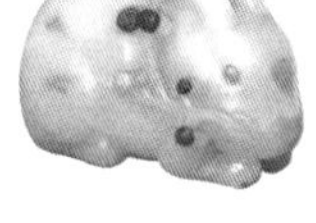

（a）清青玉嵌宝石卧兔（口衔灵芝）

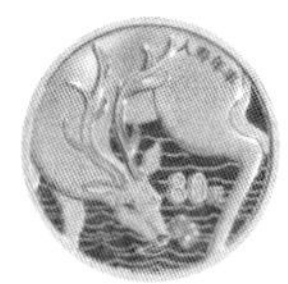

（b）2023 吉祥文化金纪念币

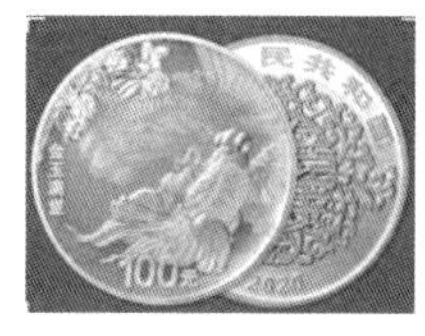

（c）2020 吉祥文化金玉满堂金银双金属币

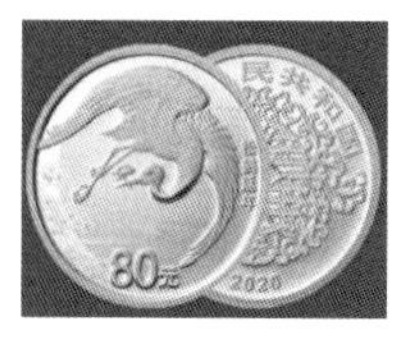

（d）2020 吉祥文化松鹤延年金币

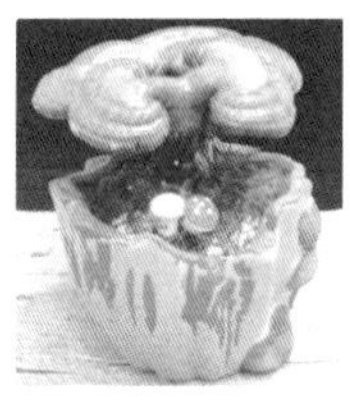
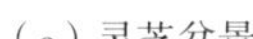

（e）灵芝盆景

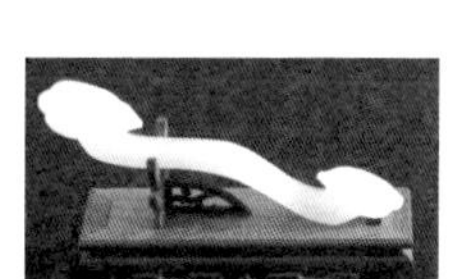

（f）玉如意

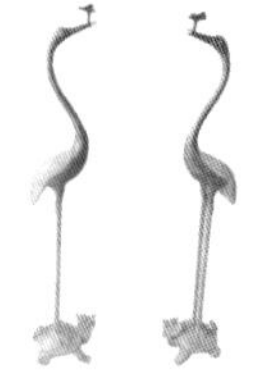

（g）龟鹤衔芝摆件

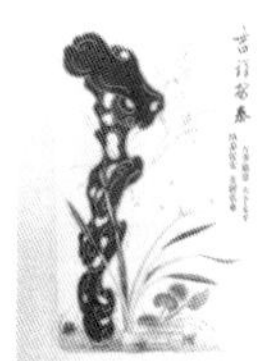

（h）灵芝图案 U 盘

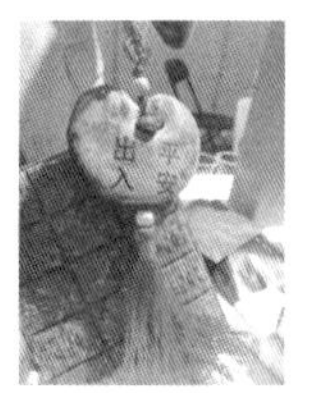

（i）灵芝饰品

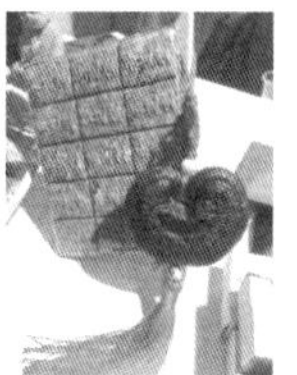

（j）灵芝饰品

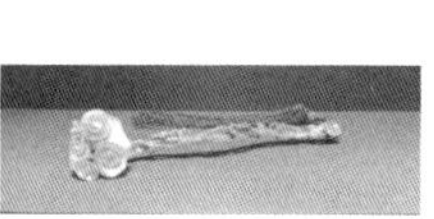

（K）翡翠灵芝式如意（清）

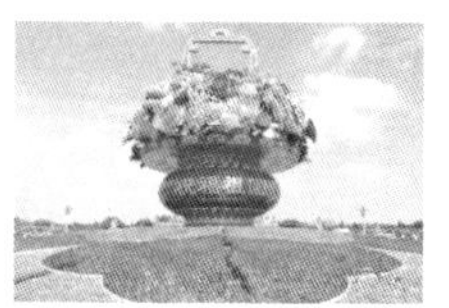

（l）北京天安门广场祝福祖国花篮

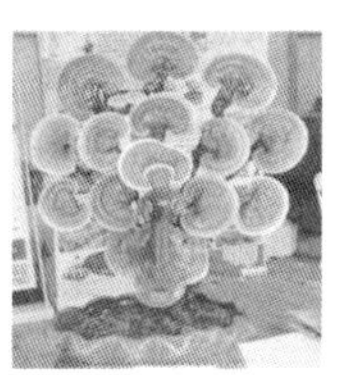

（m）灵芝盆景

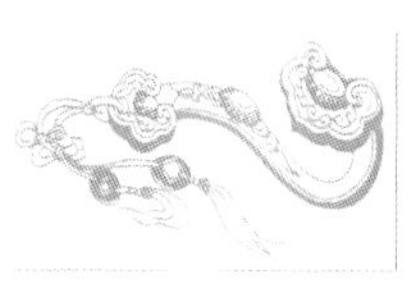

（n）取材于灵芝造型的如意

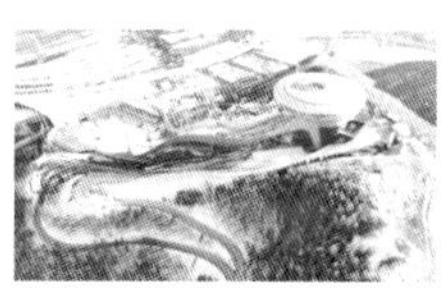

（o）冬奥会跳台滑雪场地（雪如意）

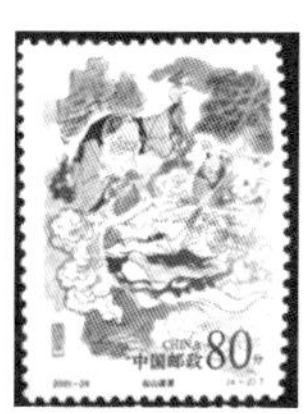

（q）白蛇传邮票（仙山盗草）

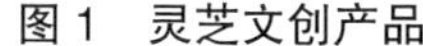

图 1　灵芝文创产品

在汉晋时期，“如意”被赋予更多文化内涵和功能，成为文人雅士交游、清谈、乐舞的助兴之物。至明、清时期，灵芝造型的如意更是被寄予吉祥驱邪的寓意，成为祈福禳灾的贵重之物[18]。在清代宫廷中，如意备受推崇，不仅观赏性大幅提升，还成为权力和财富的象征。历史上，灵芝及其衍化而成的“如意”成为我国特有的吉祥物，广泛象征“赐福嘉祥”“国泰民安”等美好寓意。例如，故宫博物院在2021年辛丑年春节举办的“吉祥如意展”中展出了158件（套）造型各异、工艺精湛和题材丰富的如意。其中，水晶“四海清宁”灵芝式如意、青玉喜鹊登梅图灵芝式如意格外引人关注。这些精美的如意充分展示了中国传统的吉祥文化，并在浓郁的喜庆氛围中传递了对新春佳节的美好祝福。在笔者来看，灵芝符号在数千年的历史长河里，受到传统文化的滋养，已成为中华民族吉祥观念和民俗活动的载体以及中华文化核心要素之一，在中华民族心目中有着崇高的地位。它代表了更高的境界，成为中国精神、中国形象、中国文化、中国表达的象征和图腾，可以说，灵芝已经远远超出物质层面，上升到精神文化领域，推动了经济发展、社会进步、社会和谐和幸福指数的提高。

灵芝文创产品中的饰品类开发，无疑满足了人们对美的追求。这类产品主要包括项链、吊坠、首饰盒等，它们都以突出灵芝的祥瑞、吉祥的文化内涵为设计核心。以“祝福祖国”巨型花篮为例，这个高达18米的花篮主景以喜庆为主题，内盛“五谷”，即水稻、小麦、小米、黄米、大豆，象征丰收，寓意“五谷丰登”。花篮底部直径45米的牡丹图案，以及祥云灵芝装饰，都体现了繁荣昌盛和吉祥如意的寓意。另一个例子是2022年北京冬奥会跳台滑雪项目竞赛场馆“雪如意”，其设计灵感来源于中国传统吉祥物“如意”，顶峰俱乐部如同“柄首”，由两根巨大支柱支撑，顺势而下的S形赛道则仿佛是“柄身”，最终与位于底部结束区和观众区的“柄尾”相连接，外观结构与中国传统吉祥物“如意”的S形曲线完美融合[19]。这一设计不仅使“雪如意”成为北京冬奥会的标志性场馆之一，也成功地将中华传统文化，特别是中医药文化中的灵芝元素推向了世界。通过这些例子可以看到灵芝文创产品中的饰品类如何巧妙地结合了艺术性和文化性，既满足了人们的审美需求，又传播了灵芝的祥瑞和吉祥的文化内涵。

四、灵芝文创产品研发面临的问题

随着国家相继出台《关于推动文化文物单位文化创意产品开发的若干意见》《关于进一步推动文化文物单位文化创意产品开发的若干措施》等一系列法规政策，文创产品的开发受到了极大重视，并在各个领域取得了一定的成绩和经验。然而，灵芝文创产品仍存在许多不足之处，需要进一步探索和改进。这些不足涉及设计创新、市场定位、品牌推广、产业链整合等方面。为了推动灵芝文创产品的持续发展，需要加强政策引导、市场调研和创意设计，同时注重品牌建设、市场拓展和产业链协同。通过不断改进和完善，灵芝文创产品有望更好地满足市场需求，传承和弘扬中华优秀传统文化。

（一）产品同质化严重，文化特征不明显

文化是文创产品的灵魂，也是文创产品区别于一般商品的核心价值所在。透过灵芝文创产品可以快速地了解其所代表的文化，然而市场上销售的灵芝文创产品存在较大的同质化、文化特色不明显等突出问题。各大机构和文物单位的文创产品大同小异，各文化单位的特色文创产品相对匮乏。目前，文创产业已经明确区分了文物和文化产品，但是仍有大部分从业者容易把旅游纪念品和文化产品简单地画上等号。如果仅仅在图纸、饰品、围巾、领带等产品表面印上灵芝的图案，那么这只是一种旅游纪念品，并不能体现出灵芝文化的特色，就不能称之为文创产品。为了解决这些问题，需要加强文化创意的研发和设计，突出灵芝文化的特色和内涵。同时，需要注重产品的品质和工艺，提高产品的附加值和市场竞争力。此外，还需要加强品牌建设和市场推广，提高消费者对灵芝文创产品的认知度和认可度。总之，灵芝文创产品的开发需要注重文化创意和品质工艺的提升，突出灵芝文化的特色和内涵，才能更好地满足市场需求，传承和弘扬中华优秀传统文化。

（二）创意不足，设计理念落后

目前，国内的文创企业虽然意识到了文创产品的价值，但是在产品设计方面仍存在着创新不足、设计理念落后、雷同等显著问题。许多产品仍然停留在

简单的仿制阶段，设计理念相对落后，主要通过模仿、仿制国内外优秀的博物馆等文化创意单位的作品。为了解决这些问题，文创企业需要加强创新设计，注重产品的独特性和个性化。同时，需要关注市场需求和消费者喜好，以设计出更符合消费者需求的产品。此外，还需要加强品牌建设和市场推广，提高消费者对文创产品的认知度和认可度。总之，文创企业在产品设计方面需要注重创新和个性化，同时加强品牌建设和市场推广，以推动文创产品的持续发展。

（三）实用价值不高，价格与质量两极分化严重

目前，灵芝文创产品中以灵芝摆件和图案为主的产品占比较高，而生活娱乐类的产品相对较少。较多灵芝文创产品的设计更注重其文化、审美功能，而在日常生活中展现的实用性不强。此外，文化创意产品出现了严重的两极分化，高端产品制作精良但价格高。低端产品粗制滥造且价格低，却难以得到消费者的青睐。为了解决这些问题，需要实现文化价值与实用价值的统一，精准挖掘生活中的需求点，从让人们的生活更舒适、更美好的角度去创新和打磨，从而创作出物美价廉且实用的灵芝文创产品。具体来说，可以从以下四个方面入手。

（1）创新设计。鼓励设计师注重产品的实用性和美观性的平衡，同时注重产品的创新性和个性化。通过创新设计可以创造出既具有文化价值又具有实用价值的灵芝文创产品。

（2）市场需求。关注市场需求和消费者喜好，了解消费者对灵芝文创产品的期望和需求。通过市场调研和分析，可以更好地了解消费者的需求和喜好，从而开发出更符合市场需求的产品。

（3）品牌建设。加强品牌建设和市场推广，提高消费者对灵芝文创产品的认知度和认可度。通过品牌建设可以提升产品的附加值和市场竞争力。

（4）产业链协同。加强产业链协同，整合资源，实现从设计到生产、销售的全方位合作。通过产业链协同可以提高产品的品质和工艺水平，降低成本，提高产品的性价比。

总之，实现灵芝文创产品的文化价值与实用价值的统一，需要从创新设计、市场需求、品牌建设和产业链协同等方面入手。通过不断改进和完善可以创作出更多物美价廉且实用的灵芝文创产品，满足市场需求，传承和弘扬中华优秀传统文化。

五、灵芝文创产品发展趋势

（一）跨界发展趋势

近年来，灵芝文创产品在跨界形式方面不断有新的突破，特别是在各个行业都有长足的发展。例如，云朵艾杨与盖亚传奇跨界合作推出“凤衔灵芝”在中国时装周上亮相，将灵芝和凤凰这两个象征祥瑞和辉煌的元素巧妙地结合在一起，弘扬和传承了中华优秀传统文化精神。同时，将“凤衔灵芝”融入妆容和华服中，完美体现了东方女子的自信、优雅、睿智和独立等气质。另外，中国人民银行也发行了一套具有吉祥文化内涵的金银纪念币，诠释了灵芝的吉祥文化。钱币背面的图案以鹿和灵芝为主要元素，底部是蔚蓝的水面和金色的水波，鹿衔灵芝的形象寓意着健康长寿[20]。

这些跨界合作的例子展示了灵芝文创产品的多样性和创新性，不仅拓展了灵芝文化的传播渠道，也丰富了各个行业的文化内涵。通过这些跨界合作，灵芝文创产品得以在更广泛的领域中展现其独特的文化价值和艺术魅力。

（二）数字创意产业的发展动向

数字文创是将数字技术和文化创意结合在一起的产物，是文化创意产业和数字经济的融合。近年来，数字文创产业得到了迅猛的发展，已成为文化创意产业的重要组成部分，其经济体量也在逐步扩大。相关报告显示，全球数字文创市场规模已经超过两万亿美元，受 5G、VR 等新生代技术的推动，以及人们对数字文创产品不断增长的需求，预计在未来还会继续增长。例如，阿里巴巴、腾讯等重量级机构与国家博物院、故宫博物院等合作，相继推出了数字藏品发行平台。这种将新技术和文化相结合的新模式，必将掀起一股文创产业的变革浪潮。数字文创产业的快速发展得益于数字技术的不断进步和应用。5G、VR 等新生代技术为数字文创产业提供了更多的可能性，使得数字文创产品更加生动、真实和具有交互性。同时，人们对数字文创产品的需求也在不断增加，这为数字文创产业的发展提供了广阔的市场空间。数字文创产业的变革不仅体现在产品的创新上，更在于整个产业模式的变革。数字文创产业将传统文化的元素与现代科技相结合，通过数字化手段将文化资源转化为具有商业价值的文创产品，从而实现文化的传承和经济的发展。未来，随着数字技术的不断进步和应用，以及人们对数字文创产品需求的不断增加，数字文创产业将继续保持快速增长的态势。同时，数字文创产业也将成为推动文化创意产业和数字经济融合发展的重要力量。数字文创将持续强化虚拟现实、增强现实等新技术的运用，为用户带来沉浸式的体验。例如，利用 3D 打印技术，可以将数字化设计转换成实物产品，实现数字化文创制作与小批量定制，为文创产品设计与制造提供更多可能性。虚拟现实技术使产品更具真实感和沉浸感，让人仿佛身临其境。人工智能（AI）为文创产品提供更个性化、智能化的服务，例如，基于用户画像为基础的推荐系统、语音识别互动等为传统文创产品带来新的生命力。云计算技术使得文创产品在实现远程协作与共享的同时，可以更方便地进行数据的管理与处理。机器人技术使产品更逼真，更具互动性。技术驱动是文创产品开发的一种重要推动力，它为文创产品带来更高效率、更个性化的体验和服务。因此，文创产业的发展也需要持续关注新兴技术的动向，将新技术融入产品的设计、制造中，以期提高其价值与影响力。此外，为了满足越来越多用户的个性化需求，数字文创产品的开发也将越来越注重个性化和互动性。例如，在用户反馈与互动的过程中，数字化文创产品不仅能够不断地得到改善，而且能让用户与文化内容进行深度交互。数字文创还将继续注重跨领域的融合创作，融合不同领域的文化元素，创造出更具创意的产品。未来，数字文创将持续强化虚拟现实、增强现实等新技术的运用，为用户带来更丰富、更沉浸式的体验，推动文创产业的持续发展。

六、总结与展望

随着中国对文化资源的保护、传承和创新发展的重视程度不断提高，文化资源的创新已经成为文化传承和产业发展的一种重要方式。在今后的文创产品设计中，灵芝文创产品的文化内涵、人文情怀将成为消费者的主要选择。因此，在实现产品功能的同时，也要注重产品本身的文化属性，即产品的文化内涵。然而，目前灵芝文创产品存在同质化严重问题，缺少对本土文化内涵行之有效且自然的融合手段，给相关企业和设计师带来了严峻挑战。一方面，对灵芝文创产品内涵的诠释是文创产品设计中的关键，也是目前学者关注的焦点；另一方面，灵芝文创产品能否成功开发，关键在于对原始文化的诠释与表达。

为了解决这些问题，需要采取一系列措施：一是加强文化创意的研发和设计，突出灵芝文化的特色和内涵；二是要注重产品的实用性和审美性的平衡，同时注重产品的创新性和个性化；三是还要加强品牌建设和市场推广，提高消费者对灵芝文创产品的认知度和认可度。2023 年 11 月 17 日，国家卫生健康委员会、市场监督管理总局联合发布了《关于党参等 9 种新增按照传统既是食品又是中药材的物质公告》，经安全性评估及试点生产经营，将灵芝、党参、肉苁蓉（荒漠）等 9 种物质纳入按照传统既是食品又是中药材的物质。这意味着灵芝中药材被官方认可既可作为食品用也可作为药品用，将更广泛地出现在人们的日常生活中。在实际开发过程中应顺应时代的发展与需求，对灵芝药材内涵和文化内涵的形成和发展过程进行深度挖掘，为灵芝文创产品的设计理念提供源源不断的动力和灵感。在人工智能兴起的背景下，有必要主动拥抱大数据技术，改进灵芝文创产品，让获取资源更容易，作品呈现更多元。随着年轻消费大军的兴起，人们对个性化和潮流化的消费需求将会越来越大。在信息数字化技术的全面融合下，一种更强的科技感、个性化、互动性、数字化、场景化的文创体验将成为一种新的消费趋势。同时，灵芝相关产品也将迎来良好的发展机遇，市场前景广阔。我们相信，在未来的发展中，灵芝文创产品将会不断创新和发展，为人们带来更多美好的体验和感受。

参考文献

［1］邢佳慧．灵芝属的物种多样性、分类与系统发育研究［D］．北京：北京林业大学，2019.

［2］袁媛，王亚君，孙国平，等．中药灵芝使用的起源考古学［J］．科学通报，2018，63（13）：1180–1188.

［3］简青燕，马超，王爱平，等．食药物质灵芝（试点）食品安全标准浅析及其思考［J］．食药用菌，2023，31（4）：246–254.

［4］马传贵，张志秀，吴志鹏，等．段木灵芝高效栽培及生物活性研究进展［J］．中国果菜，2023，43（5）：55–59.
［5］刘鸿高．灵芝的本草考证［J］．昭通学院学报，2022，44（5）：1–6.
［6］包海鹰，李志军．“芝”文化和灵芝的药用历史及研究发展思路［J］．人参研究，2022，34（3）：40–44.
［7］赵新湖，包海鹰．青芝的本草考证［J］．菌物研究，2015，13（1）：59–62.
［8］赵秀红，包海鹰．黑芝的本草考证［J］．菌物研究，2018，16（4）：244–248.
［8］赵宇，包海鹰，图力古尔，等．白芝的本草考证［J］．菌物研究，2018，16（1）：57–62.
［9］王欣宇．紫芝本草学考证、治疗骨伤作用及化学成分研究［D］．长春：吉林农业大学，2016.
［10］高旭升，包海鹰．黄芝的本草考证［J］．菌物研究，2023，9：1–6.
［11］张晓东．中国灵芝文化早期形成考论［J］．地域文化研究，2022（1）：49–59.
［12］卯晓岚．“中国灵芝文化”题要［J］．中国食用菌，1999（4）：3–5.
［13］赵树丛．灵芝文化三题［J］．森林与人类，2022（5）：122–128.
［14］温庆武，陈克元．灵芝符号的意象结构与文化内涵［J］．中国艺术，2012（2）：122–123.
［15］陈士瑜．瑶姬仙草灵芝：菌蕈稗史钩沉之二［J］．食用菌，1991，（01）：44.
［16］杨则晶．从文创产品市场发展看中国旅游业文化的传播变迁［J］．旅游与摄影，2020，（24）：49–50.
［17］卯晓岚．灵芝如意：中国灵芝文化及其影响［J］．商业时代，2001（1）：89.
［18］马传贵．北京冬奥会上绽放的灵芝文化［J］．食用菌，2022，44（2）：25.
［19］王一凡．肥城魏家坊关帝庙“鹿衔灵芝”壁画文化内涵研究［J］．文物鉴定与鉴赏，2023（11）：123–127.

HB.11 壮医药文创产品研发及策略建议

滕红丽[①] 李敏聪[②] 赵金妹[③]

摘　要：壮医药文创产品研发是一项重要任务，通过将壮族传统医药智慧与文化元素融入现代医药产业，以推动壮医药的传承创新。本报告从壮医药的历史、文化、理论出发，探讨壮医药文创产品的源流、现状及前景，提出建议以促进壮医药文创产品的研发和推广应用。首先，加大政策支持，加强创新技术研发，打造具有自主核心技术的产品，推进知名商标的注册和品牌建设。其次，充分利用壮医药的各种特色优势，与文化创意、医药养生、旅游产业相融合，研发独具壮医药特色的文创产品，开拓创新和迎合市场，满足各类消费者需求，寻求国际市场机会，助力文创产品的长期可持续发展。此外，人才培养、发展环境、市场监管、保障机制、行业规范、文化保护和传承，是壮医药文创产业创新发展的重要条件。总之，壮医药文创产品的研发需要综合考虑传统医药知识、现代科技和市场需求，以确保产品成功研发和传统文化传承。通过创新研发、保证质量和市场推广，推动壮医药文创产品的高质量发展。

关键词：壮医药；文创产品；研发策略

壮医药在历史上对民族的生存和健康发挥了积极作用，是壮族及其先民千百年来与自然和疾病作斗争而形成的科学文化结晶，至今仍是壮族人民群众赖以防治疾病的有效手段和方法之一。壮医药文化是中华民族传统医药文化的重要组成部分，具有巨大的发展潜力和价值。如何弘扬和传承民族医药文化已

---

① 滕红丽，医学博士，广西中医药大学附属国际壮医医院二级教授。主要研究方向：民族医药研究。

② 李敏聪，医学硕士，广西中医药大学硕士研究生。主要研究方向，民族医学理论、诊疗技法与方药研究。

③ 赵金妹，医学硕士，广西中医药大学硕士研究生。主要研究方向，民族医学理论、诊疗技法与方药研究。

成为一个重要课题。随着各种传播媒介的推介，壮医药文化逐渐被世人所熟知，壮医药文创产业已成为现代壮医药产业的重要组成部分。现代社会，人们更注重身心健康发展，壮医药不仅为健康医疗服务，也丰富了现代人的精神世界。因此，正确展示和传承壮医药文化是壮医药文化创意领域的重要课题。党的十八大以来，以习近平同志为核心的党中央更高度重视中医药事业，将中医药发展上升为国家战略。广西壮族自治区政府也加强了对壮医药产业发展的政策扶持，推动了壮医药文化创意产业的发展。

一、壮族传统医药概况

（一）壮医药历史

壮族人口超过 1800 万人，超过 90% 聚居在广西壮族自治区。壮医药是壮族传统文化的重要方面，在壮族人民长期同疾病斗争和生产生活的实践过程中形成和发展起来的[1-2]，是中国医学科学的特色，也是中国传统医药的重要组成部分。壮医药具有明显的民族特色、传统元素以及地域属性，有悠久的历史和丰富的内涵。

几千年来，壮医药为壮族民众的健康和繁衍作出了重要贡献，至今仍然是人民群众赖以防病治病和维护健康的重要卫生资源之一[1]。然而，直到中华人民共和国成立之前，壮医药一直没有得到全面系统的挖掘、整理和研究，这在一定程度上限制了其发展和推广应用。幸运的是，在党和政府的重视、关怀以及民族政策的支持下，古老的壮医药迎来了发展的春天。通过大规模的有计划、有组织地挖掘、整理和研究工作，壮医药的历史、现状、内涵和特色得以基本清晰，形成了独特的理论体系和临床实践。国家中医药管理局负责同志提出：壮医药成为中国缺乏文字记载中的第一个通过整理形成比较完备的理论体系，进入国家医师资格考试序列，具有医疗、保健、教育、科研、文化、产业体系的民族医药，在中国中医药和民族医药事业发展中的地位得到迅速提升，有了更加重要的地位。

（二）壮医药文化

壮族传统医药文化[3]是壮族人民长期适应自然环境并与疾病作斗争的过程中形成的重要文化，对壮族人民的生活和身心健康产生了深远影响，具有历史价值。这一文化包括物质性和非物质性两个层面。物质性文化是指壮族传统医药的实际药物和治疗方法，它是有形的传统医药文化的表现。非物质性文化包括与医药相关的精神层面的意识形态，它反映了传统医药的哲学和价值观，以及与之相关的信仰和仪式。壮族传统医药文化对岭南地区，尤其是壮族民众产生了深远的影响。壮族传统医药的发现、挖掘和应用在岭南地区的社会经济和个人生活中都起到了重要作用，为医疗领域的发展做出应有的贡献。传承和弘扬壮族传统医药文化不仅是对壮医药文化的传承和发展，还丰富了中华民族传统医药的文化价值，拓展传统医药领域的文化内涵，促进了少数民族医药的研究和发展，具有深厚的历史文化底蕴和现实意义。

（三）壮医药理论

壮医药具有悠久的历史和丰富的内涵，是中国中医药和民族传统医药的重要组成部分，是壮族人民对祖国中医药、民族传统医药学做出的贡献，是壮汉文化之间的交流，也是反映壮族及其先民崇尚医药实践在历史上客观存在的证明，是壮族传统文化的精华总结。壮医药壮医理论体系源于壮族先民和无数民间壮医，历经千百年来的生产、生活及临床实践中形成[4]，与壮族各类文化相互融合、联系和渗透而形成的产物，在实践中不断地修正、完善和发展提高，又反过来指导实践。经过历代壮医科技工作者的调查研究，将口碑流传的、文物的和文献的有关壮医资料加以综合归纳、取类比象、提纲挈领、联系推导，形成了“阴阳为本”“三气同步”“三道两路”“脏腑气血”“毒虚致病”和“痧、瘴、蛊、毒、风、湿”“调气解毒补虚养神”[2]为核心的壮医理论体系。壮医理论体系的形成，是壮医药作为一门相对独立和有特色的民族传统医学的重要标志，也是壮医药在学术上趋于成熟的体现。壮医认为，疾病是“痧、瘴、蛊、毒、风、湿”等侵入人体，人体内部的三道两路运行受阻，脏腑功能失调而致病。壮医认为，养生需要遵循天地阴阳变化规律，调理人体三道两路的协调运行，尊重、热爱、保护自然，并与自然和谐相处，以达到与天地人相协调的状态，只有这样才能实现阴阳平衡、气血和谐、内外和谐的健康状态，这与人类健康的发展趋势是完全吻合的，也更契合人们养生防病的需要。

（四）壮医药概况

壮族先民在长期的生活中形成喜食蛇、鼠及各种山禽的习惯，因而壮医对这些动植物的药用价值有了独到的认识和体会。时至今日，壮医对动物药的使用有独到的经验。善于解毒是壮医药的一大特点，壮乡的“蛇医”和“蛇药”早已闻名遐迩。壮民生活的环境中存在种类繁多的野生动物，动物致伤在所难免，因而对动物致伤积累了丰富的经验，解毒的范围包括解药物中毒、食物中毒、金石中毒、蛇毒、虫毒、蛊毒、箭毒等，尤其是对防治毒蛇咬伤更有特色。据《广西药用动物》统计，广西壮族自治区常用的动物药有125种。时至今日，壮族民间仍保留“扶正补虚，必配用血肉之品”的用药习惯，壮医擅长使用动物药的特点由此可见一斑。《壮族民间用药选编》收载常用壮药500多种，其中具有壮族特色的药品主要有铁包金、走马胎、狗肝菜、三叉苦、救必应、火把果、大叶千斤拔、马兜铃、三姐妹、七叶一枝花、扛板归、火炭母、五指毛桃、龙船花、两面针、叶上花、龙脷叶、鸡蛋花、溪黄草、葫芦茶、马鬃蛇、五爪金龙等。壮族民间每逢传统佳节，都会自发举行大规模盛大的药市，广西壮族自治区靖西市的靖西端午药市便是代表之一，药市上的生草药达数百种，赶药市的乡民多达上万人。[5]

二、壮医药文创产品背景

（一）壮医药产业发展的政策支持

广西壮族自治区党委、政府十分重视中医药及民族医药的发展，先后颁布出台《广西壮族自治区人民政府关于加快中医药民族医药事业发展的决定》（桂政发〔2011〕60号）、《广西壮族自治区壮瑶医药振兴计划（2011—2020年）》（桂政发〔2011〕61号）、《促进全区中药材壮瑶药材产业高质量发展实施方案》、《关于促进中医药壮瑶医药传承创新发展的实施意见》等相关文件[6]，阐述广西发展中医药民族医药的指导思想、基本原则和总体目标，明确广西中医药民族医药的具体发展方向，对支持广西特色中医药产业的发展具有重要意义，同时也推进了壮医药的快速发展。近年来，广西壮族自治区政府主要以项目作为推动力，积极引导和支持本地高校、企业和中医药民族医药研究机构，建立壮医药技术创新平台，为壮药新药科技创新研发的创新动力来源和关键技术支持。

（二）壮医药文创产品研发现状

民族医药文化不仅是民族文化的重要基石，也是民族经济的重要支柱。近年来，国家重视民族医药的研发，壮医药产业也得到了快速发展，走医养结合的道路，带动了养老机构、养生保健药品等相关产业的发展，以文化为纽带带动壮医药产业对国内外医学的影响，逐渐摆脱产品开发方面创新能力与技术含量缺乏、品类少、低档次等束缚，广西拥有广西金嗓子公司、广西玉林制药厂、桂林三金药业集团、梧药集团等知名企业[7]，相继打造“南国香都”“南方药都”“八桂药谷”等品牌。全国较大、广西首个综合性现代化国际化三级甲等民族医医院——广西国际壮医医院与时俱进，现已开发出多种壮医药文创产品，如壮医香灸、壮医药锤、壮医药线、壮药绣球、壮医香囊、壮医眼罩、壮药口红、壮医莲花针、壮医目诊仪、壮药竹罐等，并通过每年一度的膏方文化节，以膏方节为载体，展示壮医药文创产品、免费体验壮医技法，既能让人民群众了解壮医药文化发展历史，又能享受到壮医药文化发展成果。

（三）壮医药文创产品发展问题

1. 壮医药文化创意产品的设计现状

随着科技的发展，社会文化传播方式变得多样化和越来越广泛，创新已成为推动民族医药文化发展的重要动力，对文化软实力的要求也在不断增长。人民群众精神、文化、物质需求日益增长，而壮医药文创产品仍受限于传统设计。调查显示[8]，部分消费者认为中医药文创产品缺乏创意，过于商业化、类别单一、同质化严重，还有设计感不强、实用性欠佳、质量低等成为目前中医药文创存在的主要问题，阻碍中医药文创产品在市场上的推广，影响消费者的购买欲望。

2. 壮医药文化产品存在的问题

（1）知名度不高。目前，壮医药文化创意产品在文化创意市场中的传播情况并不乐观，人们对这些产品的兴趣非常有限。其主要原因在于壮医药文化的传承和推广工作不够完善，文化创意单位在宣传壮医药文化创意产品方面的力度不够，缺乏高质量的壮医药电视节目和电影作品。研究表明，学生通过互联网了解中医药文化创意产品比例高达93.62%[8]。因此，在网络上宣传推广壮医药文化创意产品，是提高知名度不可或缺的高效手段，也是本项目的研究方向之一。

（2）创新性不足。壮医药文化创意产品存在同质化问题，无论是设计还是品类都缺乏内涵。由于大众审美观存在差异，创意文化产品需要结合审美元素和实际需求。单纯追求外观或者仅注重实用性都是不够的，应该促进壮医药和文化创意产品的多样化发展，增加产品多样性，以满足消费者对不同产品的需求。着重在外观和内涵上进行创新，激发消费者的购买欲望，从而推动壮医药和文化的传承和传播。不仅如此，壮医药药品、文创产品还存在着研发、评审、审批困难，质量标准体系缺失等问题，阻碍壮医药及其文创产业的发展。

三、壮医药文创产品策略建议

（一）产品开发策略

1. 加强创新产品研发与品牌建设

政府应加大力度，出台相应的优惠政策，鼓励各类壮医药企业及相关文化创意产业开发多元化产品。加大新产品研发投入，积极支持壮医企业在新剂型、新配方领域不断创新，加大科技创新和研发投入，推动壮医药自主核心技术研发，鼓励企业少模仿、多创新，促进医药产品向多功能、多品种、高性能转变，充分利用行业先进技术，不断完善和升级壮医药产品结构，多研究开发方便患者使用、便于携带的新型产品，满足患者需求。与知名设计师合作，结合壮族特有的云头、云脚、牛头、龙骨等神话传说艺术图案，提升设计感和高辨识度。

同时，政府还应加大对壮医药领域品牌建设和保护的支持力度，加强对壮医药资源及知识产权保护管理力度，制定壮医药产业的知识产权战略，确保资源效益转化为知识产权效益。要积极推进本土化、标准化、品牌化等方面的工作。致力打造“桂十味”“桂香材”“桂药膳”等产业示范基地，支持企业建立新技术研发中心，提高研发实力。充分利用行业领先技术，不断改进和完善壮药文创产品结构，朝多功能、多元化、高性能方向发展，生产高品质、高附加值的壮药文创产品。泰国、越南、老挝、缅甸等东盟国家还聚居着从广西迁徙至东南亚的壮族、瑶族等民族同胞，这便是以壮医药为代表的民族医药文化，通过广西地区与东盟合作交流最具优势[5]，在“一带一路”倡议的大背景下，充分发挥本土医药的特点及地域优势，释放产业活力，鼓励企业积极拓展国际健康市场，提升中国健康产业的国际竞争力。因此加快由资源优势向经济优势转变，发挥地方特色，让壮医药奉献社会，弘扬壮族文化，为此加大广西地区壮医药的可持续发展显得尤为重要。

2. 促进壮医药知识与文化创意融合

充分利用现有的壮医药传统文化优势，将壮族文化元素融入电影电视艺术作品、手工艺品和文化展览中，提高人们对壮医药的知识普及率。在文化和艺术产品方面，为壮族传统医学、文化的传播与推广创造有利条件。“国医大师”“壮医临床第一人”“桂派中医大师”黄瑾明教授，“全国名中医”“壮医药学术理论的奠基者”“桂派中医大师”黄汉儒教授，便是强 IP 的故事。2009 年 11 月，在中央电视台播出的《科技博览》节目中，以黄瑾明临床工作为题材的纪录片《“线”到病除》在国内外引起轰动，让世人第一次认识到了神奇的“壮医药线点灸疗法”。因此，可与文化创意产业融合，运用影视、动漫、文创等现代艺术或产品形式，传播广西壮医药养生文化资源中的传说故事、名人、歌谣，以此形成产品特色并进行文化传播，不断提高壮医药知名度。

3. 推动壮医药养生与旅游产业的协调发展

随着旅游业深入开发和迅速扩大的旅游市场，广西独特的民族医药养生文化、优美的自然风光以及清新的空气吸引了大批的国内外游客。为满足市场需求，以南宁、巴马、玉林、桂林、靖西、金秀六大中医药（民族医药）为主的健康旅游小镇正积极发展养老服务业，是地方政府结合广西综合改革试验区的一部分，积极打响“长寿之乡”品牌[9]，发展康养旅游。在南宁、桂林、河池等地，已积极推进壮医药康养产业区项目的开发和运营，建设了立体化的壮医药健康养生基地。此外，还要努力打造“桂药膳”和“药膳之都”等品牌，大力发展壮医药养生美食旅游，开发地域特色浓郁、生态保健的药膳美食，这些不仅扩大挖掘和整理桂菜谱系，还可以推动有机农业、绿色和原生态产品的生产规模，实现壮医药养生旅游产业的多元化、产业化发展。

加强广西壮医医疗与旅游服务业深度融合，发挥壮医药传统优势，挖掘民族医药元素，整合医疗资源，促进休闲旅游业发展。充分利用和发挥广西各地丰富的民族医药物质与非物质资源，收集、发掘、重组和利用，促进旅游业转型升级，将壮医药丰富的养生与旅游活动相结合，促进养生元素融入休闲旅游发展。如将壮医香疗、壮医药线点灸疗法、壮医经筋疗法、壮医针挑疗法、壮医药物竹罐疗法、壮医目诊技术等[2]非物质文化遗产项目融入游客服务设施中，直接服务于休闲养生旅游，为游客提供更丰富的旅游体验，实现休闲养生旅游目标。

与广西民族医药文创产品形成、发展和传播密切相关的要素包括文化展示基地、创意社区、伟人故里、名医故居、壮药炮制方法和工艺、民间习俗，以及传说典故和文学艺术作品等。这些元素是壮医药文化紧密相连的宝贵旅游资源，在开发这些资源时，应遵循重点规划、全面规划、整体考虑等原则。结合各类医疗旅游资源和当地品牌形象，将民族医药文化创意产业通过产业融合、产业拓展等方式与养老、生态旅游、药材加工、体育娱乐等产业有机结合起来，在规划中要充分考虑各区域民族医药健康旅游主题旅游线路组织、功能配套和要素定位及空间布局，形成更具核心竞争力的完整壮医药康养文旅产业链。

4. 注重壮医药文创产品创新和市场分类

在开发壮医药文化创意产品时，关键是要创新特色产品，兼顾当地市场需要。通过将传说故事、医药历史文化名人、传统制药工艺流程、现代制药工艺流程、有机药源等元素融入旅游产品中，展现壮族文化，打造让游客充分体验广西壮医药养生文化魅力的旅游产品。由于不同的旅游产品和不同的医药旅游资源面向不同的消费人群，可以针对不同区域的目标市场，有针对性地开发特定的旅游产品[9]。如在国际市场上可重点通过文化相似性拓展东南亚旅游市场，大力推广壮医药特色技术，发挥中医药和壮医药的特色优势，为东盟及国际消费者提供优质的壮医药保健服务，进一步拓展海外壮医药经营渠道。针对国内旅客，可以重点拓展短途旅游市场，吸引粤港澳大湾区、江浙沪、京津冀等地区的专业人士，开发更有针对性的健康休闲旅游产品，将产品与目标城市的消费模式、生活方式等联系起来。面向不同的消费群体，有针对性地设计产品，例如：针对青年群体，可以设计与养生活动和户外运动等相关的产品；针对老年群体，定期举办药膳之旅、养生课堂，开发主题鲜明的养生旅游项目；针对女性群体，可以推出与女性美容、护理和健身运动相关的产品；针对政界、商界等高层人士，可设计高层商务旅行、高端培训、会议展览、奖励旅游、个人休闲度假等产品，满足他们的特殊需求。通过多元化的产品开发更好地满足各类消费者的需求，促进壮族文化创意医药产品市场的多元化发展。

5. 拓展壮医药文创产品销售渠道

优秀的文创产品也需要良好的销售渠道，通过拓展壮医药文创产品的销售渠道，促进产品的市场渗透和品牌发展。

（1）线上销售渠道：创建专门的电子商务平台，专注于销售壮医药文创产品。在知名电商平台（如淘宝、天猫、京东等）上开设官方店铺。利用社交媒体平台，进行在线宣传和销售，以吸引年轻群体。

（2）线下销售渠道：开设实体店，特别是在旅游热点和文化景区附近，合作或租赁销售柜台，将产品放置在商场、药店、酒店大堂等高流量地点，参与传统市场、展会和手工艺品市集，直接面对潜在消费者。

（3）合作与分销：寻找合作伙伴，如药店、保健品店、养生中心等，将产品纳入其销售渠道，建立分销网络，通过委托代理商或分销商将产品推广到更广泛的市场。

（4）旅游产业合作：与酒店、旅行社和旅游景点合作，将产品作为旅游纪念品销售，吸引游客。提供定制产品，以满足游客的特殊需求。

（5）文化传播和教育：通过文化活动、工作坊和展览向公众传播壮医药知识，激发兴趣，提高产品认知度。与文化教育机构合作，举办讲座和培训，传授有关壮医药文化知识。

（6）品牌建设：打造独特的品牌形象，强调产品的文化背景和独特之处。

通过品牌故事、标志和包装设计，增强产品的辨识度和吸引力。

（7）社交媒体和内容营销：利用社交媒体平台发布与壮医药文化相关的内容，与受众互动，建立忠实粉丝群体。创作博客、视频、短视频等多媒体内容，以分享产品的制作过程、传统知识、使用方法等。

（8）跨境电商：探索跨境电商机会，将产品出口到国际市场，吸引国际消费者。遵循相关法规和标准，确保产品质量和安全，提高出口竞争力。

（二）可持续发展策略

1. 加强壮医药文创产业培养复合型人才

复合型人才的培养和教育对壮医药文化创意产品的发展至关重要，人才短缺是该领域发展的最大障碍。壮医药文化创意产品领域涉及医药、文化、旅游等行业，需要具备跨行业综合知识人才。壮医药领域的研究不仅需要研读领会经典要义，也需要数学、物理、信息、生物等现代科学背景的研究人才共同参与，才有可能将壮医药理论与现代科学深入融合，实现深入的诠释与更大的创新。地方政府应充分利用国医大师、名老中医、各类专家教授等高层次资源，不断培养和造就更多具有壮医药特色的高层次传承人才、领军人才、骨干人才，以及培养一定数量能从事壮、汉语研究的高级人才，深入调研壮医药文化创意产品现状，实施民族医药人才培养改革，通过提供更加灵活的培训计划和资源实现专业人才培养及人才供给。同时，加强壮医药文化创意产品领域专业人才的继续教育，为希望获得相关壮医药学位的从业人员提供网络教育、远程教育等培训方式。符合条件者可获得国家承认的学历证书。同时，鼓励年轻人参与壮医药创新项目，建立导师制度，由经验丰富的专业导师传授知识、经验和技能，支持年轻人开展创新项目；设立奖学金和助学金，鼓励年轻人从事壮医药领域的研究。加大对年轻人创办创新企业的支持力度，提供启动资金。鼓励年轻人与企业、高校、科研机构联合开展项目创新研究，不断提高民族医药文化创意从业人员的整体素质，促进文创产业可持续发展。

2. 优化壮医药文创发展环境

壮医学作为特殊的医学资源，具有浓厚的民族性、传统性和区域性特色。应注重正面宣传，提供科学指导，避免负面报道，确保公众正确理解和认识壮医药文创事业。鼓励年轻一代传承和传播壮医药文化遗产，保护民族医学的多样性，不断提高知名度，讲好壮医药故事，贡献壮医药智慧。通过鲜明的案例和事实，培养群众对壮医药文创产业的积极形象。

3. 构建壮医药文创产业监管保障机制，健全行业规范标准

积极应对当前壮医药文创产品存在的问题，如质量不稳定、内涵不足、管理混乱等，采取一系列措施来促进文创市场的健康发展。优化壮医药、保健食品等终端产品的监管策略，释放产业活力。政府应该发挥主导作用，监管模式由事前审批、事后追责，转向加强事中、事后监管，坚持“保护为主”“抢救第一”“合理利用”“和谐发展”的原则[9]，推动有利于大健康产业发展的法律、法规和标准制定，规范和促进壮医药大健康行业发展。与旅游相关部门合作制定专门的壮医药康旅文创产品开发的指导意见，将壮医药文创产品的开发纳入医疗卫生、乡村振兴、产业融合等相关政策之中。壮医药文创产品的开发涉及多个利益相关方，如游客、当地居民、旅游开发商及供应商、研发机构等，通过整合壮医药和各领域的行业协会等相关社会组织，处理文创产品各个环节的各类问题，及时解决潜在的利益冲突。建立对话机制，促进从规划到销售的各个环节的协同发展。不同产业、利益相关方和地域之间应共同制定行业准入标准、场地标准、从业标准、质量标准和服务规范，以推动壮医药文创产品服务标准化、规范化和合法化。就保健食品监管而言，增加壮医功能，细化功能分型，采用负面清单制为主，扩大原料来源，差异化标准，加快审批速度，严格规避无理由停止审批。确保产品质量和可持续发展，不断提高产品竞争力。

4. 做好壮医药文化保护和传承工作

深入壮族地区调查研究，总结壮医药学的传统理论和经验，对历代壮医药文献加以收集、发掘、整理，撰写壮医药文献，是保护和传承壮医药文化的有效途径。在研究和编纂过程中，要克服文化交流中的障碍和偏见，鼓励老一辈民族医师以传承为目的，毫不保留地传承自己的医学和文化知识，提供有价值的图片和文字资料，保证壮医药文化编纂的完整性和系统性。完成壮医药文化从“口传心授”到文字传承的根本性转变，使壮医药文化精髓得以长久传承，为民族医药的深层次发展奠定坚实的基础。广西壮医药文化结合实体文化、符号文化、医俗文化三大形态，具有地域性、传统性、传承性

三大特点，这种文化符合非物质文化遗产的分类要求，区别于中西医知识体系。壮医药文化根植于少数民族聚居区的风俗习惯、自然资源、社会文化，形成了独特的理论体系、诊疗方法、炮制技术等壮医药特色。因此，非物质文化遗产的申报最能保护传统医药的相关文化，有利于整个医药文化的保护和传承。通过深入调查研究、整理文献、转化口头遗产和申报非物质文化遗产，可以确保这一宝贵的医学传统得到永久保存，为民族医药的发展和传承奠定坚实的基础。

四、总结与展望

壮医药文创产品的研发和策略建议承载着传承壮医药文化的使命，在研发壮医药文创产品时，必须加强科研和创新投入，包括支持科研项目、合作与共享知识、鼓励跨学科合作。通过不断挖掘壮传统医药的宝贵经验和药材资源，结合现代科技，可以开发出更多高效、安全的医疗产品，同时也为文创产品提供更多创新元素。壮医药文创产品需要更多的市场推广工作，包括品牌建设、文化传播、线上线下销售渠道的拓宽，参与国际医药展会和合作交流。注重培养人才，提供相关医学和文创领域的教育课程，鼓励年轻人参与创新项目，建立实践机会。培养一支懂壮医药、懂文化传播的专业团队，为该领域的繁荣发展提供强大的支持。推动相关研究工作，鼓励老一辈传承人向年轻一代传授医药智慧，促进相关文化活动开展，使壮医药文化得以传承。总之，壮医药文创产品的发展需要综合考虑科研与创新、市场推广与国际化、人才培养、文化传承等因素，通过壮医药的传承、创新、发展，让壮医药的文化创新在新时代民族医药奋斗征程中谱写新的篇章，为传统文化的传承和创新作出贡献，同时也为构建人类卫生健康共同体贡献壮医药智慧和力量。

参考文献

［1］滕红丽，韦英才．民族医特色诊疗技术规范［M］．北京：中国医药科技出版社，2015.

［2］滕红丽，邓娟娟，张仪美．壮医药防治皮肤病的理论与临床应用研究［J］．辽宁中医杂志，2015，42（3）：466–469.

［3］梁晓兰，刘建文，唐红珍，等．弘扬壮族传统医药文化初探［J］．中国民族博览，2018（7）：4–6.

［4］广西壮族自治区食品药品监督管理局．广西壮族自治区壮药质量标准第一卷［M］．南宁：广西科学技术出版社，2008.

［5］梁爽，吴秀彩，朱华．"一带一路"背景下广西地区民族医药产业可持续发展［J］．中国市场，2019（36）：32–34.

［6］谢凌凌，张立志．广西中医药（民族医药）产业创新研判与发展策略研究［J］．产业创新研究，2023（14）：69–71.

［7］邹德芳．广西壮瑶医药文化的传承与创新［J］．广西民族大学学报（自然科学版），2020，26（2）：42–46.

［8］任昕怡，李丽雯，张岚．大学生对中医药文创产品认识和看法的调研［J］．黑龙江科学，2022，13（11）：20–22.

［9］秦彬，高翔．广西民族医药养生旅游资源开发研究［J］．桂林师范高等专科学校学报，2021，35（1）：21–29.

肆

运营管理篇

HB.12 中医药博物馆文化创意产品开发现状及运营对策

冯晓远[①] 苗倩倩[②]

摘　要： 中医药博物馆是展示中医药文化的重要窗口，是传承创新中医药发展的重要平台。深入挖掘中医药文化内涵，借助文化创意手段，创新文化表达形式，能够有效提升中医药的传播力。本报告系统梳理了博物馆文化创意产品开发工作相关的重要政策与标准，并对目前中医药博物馆文化创意产品的开发现状及运营对策进行了探讨，提出了推进合作共建、践行“大文创”理念、突出中医药特色优势、加强复合人才培养、强化知识产权保护、开展数字文创探索等措施。

关键词： 中医药博物馆；文化创意产品；开发现状；运营对策

中医药是中华民族传统文化的瑰宝，包含着几千年来中华民族对生命、自然、健康、疾病的深刻认识。传承创新发展中医药是新时代中国特色社会主义事业的重要内容。伴随博物馆文创热潮，借助文化创意产品，传播中医药健康养生理念，展现中医药文化内涵，推动中医药融入生产生活，是促进中医药传承与开放创新发展的有力手段。而中医药博物馆作为传播展示中医药文化的优势平台，文化创意事业仍处于初级阶段，文创产品的开发与其他热门博物馆相比水平相对滞后。

本报告系统梳理了博物馆文化创意产品开发工作相关的重要政策与标准，并对目前中医药博物馆文化创意产品的开发现状及运营对策进行了探讨，针对性地提出了建议推进合作共建、践行“大文创”理念、突出中医药特色优势、

① 冯晓远，管理学硕士，国家中医药博物馆文创事业部。主要研究方向：中医药文化创意。
② 苗倩倩，理学硕士，国家中医药博物馆信息数据部。主要研究方向：中医药博物馆数字化。

加强复合人才培养、强化知识产权保护、开展数字文创探索等措施，以期为中医药博物馆及中医药文化创意产业的发展提供参考性建议。

一、博物馆文化创意产品开发工作相关政策频发

（一）博物馆文化创意产品开发工作的重要政策

近年来，中国各级政府对博物馆文化创意产业的重视程度不断加深，陆续出台相关政策措施推动其发展。政策从开发模式、投入机制、激励机制、财税支持、人才扶持等方面给予指导，构建了文物事业的开放式发展格局，激活了文博文化创意产业活力，体现了国家推动文化事业与文化产业进一步融合发展的决心。相关政策见表 1。

“十三五”期间国家在博物馆文化创意产业方面推出了很多具有指导意义的政策文件，在政策体系完善、产业深化及协同发展方面打下了坚实的基础。

2016 年 3 月，国务院发布《关于进一步加强文物工作的指导意见》，指出要大力发展文博创意产业。延伸文博衍生产品链条，进一步拓展产业发展空间，进一步调动博物馆利用馆藏资源开发创意产品的积极性。鼓励众创、众筹，以创新创意为动力，以文博单位和文化创意设计企业为主体，开发原创文化产品，打造文化创意品牌，为社会资本广泛参与研发、经营等活动提供指导和便利条件。5 月，文化部、国家发展改革委、财政部、国家文物局 4 部委联合发布《关于推动文化文物单位文化创意产品开发的若干意见》，鼓励具备条件的单位在确保公益目标、保护好国家文物、做强主业的前提下，依托馆藏资源，结合自身情况，采取合作、授权、独立开发等方式开展文化创意产品开发。强调文化文物事业单位要坚持事企分开的原则，将文化创意产品开发与公益服务分开，原则上以企业为主体参与市场竞争；鼓励中央和地方各级财政加大对文化创意产品开发工作的支持力度。10 月，国家文物局发布印发《关于促进文物合理利用的若干意见》，提出支持文博单位与社会力量深度合作，建立优势互补、互利共赢的合作机制。11 月，国家文物局《关于公布全国博物馆文化创意产品开发试点单位名单的通知》，确定了 92

家单位全国博物馆文化创意产品开发试点单位名单，鼓励在开发模式、收入分配和激励机制等方面进行探索，逐步建立起博物馆文化创意产品开发的良性机制。

2017 年 2 月，国家文物局发布《国家文物事业发展“十三五”规划》，要求要多措并举让文物活起来。强调创新文物合理利用模式，促进文化创意产品开发，出台《博物馆商业经营活动管理办法》，开展文物单位文化创意产品开发试点和经验推广。3 月，国务院办公厅印发《关于进一步激发社会领域投资活力的意见》，指导和鼓励文化文物单位与社会力量深度合作，推动文化创意产品开发，通过知识产权入股等方式投资设立企业。

2018 年 10 月，中共中央办公厅、国务院办公厅印发《关于加强文物保护利用改革的若干意见》，要求进一步激发博物馆创新活力，鼓励文物博物馆单位开发文化创意产品，并指出其所得收入按规定纳入本单位预算统一管理，可用于公共服务、藏品征集、对符合规定的人员予以绩效奖励等。

2019 年 2 月，国家文物局出台《博物馆馆藏资源著作权、商标权和品牌授权操作指引》，清晰界定相关概念，并规划了博物馆馆藏资源著作权、商标权和品牌授权操作路线，解决了文创产品开发环节文物资源授权的制度瓶颈。

2021 年 5 月，中央宣传部、国家发展和改革委员会等 9 部门联合印发《关于推进博物馆改革发展的指导意见》，指出推动博物馆公共服务市场化改革，引入竞争机制，鼓励社会力量参与文创开发。8 月，文化和旅游部、中央宣传部、国家发展和改革委员会等 8 部门联合印发《关于进一步推动文化文物单位文化创意产品开发的若干措施》，鼓励试点单位结合自身情况，采取合作、授权等方式，引入竞争机制，吸引社会力量参与文化创意产品研发、生产、经营等。

“十四五”是我国在全面建成小康社会的基础上，开启全面建设社会主义现代化国家新征程的开端时期，国家继续将文化建设放在全局工作的突出位置，更加注重统筹协调优质发展。

2022 年 8 月，中共中央办公厅、国务院办公厅印发《“十四五”文化发展规划》，进一步支持深化文化事业单位改革，并强调完善文化文物单位从事文化创意产品开发经营的有关政策。

2023 年 7 月，文化和旅游部办公厅联合国家文物局办公室印发《关于开展文化文物单位文化创意产品开发试点成效评估的通知》，启动文创试点单位评估工作，实行试点名单“有进有出”动态管理，进一步推动文化创意产品开发工作高质量发展。

表 1　博物馆文化创意产品开发工作的重要政策

序号	政策文件
1	2016 年 3 月，国务院，《关于进一步加强文物工作的指导意见》
2	2016 年 5 月，文化部、国家发展改革委、财政部、国家文物局 4 部委，《关于推动文化文物单位文化创意产品开发的若干意见》
3	2016 年 10 月，国家文物局，《关于促进文物合理利用的若干意见》
4	2016 年 11 月，国家文物局，《关于公布全国博物馆文化创意产品开发试点单位名单的通知》
5	2017 年 2 月，国家文物局，《国家文物事业发展“十三五”规划》
6	2017 年 3 月国务院办公厅，《关于进一步激发社会领域投资活力的意见》
7	2018 年 10 月，中共中央办公厅、国务院办公厅，《关于加强文物保护利用改革的若干意见》
8	2019 年 2 月，国家文物局，《博物馆馆藏资源著作权、商标权和品牌授权操作指引》
9	2021 年 5 月，中央宣传部、国家发展改革委、教育部、科技部、民政部、财政部、人力资源社会保障部、文化和旅游部、国家文物局《关于推进博物馆改革发展的指导意见》
10	2021 年 8 月，文化和旅游部、中央宣传部、国家发展改革委、财政部、人力资源社会保障部、市场监管总局、国家文物局、国家知识产权局 8 部委，《关于进一步推动文化文物单位文化创意产品开发的若干措施》
11	2023 年 7 月，文化和旅游部办公厅联合国家文物局办公室印发《关于开展文化文物单位文化创意产品开发试点成效评估的通知》

（二）中医药博物馆文化创意产品开发工作的政策与标准

2016 年 2 月，国务院颁布《中医药发展战略规划纲要（2016—2030 年）》，规划要求推动中医药与文化产业融合发展，探索将中医药文化纳入文化产业发展规划。创作一批承载中医药文化的创意产品和文化精品。2021 年 1 月，国务院颁布《关于加快中医药特色发展的若干政策措施》，提出建设国家中医药博物馆，推进中医药博物馆事业发展，并指出实施中医药文化传播行动，推出一批中医药文化精品。

“十四五”时期，国家进一步加大对中医药发展的支持力度。2022 年 3 月，国务院发布《“十四五”中医药发展规划》，明确了中医药发展目标任务和重点措施，强调发展中医药博物馆事业，做大中医药文化产业，并鼓励引导社会力量通过各种方式发展中医药文化产业。2023 年 2 月，国务院办公厅印发《中医药振兴发展重大工程实施方案》，指出开展中医药文化弘扬工程，开发一批具有鲜明中医药特色的文化创意产品。2023 年 4 月，国家中医药管理局、中央宣传部等 8 部门联合印发《“十四五”中医药文化弘扬工程实施方案》，提出加强中医药博物馆和文化场馆建设，开发中医药文化创意产品。相关政策见表 2。

表 2　中医药博物馆文化创意产品开发工作的重要政策

序号	政策文件
1	2016 年 2 月，国务院，《中医药发展战略规划纲要（2016—2030 年）》
2	2021 年 1 月，国务院，《关于加快中医药特色发展的若干政策措施》
3	2022 年 3 月，国务院，《“十四五”中医药发展规划》
4	2023 年 2 月，国务院，《中医药振兴发展重大工程实施方案》
5	2023 年 4 月，国家中医药管理局、中央宣传部、教育部、商务部、文化和旅游部、国家卫生健康委、国家广电总局、国家文物局联合印发《“十四五”中医药文化弘扬工程实施方案》

在文创产品的开发标准方面，2022 年 11 月，由国家中医药博物馆牵头制定的团体标准《中医药文化创意服务指南第 1 部分：文化创意产品开发》发布。该标准由中国标协指导、国内近 40 家中医药博物馆及相关单位参与，旨在为中医药文化创意产品的开发确立可参考的原则和流程。标准提供了中医药文化创意产品的开发原则、产品类别、产品属性、开发模式和开发流程，对于开展中医药文化创意产品开发活动具有较好的实践指导意义。

二、中医药博物馆文化创意产品开发现状

中医药博物馆是保护、传播中医药文化的主阵地。在新时代背景下，积极开发中医药文化创意产品，一方面是贯彻落实国家“推动中华优秀传统文化创造性转化、创新性发展”的部署要求；另一方面，面向社会群体，以高质量的中医药文化创意产品为载体，传播中医药故事、展示中医药魅力，引导公众正确认知、认可中医药价值，既能够满足公众多样化的健康需求，又能够为促进中医药的传承创新提供良好的社会环境。在此基础上，各大中医药博物馆开展了广泛探索，积极开发文化创意产品。目前文创产品的开发现状可总结为以下三点。

（一）开发模式较为单一

国内各大博物馆文化创意产品多采取自主开发、授权开发、合作开发三种模式。而中医药博物馆的文化创意产品开发模式较为单一，多为自主开发，且产品开发尚未形成规模。

许多综合性博物馆，如中国国家博物馆、故宫博物院、敦煌博物馆等，通过下属企业或 IP 授权社会企业合作的形式，实现了文创产品从研发设计到规模化生产销售的闭环管理。再配合线上线下的立体化、市场化运营，博物馆文化和品牌 IP 得到了广泛传播，实现了博物馆教育功能的延伸。

目前，全国共有中医药类博物馆 83 家，其中国家一级博物馆 1 家、二级 5 家、三级 3 家，其他博物馆多为中小型，且政府类、高校类博物馆占比较大。在文创产品开发方面，政府类、高校类博物馆以北京中医药大学中医药博物馆、上海中医药博物馆、广东中医药博物馆、山东省中医药博物馆、福建中医药大学中医药文化博物馆等为代表，文创产品的开发路径相对成熟，自主设计并产出了许多优秀的文创产品，产生了一定影响力。企业博物馆则主要围绕品牌文化、主营产品开发文创衍生品，也取得了社会的广泛关注，如中国阿胶博物馆开发的东阿“智能驴”、驴奶皂、阿胶滋补文化丝巾、创意小夜灯，北京广誉远中医药历史文化博物馆开发的文创书签、笔记本等，开发模式相对灵活，且已面向市场推广销售。整体来看，中医药博物馆多采取“自主开发为主，合作开发为辅”的开发模式，以 IP 授权或数字版权授权社会企业联合开发文创产品的模式较少。大部分博物馆的文创产品由于条件及经费限制，仅停留在前期设计阶段，后续未能有效转化为实物并形成落地规模，也未能面向市场推广销售。

（二）产品类别较为丰富

中医药博物馆文化创意产品的研发初衷多跟随市场上“网红文创产品”的设计潮流，注重开发贴近公众生活的实用性产品。

按照《中医药文化创意服务指南第 1 部分：文化创意产品开发》团体标准的分类，目前中医药博物馆已开发的文化创意产品可分为文物仿制品类、保健品类、化妆品类、食品类、生活家居类、办公文具类、服装配饰类、出版品类和数字类。其中，保健品类、化妆品类、生活家居类、办公文具类居多，如养生茶、中医药口红、香囊、书签、日历等产品最为常见。产品设计多集中在四季养生、二十四节气养生、道地药材等中医药常规主题，针对博物馆自身文化元素、馆藏资源开展深入挖掘，进行研究转化的较为少见。

（三）数字类文创逐渐兴起

中医药博物馆的数字类文创，是指利用数字技术和网络平台将中医药文化资源进行数字化、网络化、互动化和创新化的转化，形成具有数字特征和创意价值的文化产品。随着对5G、大数据、云计算、人工智能、物联网、区块链等新技术的融合应用，数字类文创也成为中医药博物馆文化创意产品的发展趋势。比如，故宫通过数字化手段推出了一系列的文创产品，包括3D打印的文物摆件、VR技术的游戏、AR增强现实的导览、NFT数字藏品等，每一项都让人大开眼界。相比之下，目前中医药博物馆开发的数字类文创产品相对较少，且精品不足。

以国家中医药博物馆组织的2022年全国中医药博物馆文博创意设计大赛为例，数字类文创作品仅占比13%，其中表情包、短视频等最为常见。值得一提的是，上海中医药博物馆推送的中草药3D模型AR扑克牌很具创新性。作品选取52种“常听不常见，常见却不识”的中草药建立3D模型，应用增强现实技术实现3D模型与扑克牌的交互，扫描二维码安装安卓APK后，可通过移动摄像头对准中草药扑克牌全方位观察草药3D模型，很好地传播了中草药知识。

三、中医药博物馆文化创意产品开发面临的问题

受国家政策鼓励，各地积极推动中医药文化创意产业发展。中医药博物馆作为开发主体单位，实践过程中取得了一定成绩，但也不可避免地出现了一些发展问题。

（一）开发主体活力不足

中医药博物馆主要由政府、高校、企业为主导建设，主要分布于中医药高校所在地、名中药企业所在地，以及各省省会、地级市等，与所在地经济发展、中医药历史渊源、中医药高校建设及中医医院发展密切相关[1]。

政府类、高校类中医药博物馆由于事业单位公益属性，坚持“事企分开”原则，需要对“非营利”性质和“文化创意产品市场化经营”的问题进行平衡。管理理念上，“不敢用文物资源、不会用文物资源”的问题长期制约着文化创意工作的开展[2]。加之财政经费对文化创意工作的专项经费投入短缺，激励分配机制仍未完善，专业人才匮乏，相关单位还未探索出能够吸引社会力量参与文化创意产品研发、生产、经营的合作方式，一定程度上影响了此类中医药博物馆开展文化创意工作的积极性。

企业类中医药博物馆主要从文化宣传需求出发，开发文化创意产品多为主营产品的周边衍生品。此类衍生产品的开发投入有限，且不能直接为企业带来利润增长，因此未受到领导层的重点关注和支持，导致开发人员积极性不高，未能形成规模推广。

（二）中医药文创产品表现力不足

中医药文化创意产品缺乏对自身馆藏和中医药文化资源的深度挖掘，虽体现一定的中医药特色，但与其他综合类、大型博物馆的产品相比，产品蕴含的文化内涵和精神的表现力明显不足，缺乏有辨识度和影响力的中医药文化创意产品。

对文化元素和符号的深入挖掘是开发文化创意产品的重要基础。博物馆的馆藏资源是开发文创产品的灵感和设计来源，但大多数中医药博物馆对自身文化元素、藏品资源的研究和开发还不够系统和深入，导致产品设计缺乏中医药的鲜明特点，难以承载、传递深层次的文化内涵。

对文化元素和符号进行创新转化是开发文化创意产品的重要步骤。目前中医药文创产品的创意设计缺乏吸睛点。创作形式方面，大部分产品采用贴图方式，将文化元素或文字符号与产品包装简单结合，视觉图形的提取和选择多是中华传统文化图案和纹样的复制，如开发印有草本植物书签、笔记本、手提袋等。此类产品虽具有一定的美观性，但很难与公众建立深度的情感连接，难以满足消费者多元化、深层次的健康消费需求。表现手法方面，缺乏对中医药文化内涵的生动演绎，如中医精神、理论学说的情景化展现，中医药故事的叙述性设计等较为少见。色彩运用方面，产品包装往往缺乏吸引力和趣味性，大多采用土黄色、棕黄色为主色调，未能充分应用“中医五色”传递文化内涵。此类包装在消费者直观感受中，特别对于年轻群体，相对缺乏生命力和时尚感，很难产生购买欲望。

（三）产品开发重“颜值”轻“价值”

文化供给总要与文化需求相匹配，当一个文化产品与市场需求脱节，注定没有活力。中医药博物馆的文创产品跟其他博物馆相比，最大的特色的是能够指导公众的健康生活。一些中医药博物馆开发的文创产品，如中医药动漫、中医药题材的美术作品等，虽然具有较高的艺术价值和文化价值，有助于传播中医药文化，但是对于普通消费者来说，可能难以理解其中的专业术语和内涵，缺少实用性和互动性，缺乏中医药的核心价值。

（四）中医药文创产品与现代科技结合不足

新的时代背景下，以互联网为基础的数字化技术引导着文创产品消费端和供给端的需求不断更新，为传统的博物馆文创领域带来了前所未有的发展进程[3]。中医药博物馆在数字化方面，一是中医药数字文创产品的数量和质量不高。中医药文化与新载体、新技术的结合尝试还不够大胆，数字文创涉猎较少，市场认可度高且兼具社会效益的创新产品更是寥寥。二是中医药文创的创新能力不强，缺乏原创思维和现代科技的有机结合，创意来源和创新路径不够多样，创新成果和创新服务还不够丰富。若不与时俱进，借助新的技术手段拓展产品功能价值，创新触达方式和公众的沟通关系，中医药文化的传播和传承将会面临更大困境。

四、中医药博物馆文化创意产品开发对策

中医药博物馆文化创意产品的开发，是中医药博物馆实现创新发展、拓展社会功能、提升品牌价值的有效途径。针对当前中医药博物馆在文创开发中存在的问题提出以下开发策略，旨在为中医药博物馆文化创意产品的开发提供理论指导和实践参考。

（一）推进合作共建

在中医药主管部门的牵头下，加强中医药博物馆的交流共建，打开思路，互联互通，互学互鉴。树立合理经营理念，探索合作开发、授权开发等多元化

的开发模式，积极构建参与广泛、管理规范、分配合理的合作机制，促进资源共享和渠道共用。加强与行业外文化文物单位的深度合作，学习成功案例、借鉴先进经验，推动中医药文化破圈发展，不断提升中医药文化创意产品的表现力和影响力。

（二）践行“大文创”理念

积极践行“大文创”理念。文化创意产业不仅仅是生产销售文化创意产品，中医药博物馆还应大力拓展馆藏文物“合理利用”和“适度利用”的有效途径，开展以中医药博物馆和文物保护单位为载体的、多样化的中医药文化创意活动，如中医药文创产品展览、中医药主题沙龙、中医药研学游学等，在线上、线下的活动中搭载文化创意产品的宣传推广，使中医药文化更好地融入群众生产生活，形成保护、传播、弘扬中医药的良好局面。

（三）突出中医药特色优势

中医药文化创意产品与其他博物馆文创相比，最大的优势在于“服务健康”的产品属性。中医药文化贴近公众生活，符合当前“绿色环保、回归自然”的生活理念。中医药博物馆开发文创产品，应精准定位消费者需求，将大健康、治未病等中医药养生文化，以及人文关怀、民俗趣味等融入文化创意产品，使之与现代健康理念相融相通，逐步打造中医药文化创意产品的核心竞争力。

对于政府类、高校类中医药博物馆，可以在做好知识产权保护和评估，确保文物合理、适度利用的前提下，充分挖掘本馆特色馆藏资源的中医药文化价值。一方面提取文物表层信息，如颜色、图饰、纹样等；另一方面深入挖掘藏品背后的文化印记和时代价值。建立数字化资源库存放信息资源，并做好数字版权登记，再通过 IP 授权、合作开发等模式与社会力量开展深度合作，最终转化为产品落地。

对于企业类中医药博物馆，可以围绕自身特色领域，通过市场评估和消费者需求分析，结合专业设计，自主或联名开发中医药大健康文创产品。以文化创意为手段，为企业传统大健康产品赋能，提升其文化附加值，收获良好的社会效益和经济效益。

（四）加强复合人才培养

博物馆的文化创意工作是多学科的融合，文化资源的深入研究、创意设计的巧妙构思、材料工艺的选择使用、生产流程的统筹把控、推广传播的精准策划，都对博物馆工作人员提出了更高要求。加强中医药博物馆文化创意人才的培养，增进与国内外优秀研发、设计机构的交流合作，特别抓住中医药文化“转译”的关键环节，做好创意设计的有效融合、情感价值的生动传递，能够有效提升中医药文化创意产品的品质和内涵，形成中医药文创事业发展的新局面。

（五）强化知识产权保护

博物馆文创产品作为以知识产权为核心的文化产品，不仅是博物馆的文化资源和经济资产，也承载着博物馆的文化形象和品牌标识。因此，强化知识产权保护成为博物馆文创事业发展的必要条件和关键保障。有效的知识产权保护既能激励博物馆的创意人才，提高文化创意产品的原创性和竞争力，又能防止文化被侵权或滥用，从而维护博物馆的社会声誉和合法利益。

首先，建立健全文创产品的知识产权管理制度。这一制度需要明确文创产品的知识产权归属、使用范围、授权方式等，规范创作、生产、销售等流程，以确保文创产品的合法性和规范性。其次，为加强知识产权保护，博物馆应该强化文创产品的知识产权登记和备案工作。相关工作人员应有意识地保留创作阶段的图纸、设计底稿等证据，并及时向相关部门申请商标、版权、专利等的注册，以获取法律保护的证明和证据，提高文创产品的知识产权保护效力。

中医药博物馆应高度重视和积极推进知识产权的保护工作，为中医药文化创意产品的创造、转化和创新传播提供良好的法律环境和市场环境。这不仅有助于激发创意活力，提高文创产品的市场竞争力，同时也是对博物馆在文创领域合法权益的有力维护。

（六）开展数字文创探索

目前，我国博物馆数字类文化创意产品成果迭出，主要涵盖了 NFT 数字藏品、手机游戏、App、小程序、H5、网络表情等类型。全景影像、三维影像、虚拟现实、增强现实等技术手段的应用，不仅丰富了博物馆文化创意产品的品类和形式，而且迎合了消费者尤其是年轻消费者的网络接触和使用习惯[4]，吸引了大批网络用户体验和分享。表明开展数字文创探索是博物馆文创产业的重要趋势和机遇。

为适应这一发展，博物馆需要采取一系列措施。首先，博物馆应加强数字技术的研发和应用，借助物联网、3D 打印、VR、AR 等新技术，创造更具创意和互动性的数字文创产品，提升其品质和吸引力，以满足消费者多样化和个性化的文化需求；其次，博物馆要强化数字文化的创造和传播，通过网络表情、短视频、直播等形式，传达博物馆的文化理念和品牌形象，培养文创产品的忠实粉丝和文化消费者。

在数字化时代，中医药博物馆应主动打破边界，抓住技术变革红利，在风险可控范围内，积极探索以 IP 授权等更加开放、灵活的方式来融入数字文化创意市场。可以将自身的文化资源和品牌形象与数字技术相结合，创造出更多的数字类文化创意产品，为中医药文化的创新传播提供良好范本。以国家中医药博物馆为例，其于 2022 年 12 月在中国文化传媒新文创藏品平台上推出了“岐黄中国”专题，先后发行了“岐黄中国创世系列数字藏品”“肘后备急方”“本草纲目数字藏品盲盒系列”等数字藏品，让传统的医药典籍与数字技术相结合，极大地提升了中医药的传播效果和文化价值。

五、总结与展望

中医药博物馆文化创意产品开发工作是中医药文化传播的重要途径，也是中医药博物馆自身发展的重要动力。本文系统梳理了博物馆文化创意产品开发工作相关的重要政策与标准，分析并探讨目前中医药博物馆文化创意产品的开发现状及运营对策，提出了推进中医药博物馆文化创意产品开发工作的六项措施，即推进合作共建、践行“大文创”理念、突出中医药特色优势、加强复合人才培养、强化知识产权保护、开展数字文创探索。这些措施旨在促进中医药博物馆文化创意产品的多样性、高品质及高附加值，提升中医药博物馆的文化影响力和社会效益。

优秀的中医药博物馆文创产品，应是中医药故事的生动讲述、文化内涵的艺术呈现与社会价值观的准确传递。中医药博物馆文化创意产品的未来发展应该紧跟时代潮流，结合当下的社会热点和公众需求，深入挖掘中医药文化的内涵和价值，以文促创、以创彰文，积极开发更具时代感和吸引力的文创产品，科学利用虚拟现实、增强现实、区块链、大数据、人工智能等高新技术助力中医药文创产品的创新发展。

参考文献

[1] 闫雨蒙，张宁宁，魏敏，等．全国中医药博物馆现状调研分析［J］．中医药管理杂志，2022，30（6）：40-43.

[2] 陈凌云．博物馆文化创意产品开发研究［D］．上海：上海大学，2018.

[3] 孙若晨．数字时代的博物馆文创——互联网背景下山东博物馆数字文创探索［J］．文物鉴定与鉴赏，2021（20）：148-150.

[4] 陈璐．识别、适配、开放及体验——用户导向视角下的博物馆文创产品开发［J］．传媒观察，2020（11）：51-55.

HB.13 中医药题材影视行业现状与发展策略研究

雷盛廷[①]

摘　要： 中医药题材影视作品在近年来逐渐受到广泛关注，成为传播中医药文化、弘扬中华优秀传统文化的重要途径。2023 年，中医药题材电视剧和纪录片表现突出，现实题材得到了多元拓展，表现出文化传承与教育宣传相融合以及真实取材与虚构叙事相结合的特征。然而，随着市场竞争的加剧和观众需求的多元化，中医药题材影视行业面临着诸多挑战，如真实性与娱乐性的平衡、文化传承与现代审美的结合，制作质量与专业性的提升，以及市场定位问题与商业化倾向等。对此，我们应该从深挖文化内涵、拓展题材类型、采用前沿技术完善产业体系、创新营销策略、促进跨文化交流以及培养复合人才等方面推动中医药题材影视行业的持续发展与创新进步。

关键词： 中医药；影视；电视剧；纪录片；行业发展

中医药题材影视行业是指以中医药为主要题材进行影视作品的创作、制作和传播行业。随着国家对中医药文化的重视和人们对健康养生的关注，中医药影视行业在近年来得到了快速发展。中医药题材影视作品在近年来逐渐受到广泛关注，成为传播中医药文化、弘扬中华优秀传统文化的重要途径。然而，随着市场竞争的加剧和观众需求的多元化，中医药题材影视行业面临着诸多挑战。在 2023 年的中医药题材影视作品呈现出创新与传承的融合。这些作品不仅深入挖掘了中医药的历史和文化内涵，还通过先进的制作技术和手法展示了中医中药的神奇疗效和魅力，引发了观众的共鸣和热议。

---

① 雷盛廷，传媒艺术学博士，上海体育大学艺术学院副教授。主要研究方向：传媒艺术．传媒与文旅。

一、中医药题材影视行业的发展现状

近年来，中医药题材影视作品数量不断增加，涵盖了电影、电视剧、纪录片等形式，并逐渐受到了市场的关注和认可，从《后浪》《促醒者》《谢谢你医生》《问心》《非凡医者》《医圣》等，到《针尖下的生命奇迹》《医者》《国医有方》《本草中国》《秘境本草》《秘境神草》等，不一而足。这些作品从不同的角度并以各种方式展现了中医药的魅力及其在现代社会中的重要性。这些作品不仅在收视率上取得了不错的成绩，还引发了广泛的讨论和关注。这些作品引起了大量观众，尤其是中老年观众的关注，让年轻人对中医药的兴趣和关注度逐渐上升，这为中医药题材影视行业未来的发展提供了广阔的市场前景。

（一）品类：中医药题材电视剧和纪录片多点开花

2023年中医药题材影视作品品类多样，包括电影、网络电影、微电影、电视剧、网络剧、纪录片、电视节目以及短视频等其他视听产品品类。其中，中医药题材的电视剧和纪录片的表现较为亮眼，无论是制作数量还是创作质量都起到了引领的作用，包括电视剧《后浪》《促醒者》《谢谢你医生》《非凡医者》《问心》《医圣》等，以及纪录片《针尖下的生命奇迹》《医者》《国医有方》《本草中国》《秘境本草》《秘境神草》《了不起的中医》等。

纪录片《针尖下的生命奇迹》通过真实记录和呈现针刺麻醉在手术中的运用，不仅展示了上海现代针刺麻醉技术的成果和价值，也向观众传递了中医文化的精髓和魅力。该纪录片在播出后取得了很高的收视率，并超越了同时段的综艺节目，成为全国卫视收视率第一。此外，该片还受到了钟南山院士等权威人士的高度评价和认可，并被列为优秀国产纪录片进行展播。电视剧《问心》是一部以医疗为背景的现实题材剧，该剧以医生和患者之间的故事为主线，通过一系列真实的医疗案例，展现了现代医疗环境下医生和患者所面临的挑战和困境。中医整体观念和辨证论治的理念在剧中也得到了很好的体现。另外，电视节目《中华医药》《中医药在中国》《健康之路》《问医大课堂》等不同程度地对中医药题材进行了展现和传播。

（二）选题：现实题材多元拓展，主流价值正向传播

2023年中医药题材影视作品在现实题材的挖掘中进行了多元化的拓展，在中医药的呈现过程中传播了主流价值观。《谢谢你医生》《促醒者》《医者》《非凡医者》等作品深入探讨中医药领域的知识和技术，引领观众深入了解中医药的价值与精髓。《国医有方》《本草中国》等作品探讨了中医药的历史、文化和传承，为观众呈现出丰富多样的中医药世界。《秘境本草》《秘境神草》等作品则以奇幻的方式探索中草药的神奇功效，为观众带来了别样的惊喜和快乐。这些作品通过对医生、患者、药材等元素的真实呈现，展现了中医药在现实生活中的实际应用和价值，同时也探讨了医患关系、医疗制度等社会问题。这种深入挖掘不仅能够吸引观众的关注，也能够提高公众对中医药的认知和理解。

随着科技的不断进步，中医药与现代科技的结合也越来越紧密。2023年的中医药题材影视作品也更加注重对现代科技的展示。例如，《针尖下的生命奇迹》通过讲述医生利用现代科技手段治疗患者的故事，展现了中医药与现代科技相互结合的成果和魅力。这种结合不仅能够提高中医药的治疗效果，也能够满足现代观众对于科技和创新的追求。

中西医结合是当今医学发展的趋势，也是中医药的未来发展方向。2023年的中医药题材影视作品也在积极探索中西医融合的实践与应用，如电视剧《问心》中的情节段落，通过呈现中医药与现代医学的交叉对话和合作，展示中医药在现代医学领域中的价值和贡献。

另外，有的作品也融合了现实与未来。在2023年的中医药题材影视作品中，创作者关注到了中医药在现代社会的发展与变革，如《国医有方》《了不起的中医》等作品，展示了中医药在应对现代疾病、健康管理等方面的优势与潜力。

2023年的中医药题材影视作品在内容和主题上展现出了一定的深度和广度。从《后浪》中的中医传承，到《促醒者》中的中西医结合治疗，再到《谢谢你医生》中的医生与患者之间的情感交流，这些作品不仅涵盖了中医的诸多方面，还深入探讨了医生与患者、技术与情感之间的复杂关系。

（三）功能：文化传承与教育宣传相融合

2023 年的中医药题材影视作品在文化传承方面表现突出。它们通过讲述中医药的历史和文化故事，展现了中医药文化的深厚底蕴和魅力。同时，这些作品还融入了现代元素，将年轻人的生活和情感融入故事情节中，使得作品更具有时代感和现实意义。例如，电视《后浪》中的年轻人在学习、工作和生活中都面临着各种问题和挑战，而中医药作为一种传统文化和智慧，成了他们解决问题的关键。这种文化传承与现代元素的融合，使得观众能够更好地理解和接受中医药文化。电视剧《促醒者》以医疗为背景，通过细腻的镜头语言和紧张的剧情，让观众深入了解中医药在急救领域的应用，在创作理念上强调了人文关怀和社会责任。

2023 年的中医药题材影视作品较为注重发挥其教育和宣传功能，这些作品在一定程度上展示了中医药的神奇疗效和历史文化内涵，向公众传递了知识，并在一定程度上引导了公众认识和理解中医药，从而实现了中医药文化的传播和教育功能。一些作品的创作在注重娱乐性的同时也有效地传递了知识并发挥了宣传和教育功能。这些作品关注了人类健康、疾病治疗和社会问题等议题，通过展现中医药的独特作用和价值，唤起人们对中医药文化的关注和尊重。同时，这些作品也传递了关爱生命、尊重自然和弘扬中华优秀传统文化的价值观。

（四）审美：真实取材与虚构叙事相结合

2023 年的中医药题材影视作品在创作过程中也注重真实与虚构的结合。它们通过真实的医疗案例和人物故事展现了中医药在现实生活中的实际应用和效果。首先，这些影视作品具有强烈的现实主义色彩。它们关注中医药在临床实践中的应用，以及医生、药师等职业的真实生活。例如，《后浪》《谢谢你医生》《医圣》《针尖下的生命奇迹》《医者》《非凡医者》《国医有方》等作品，都从不同的角度展示了中医药的疗效和医生的职业精神。这些作品通过对真实病例的描绘，以及医生、患者、药师等角色的生动刻画，使得观众能够更直观地感受到中医药的力量和医生的使命。

同时，为了增强剧情的吸引力和趣味性，这些作品也加入了一些虚构的元素和情节。例如，《谢谢你医生》中的医疗案例和人物故事都是基于现实生活中的真实案例和人物故事改编而成，但一些细节和情节则是虚构的。这种真实与虚构的结合，使得观众能够更好地理解和接受中医药文化在现实生活中的应用和价值。

2023 年的中医药题材影视作品在叙事方式和情节设计上也表现出多样性。它们采用了非线性叙事的方式，通过倒叙、闪回等手法，让观众能够更加深入地了解故事情节和人物关系。同时，这些作品还通过多样化的情节设计，展现了中医药文化的多样性和丰富性。例如，《促醒者》中的医疗案例涉及各种疾病和治疗方法，而中医中药的治疗方法和思路则成了贯穿整个剧情的重要线索。这种非线性叙事与情节设计的多样性，使得观众能够更加深入地了解中医药文化的魅力和价值。《后浪》中的任新正教授致力于广传中医，他辞职创办中医传承班，希望培养出真正能将中医之道传承下去的接班人。这种人物塑造在丰满的情节设计中，凸显了当代中医药人的坚守与追求，使观众对中医药人有了更深刻的认识。医者是中医药事业的核心，他们怀着对患者的情怀和人文关怀，在医疗实践中发挥着重要作用。2023 年的中医药题材影视作品努力探索刻画医者的情感世界和职业使命，强调医者与患者之间的温情互动，以及医者对于人类健康的责任感。

（五）制作：视觉效果与制作技术的创新性

这些中医药题材影视作品在视觉效果和制作技术方面也表现出色。它们通过先进的制作技术和手法，如高清摄影、航拍、特效等，展示了中医中药的神奇疗效和魅力。同时，这些作品还注重场景设计和服装道具的细节呈现，让观众能够更好地感受到中医药文化的独特魅力和氛围。例如，《针尖下的生命奇迹》中的针灸治疗场景和《秘境神草》中的野外采药场景都通过精心的设计和制作，呈现出了非常逼真和震撼的视觉效果。这种视觉效果与制作技术的创新，使得观众能够更好地沉浸在故事情节中，感受到中医药文化的独特魅力和价值。

一些中医药题材影视作品也注重科学性与艺术性的统一，既展示了中医药的严谨科学性，又展现了其独特的艺术魅力。如《健康之路》《中医药在中国》《医者使命》等作品，以真实的数据、案例为依据，让观众认识到中医药的科学性；同时，通过精美的画面、感人至深的故事，呈现出中医药的艺术性。

综上所述，2023 年的中医药题材影视作品在创作特点上呈现出一种创新与传承的融合。它们通过深入挖掘中医药的历史和文化内涵，融入现代元素，采用非线性叙事和多样化的情节设计，注重真实与虚构的结合以及视觉效果和制作技术的创新等特点，展现了中医药文化的独特魅力和价值。这些创作特点不仅丰富了中医药题材影视作品的内涵和形式，也进一步推动了中医药文化的传承和发展。

二、中医药题材影视行业的存在问题

近年来，中医药题材影视作品逐渐增多，这些作品在一定程度上展示了中医药的神奇疗效和深厚文化内涵。然而，随着市场竞争的加剧和观众需求的多样化，2023 年中医药题材影视行业也暴露出一些问题。

（一）真实性与娱乐性的平衡问题

中医药题材影视作品需要在真实性和娱乐性之间取得平衡。一方面，这些作品需要展示中医药的真实疗效和历史文化，让观众了解其魅力和价值。另一方面，为了吸引观众，制作方可能会过度强调娱乐性，导致剧情夸张、不实或误导观众。一些作品可能存在对中医药的神奇疗效进行夸大或虚构成分，从而影响作品的真实性和可信度。

部分中医药题材影视作品对中医药的描绘和表达带有一些对中医药知识的误解或偏差。一些作品中，中医药的疗效和作用被过度神化或夸大，背离了中医药的实际应用和理论知识。同时，一些作品在描述中医药的历史和文化背景时，常常缺乏足够的研究和了解，而导致对中医药文化的误读或曲解。一些影视作品在表现中医药时存在专业性不足的问题，导致观众难以理解剧情中所涉及的中医药知识，从而影响其对作品的接受和理解。尽管许多作品试图向观众展示中医药的魅力，但由于缺乏专业指导，有时会出现误解和误导。

同时，尽管近年来有不少中医药题材影视作品涌现，但在深度研究和挖掘方面仍显不足。部分影视作品对中医药的介绍仅停留在表面，只是简单地展示了中医药的医疗过程或技术，缺乏对中医药理论、实践、历史、文化等方面的深入探讨和研究，使得观众难以全面了解中医药的内涵和价值。尽管一些作品对中医药的历史、理论和实践进行了展示，但往往缺乏对中医药在现代医疗体系中的地位和作用的深入探讨。

另外，部分中医药题材影视作品还存在着对中医药行业的扭曲描绘。中医药是一个庞大而复杂的行业，包括诊断、治疗、药物等方面。然而一些作品往往只关注医生的英雄形象，忽视了其他从业人员的贡献，使观众对中医药行业的全貌产生了误解。

因此，中医药题材影视作品需要兼顾专业性和娱乐性，以吸引更多观众。然而，如何在保持专业性的同时，适度地展示中医药的魅力，并保持观众的兴趣，是一个需要解决的平衡问题。

（二）文化传承与现代审美的结合问题

中医药题材影视作品需要将文化传承与现代审美相结合。虽然这些作品需要展示中医药的历史和文化内涵，但也需要注意现代观众的审美需求和接受度。2023 年的个别中医药题材影视作品可能过于强调文化传承而忽略了现代观众的审美习惯和需求，导致观众难以理解和接受。因此，如何在保持文化传承的同时满足现代观众的审美需求是中医药影视行业需要解决的问题之一。

首先，中医药文化是中医药题材影视作品的核心，但一些作品中对中医药文化的传承和创新存在失衡现象。一些影视作品在表现中医药时，过于关注医疗过程或技术展示，而忽视了中医药文化的挖掘和传播，这可能导致观众对中医药的理解停留在表面，无法深入了解其背后的文化内涵和精神价值。一些作品过于强调传统中医药文化的传承，过度使用中医药文化元素，如中草药、针灸、推拿等，而缺乏对这些元素背后深层含义和价值的探究和理解，导致文化元素的滥用和误用，忽视了现代中医药事业的发展和创新。另一些作品在表现中医药疗效和理论时缺乏科学精神和理性态度，过于追求创新以及过于强调个人经验和主观感受，而忽视了科学证据和客观事实，同时也忽略了中医药文化的本质和内涵。

其次，一些中医药题材影视作品在剧情设置和人物塑造上存在单一性的问题。一方面，剧情设置过于单调，缺乏深度和层次感，无法真正展现出中医药的复杂性和独特性。另一方面，人物塑造过于单一，缺乏多样性，无法呈现出中医药文化中丰富的人物形象和性格特点。在部分影视作品中，中医药从业者或研究者的形象塑造存在一定问题。他们可能被描绘成过于神秘或过于传统的人物，缺乏现代感和科学精神，这可能会影响观众对他们的认同和理解。因此，如何在传承与创新之间找到平衡，是当前影视创作中需要关注的问题。

（三）制作质量与专业性的提升问题

中医药题材影视作品的制作质量和专业性需要进一步提高。虽然2023年的部分中医药题材影视作品的制作技术和视觉效果有所提升，但少数作品仍然存在制作粗糙、剧情漏洞百出、医学知识错误等问题。一些影视作品在制作过程中存在质量不高的现象，如画面质量、音效、配乐等方面的不足，影响了作品的整体效果。这不仅会影响观众的观感和接受度，还会对中医药的形象和声誉造成负面影响。另外，2023年的中医药题材影视作品的制作在利用高新技术赋能制作创新方面还有待加强。例如，这些作品较少利用虚拟现实技术、增强现实技术等新兴科技手段，在创造更加逼真和震撼的视觉效果方面，以及在提升观众的互动性和参与感等方面还有待加强。

首先，部分影视作品在表现中医药与现代医学的融合时存在一些困难和问题。如何平衡两种医学体系的差异和共性，如何展现中医药在现代医疗中的优势和价值，是影视作品在处理这一主题时需要面对的问题。此外，一些作品对中医药的理解和呈现仍然停留在传统的医疗救济上，缺乏对现代中医药事业发展的关注和探索。

其次，一些作品的医学知识和治疗场景缺乏真实性和准确性，甚至会误导观众对中医药的理解和认识。而一些作品在表现中医药时可能存在画面剪辑不当、场景设置不合理等问题，影响了观众对中医药的认知和理解。因此，提高制作质量和专业性是中医药影视行业需要关注和改进的重要方面。

虽然这些作品对中医的医德、医风、医技等进行了生动的展示，但往往忽视了中医作为哲学的一部分，其根本在于“治未病”，强调的是预防为主、整体观念和辨证论治等原则。因此，如何在作品中更深入地展现中医的哲学思想和人文精神，也是当前中医药影视行业需要重视的问题。

（四）市场定位问题与商业化倾向问题

中医药题材影视作品需要关注市场定位和商业化倾向。从作品的类型来看，2023年中医药题材影视作品主要还集中在电视剧和网络剧上，以中医药为题材的电影还相对缺乏，而电影往往是高质量文艺作品的重要载体。早些年的优秀国产电影《我不是药神》虽然不是中医药题材电影，但其以医疗行业和医患关系以及社会生活为题材，引发了社会的广泛热议，也在一定程度上推动了我国医疗行业的自省，成为具有较大传播力和影响力的优秀电影。因此，2023 年中医药题材影视作品缺少“高峰”，即缺少重量级影视作品，成了市场上的遗憾。

2023 年的一些中医药题材影视作品可能存在商业化倾向过重的情况，为了迎合市场和观众需求，导致剧情、角色设定等方面的创新和质量受到限制，牺牲了作品的真实性和文化内涵。这会导致作品的品质下降，影响观众的接受度和信任度，同时也可能对中医药的形象和声誉造成负面影响。

随着中医药的国际影响力逐渐扩大，一些影视作品片面追求商业利益，将中医药打造成神奇的万能良药，片面渲染其疗效，忽视了中医药的局限性和科学性。一些中医药题材影视作品过度渲染中医药的神秘色彩，甚至夸大了中医药的功效和疗效，以吸引观众和商业合作伙伴。这种商业化行为可能会误导观众，对中医药行业造成负面影响。

尽管近年来中医药题材影视作品在国内外都取得了不错的口碑和票房，但仍然存在一定的文化折扣现象。由于东西方文化背景和认知方式的差异，中医药题材影视作品在海外市场的接受度和传播效果并不理想。因此，如何在保持中医药特色的同时更好地与国际接轨，也是当前中医药影视行业需要面对的挑战。

因此，如何在保持作品真实性和文化内涵的同时实现商业化运作是中医药影视行业需要解决的重要问题之一。

三、中医药题材影视行业的发展策略

（一）秉持科学态度，深挖文化内涵

中医药题材影视作品的创作应确保作品的专业性和真实性。在剧本创作、拍摄、后期制作等环节，可以邀请中医药专家参与，确保作品的专业性和准确性。同时，作品应制作真实可信的故事情节。中医药作为中国传统的宝贵文化遗产，影视作品应该在故事情节中尽量还原中医药的历史、原理、治疗效果等

方面的真实性。制作团队可以与专业的中医学者、医生合作，确保故事中的中医药内容准确可信。

中医药是我国古代科技的瑰宝，具有深厚的历史底蕴和文化内涵。影视作品应充分挖掘中医药在历史、文化、哲学、养生等方面的价值，传播中医药的知识和理念，提高观众对中医药的认知和认同。中医药题材影视作品要深入挖掘中医药文化内涵，展现中医药文化的独特魅力和价值。通过挖掘中医药历史、理论、方剂、疗法等方面的内容，展现中医药文化的博大精深和实用性。同时，也要注重展现中医药文化在现代社会中的应用和价值，如中医养生、中医康复、中医美容等，以吸引更多人关注和重视中医药文化。

中医药题材影视作品要强化文化内涵的情感化表达，展现中医药文化的独特魅力和价值。创作者应通过影视作品传递医者仁心、悬壶济世等价值观念，让观众对中医药有更加深入的了解和感受。中医药题材影视作品剧本需要通过准确的医学知识和严谨的科学依据，呈现中医药的特点和功能，在故事情节中融入相关的科技元素，以增加观众对中医药的认知和信任度。

（二）洞悉受众市场，拓展题材类型

中医药题材影视作品的创作要深入研究市场需求，密切关注市场动态，了解观众心理期待，有针对性地开发中医药题材影视作品，提高作品的市场竞争力。作品要面向不同受众群体，如年轻人、老年人、学生等，以多元化的内容和形式满足不同群体的需求和口味。同时，创作者要注重观众反馈和评价，及时收集观众对中医药题材影视作品的反馈和评价，总结经验教训，不断优化作品内容和形式，以满足观众的需求。

中医药题材影视作品要加强题材的多元化探讨和呈现，如中医养生、中药炮制、中药种植等，还可以挖掘历史上著名中医、药材故事、治愈奇迹等方面的内容，并重点展现中医药在医疗实践中的实际应用和价值。作品应通过真实呈现医生、患者、医疗制度等元素，让观众更加了解中医药在医疗中的应用和意义。同时，也要关注医疗伦理议题和医疗问题，提高公众对中医药的认知和理解。

中医药题材影视作品可以涉及古装剧、现代剧、青春剧等类型，以多样化的内容和形式吸引更多观众的关注。同时，也可以尝试采用动画、短剧、短视频等呈现方式，让产品形式更加多样，让观众对中医药有更加全面和深入的

了解。

相关行业协会和部门可以建立中医药题材影视作品的评估机制，定期对作品进行评估和反馈，及时调整发展策略，提高行业整体水平；同时，可以借鉴其他行业的评估标准和方法，不断完善评估机制，促进中医药题材影视作品题材和类型更加多元并符合市场需求。

（三）创新艺术手法，采用前沿技术

中医药题材影视作品要创新叙事和艺术表现手法，提高作品的观赏价值和艺术性。作品可以通过采用新颖、独特的叙事方式，如多线叙事、非线性叙事等手法，增强观众的观影体验和吸引力。同时，也要注重通过独特的视觉效果、音效和配乐等手段，营造出更加震撼和感人的艺术效果。

中医药题材影视作品要融合现代科技，借助现代科技手段，如虚拟现实（VR）、增强现实（AR）、虚拟制作、航拍、微距摄影等，为观众提供更丰富、更身临其境的观影体验。中医药题材影视作品在拍摄手法上可以多元创新，通过运用特效、动画、通用网关接口（CGI）等技术手段，将中医药的奇妙之处生动展现。同时，也可以尝试与其他类型的影视作品进行跨界合作，如历史剧、科幻剧等，以吸引更广泛的观众。

影视作品的成功与否与其审美和艺术表现密不可分。中医药题材影视作品要注重审美和艺术表现，应该注重选角、服装、场景等环节的精细打造，力求在艺术上做到精致与美感并存，增强作品的观赏性。

（四）探索跨界合作，完善产业体系

中医药题材影视作品要加强跨领域合作和多元化呈现，以扩大作品的受众群体和提高作品的影响力。可以尝试与其他领域，如文学、艺术、科技、旅游、教育、时尚、饮食、动漫、游戏等进行合作，借助其他行业的影响力和资源，以创造出更加丰富多彩的呈现方式和表现手法。

中医药影视制作相关单位可以探索与其他行业或机构合作探索新的合作模式，例如，在中医药电视剧中融入旅游元素，或与旅游部门合作开发中医药文化旅游线路，将影视作品与实际体验相结合，增加观众的参与感和互动性，推动中医药旅游的发展。中医药影视项目也可以通过动漫或游戏与中医药元素进行结合，运用现代科技手段和创新思维，为中医药题材影视作品注

入新的活力，使其更具吸引力，拓展中医药题材影视作品的传播渠道和受众范围。中医药影视项目还可以通过产业融合和跨界合作的方式，开发具有中医药特色的文化产品和服务，促进中医药文化的传承和创新，如与医疗机构、健康管理机构等合作，开展线下健康服务、健康管理等业务，实现产业融合发展。

中医药题材影视作品可以着手打造明星效应，在中医药题材影视作品中引入知名明星，如演员、导演等，可以增加影视作品的知名度和影响力，吸引更多观众关注。同时，明星的参与也可以将中医药介绍给更多的人，带动观众对中医药的兴趣。

另外，社会应建立健全中医药影视产业体系，从政策扶持、产业规划、产业链整合等方面，推动中医药影视产业的规范化、规模化发展。鼓励企业、院校、科研机构等参与中医药题材影视作品的制作与传播。同时，社会也要注重技术支持和创新研发，推动中医药影视行业的科技进步和产业升级。

（五）线上线下传播，创新营销策略

中医药题材影视作品在宣传过程中要强化健康传播和养生知识的普及，提高公众的健康素养和自我保健能力，通过影视作品的影响力和传播力，向公众传递健康理念、养生知识和健康生活方式。中医药题材影视作品的宣传营销要以真实性和科学性为前提，展现中医药在医疗实践中的实际应用和价值。中医药题材影视作品宣传者应该深入了解中医药的理论和实践，科学传播中医药知识，避免夸大、片面或伪科学的宣传。

中医药题材影视作品可以借助互联网和新媒体平台，采取线上线下融合的传播方式，通过社交媒体、网络平台、电视、广播等渠道，以及短视频、直播等形式，进行传播扩大受众范围，提高作品的知名度和影响力。同时，中医药题材影视作品的宣传营销也要针对不同人群的需求和特点，如开展线上线下的互动活动、定制化内容等，创作具有针对性和实用性的健康传播内容。

中医药影视行业还可以加强与教育机构的合作，将中医药题材影视作品纳入中医药专业课程中，作为教学素材，拓展宣传途径。还可以借助科普解说、专家讲解等方式，讲述中医治疗的过程、原理和效果等，提升观众的中

医药科学素养，让观众了解中医药的独特魅力，传递中医药的价值观念和理念。

（六）探索国际传播，促进文化交流

中医药题材影视作品不仅应该在国内得到广泛传播，同时也应该积极拓展国际市场，推广中医药的知名度和影响力。随着中医药在全球范围内的传播和应用，中医药题材影视作品更应注重国际化和跨文化传播。中医药题材影视制作和宣发机构可以通过与国际影视制作机构合作，共同打造具有国际影响力的中医药题材影视作品，以推动中医药文化的全球化发展；同时也要注重在不同文化背景下的传播和接受度，让更多人了解和接受中医药文化。

中医药题材影视作品制作和译制公司与机构可以通过中英字幕、海外演员的加入、国际编剧的参与等方式，让中医药题材影视作品更容易被海外观众了解和接受；同时，通过参加国际影展、举办海外巡演等方式，提高中医药题材影视作品的国际知名度和影响力。另外，还可以通过引进外国投资等方式，扩大中医药题材影视作品的国际版权销售和传播。

中医药题材影视作品应加强跨文化传播能力，让更多具有不同文化背景的人了解和接受中医药文化。相关机构和公司可以通过国际合作、文化交流等方式，将中医药文化融入国际影视市场，提高国际影响力。相关机构和公司通过国际合作与交流，推动我国中医药题材影视作品“走出去”，提升国际影响力，促进中医药文化的国际化传播和跨文化交流。

（七）完善教育体系，培养复合人才

中医药题材影视行业要重视和加强行业孵化和人才培养，通过培训、交流等方式，提高从业人员的专业素质和技能水平，培育一批熟悉中医药知识、具备专业素养的影视人才；同时，可以设立专门的奖项或荣誉，激励从业人员不断提升自身素质和创作水平；此外，还可以尝试建立中医药影视创作的专业人才库；同时也要注重相关创新人才的引进，完善复合型中医药影视创作人才队伍，为行业注入新的活力和动力；再者，通过加强行业标准和规范的制定和实施，提高行业的规范化和专业化水平以及行业竞争力。

中医药影视行业需要具备医学、影视制作、编剧、导演等多方面知识的人才，可以在高校或专业院校中开设跨学科课程，例如医学与影视制作、医学与编剧等交叉学科专业，培养兼具医学和影视制作知识的人才。除了学习医学和影视制作等理论知识外，初学者和从业者还需要通过实践来巩固和加深对知识的理解，相关行业协会可以组织中医药影视制作比赛、项目实践等活动，提高初学者和从业者的实践能力。中医药影视行业需要的人才不仅需要具备医学和影视制作方面的知识，还需要对历史、文化、社会等多方面有所了解，相关从业者还需要拓宽自己的知识面，通过阅读、参加讲座等方式来丰富自己的知识储备。

总之，培养中医药影视行业的复合型人才需要多方面的努力和实践，需要高校、企业和社会共同参与，形成多元化、系统化的培养体系。

四、总结与展望

中医药影视行业在2023年取得了显著的发展，市场规模不断扩大，制作水平也不断提升。同时，由于市场环境和观众需求的变化，2023年中医药题材影视行业面临着诸多机遇和挑战。为了应对这些挑战和问题，我们需要从内容创新、制作水平提升、传播效果加强、跨领域合作、人才培养、行业规范建立以及传承与创新并重等多个方面入手，从而更好地推动中医药题材影视行业的持续发展与创新进步。

HB.14 中医药文创空间发展现状及未来启示

赵汉青[①] 资雨婷[②] 白腾飞[③]

摘　要： 中国中医药文化根植于中华传统文化，深入发掘中医药文化内涵，促进中医药文化在新时代获得新发展，是实现中华民族伟大复兴的大事。建设中医药文创空间是推动中医药文化创新性发展、创造性转化的具体措施之一，目前处于起步阶段，整体发展趋势良好。“十四五”时期是中医药文创空间开发建设的关键时期。在“十四五”中医药文化弘扬工程部署下，经济融合发展趋势下，中医药文化空间逐步向中医药文创空间转化，新兴文创空间不断开发，满足人们精神文化和健康需求。本报告根据文献收集及调研结果，运用态势分析方法，从政策、经济、文化三个层面剖析中医药文创空间发展的优势、劣势、机遇与威胁，认为中医药文化自身具有包容性，自然、历史、地域等可融合文化资源广泛，有利于发展中医药文创空间，而中医药文化消费不足、人才短缺、市场环境欠佳、自主创新能力低是影响发展的主要原因，在此基础上系统分析并提出中医药文创空间发展的建议与措施，并对未来中医药文创空间开启展望。

关键词： 中医药；传统文化；文创空间；地域资源；市场分析；对策研究

空间是有形物质或无形物质的载体，具体可以指现实中某个空的、有余地的空地、场地。根据空间里的内容及其特性，可以将空间大致分为物理空间、社会空间、精神空间和虚拟空间。其中，社会空间即人类社会实践的空间，特指人所在的空间、场地，是人类社会实践生产的结果，以人

---

① 赵汉青，医学博士，河北大学中医系主任。主要研究方向：中医药战略发展、中医药竞争情报学。

② 资雨婷，医学学士，河北大学中医学院学生。主要研究方向：文化创意与项目策划。

③ 白腾飞，医学学士，保定鼎正堂中医诊所运营总监。主要研究方向：营销与运营管理。

为主导，由人创造，与人的关系最为密切。文化空间是社会空间的一部分，人类在空间内开展的一系列文化活动，为空间赋予了文化属性，使得空间进一步划分为文化空间，同时文化空间为人类开展文化活动提供场所、载体等职能。

“文创”是指文化创意，是以文化为元素、融合多元文化、整理相关学科、利用不同载体而构建的再造与创新的文化现象[1]。文创空间是围绕“文创”活动展开的空间，即文化创造创新空间，是文化空间的进一步发展，以创新型、复合型为主要特征。中医药文创空间，是中医药文化通过重组自身文化或融合其他文化而形成的再创或创新型空间，为中医药文化传承发展提供载体，具有推动中医药文化创造性转化、创新性发展等多重作用。

一、中医药文创空间发展背景及现状

当前，中医药文创空间处于加快发展时期，政策环境持续优化，支持力度逐渐加大。党的十八大以来，以习近平同志为核心的党中央把中医药工作摆在更加突出位置。“十四五”以来，中医药文化建设被纳入中华优秀传统文化传承发展工程总体布局，并在重点项目中新增中医药文化弘扬工程，标志着中医药文化传承发展跃上新台阶、迈出新步伐。

为落实“十四五”规划部署，实施中医药文化弘扬工程，国家中医药管理局、中央宣传部、教育部、商务部、文化和旅游部、国家卫生健康委员会、国家广播电视总局、国家文物局8部门联合印发《“十四五”中医药文化弘扬工程实施方案》，明确提出一系列推动中医药文化创造性转化、创新性发展的具体举措，其中包括加强中医药博物馆、中医药文化教育基地、中医药文化体验馆等中医药文创空间建设。

各地政策方面，《广东省中医药文化弘扬工程实施方案（2023—2025）》指出，深入挖掘中医药文化内涵，在全省布局打造30个中医药文化宣传教育基地，其中广东中医药博物馆“传承精华，创新守正”，成为全国中医药文化宣传教育基地，并面向全球100余个国家和地区开展中医药文化传播活动。《河南省“十四五”中医药发展规划》提出，“到2025年，河南省中医药高质量发展新格局基本形成，中医药强省建设取得积极成效”的总体目标，并围绕中医药服务能力、科技创新体系、文化繁荣发展等方面，部署 7 大重点工作、113 项建设工程，要求做好中医药传承创新工作，实现由中医药大省向中医药强省转变。四川省中医药局等 10 部门印发《四川省贯彻落实〈"十四五"中医药文化弘扬工程实施方案〉责任分工方案》，明确了四川省中医药文化弘扬工程重点任务，包括研究提炼中医药文化精神标识、推进中医药文化遗产保护、建设中医药文化研究高地、打造中医药文化博物馆和传播基地、创新发展中医药文化产业等开发保护中医药文创空间的具体措施，为建设文化强省、实现中华民族伟大复兴贡献四川中医药力量。

党中央为中医药文化创新性发展设定"时间表""路线图""施工图"，地方省市结合自身地域中医药文化开展工作情况，贯彻落实中央中医药文化弘扬工程工作部署，深入挖掘中医药文化的精神内涵和时代价值，加强中医药文创空间建设，加大中医药文化保护传承和传播推广力度，促进中医药文化创造性转化、创新性发展，建设中医药文化强省[2]。

除政策支持保障中医药文创空间发展，在经济全球化、文化多元化的国际大背景下，中医药产业凭借中医药文化强大生命力和包容性的优势，与不同产业、领域广泛开展跨界融合，促进中医药文创空间数量、种类不断增加。同时，随着我国经济持续增长，全民健康意识不断增强，人们对中医药文化的需求持续提升，并呈现多样化、差异化的特点，形式枯燥、内容单一的传统中医药文化空间不再能满足时代的需要，亟须转变，发展成为传承性与时代性相统一的中医药文创空间。

二、中医药文创空间分类

中医药文创空间可大致分为两类（表 1）：一类是本身具有中医药文化内容的空间，通过对自身中医药文化挖掘优化，创新融合其他文化而发展成的中医药文创空间，称为固有中医药文创空间，包括诊疗、文化、种植三大空间；另一类是本身不具有中医药文化的空间，通过在空间内引入中医药文化，并推动中医药文化与空间内固有资源或其他资源进行创新性融合发展的空间，称为中医药赋能文创空间，目前此类空间主要集中于交通、旅游和教育领域（图 1）。

表 1 中医药文创空间分类

空间分类		具体空间
固有空间	诊疗空间	中医医疗卫生机构（包含中医院、中医药馆、中医门诊部、中医诊所、卫生所（室）、中医医学中心、中医医疗中心、中医药海外中心、中医药国际合作基地
	文化空间	中医药博物馆、中医药文化遗址、中医药文化馆（包含中医药文化体验场馆）、中医文献馆、中医药文化展示空间（包含中医药文化展览）、中医药文化宣传教育基地、中医药健康文化知识角、中医药文化长廊、中医药文化墙
	种植空间	中医药植物园、中医药种植园（角）、中药材产业园
赋能空间	交通	公交、地铁、高铁、机场
	旅游	中医药主题公园、文化街区、市集 、民宿
	教育	学校、学院、中医药传承创新中心

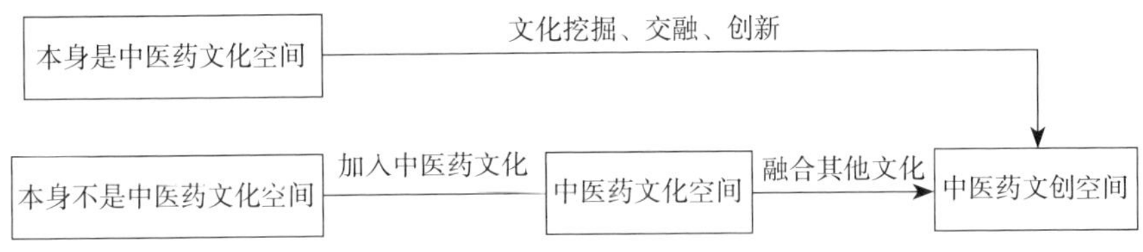

图 1 中医药文创空间发展

三、中医药文创空间分析

（一）固有中医药文创空间

1. 诊疗空间

中医药诊疗空间以医院和医馆为代表空间，固有职能是诊察和医治患者，满足民众的健康需求。当前，诊疗空间通过重组和改善自身文化，创新性融合其他文化和空间等方式，加强宣传中医药文化，唤起民众健康理念等职能，逐步发展成为中医药文创空间。如表 2 所示，创新是多家中医药诊疗空间发展为中医药文创空间的关键。

浙江省中医院创建于 1931 年，是一所集医疗、科研、教学、保健、康复于一体的综合性三级中医医院。2023年浙江省中医院将其门诊部一楼建设为中医药博物馆，创新性打造医院与博物馆集合体空间，并进一步将其发展成中医药文化宣传教育基地，增强医院科普宣传中医药文化职能，突出浙派中医地域特色，突出省级中医院创新引领功能，是促进浙江省中医药高质量传承创新发展的重要举措。中医药馆的创新空间发展，以老字号“同仁堂”为例，其围绕“知嘛健康”线下门店，聚焦Z时代年轻消费群体，开辟“中医药+饮品膳食”新发展模式，不断推出中医药咖啡、奶茶等养生膳食，激发年轻人对中医药文化的兴趣，使中医药馆在新时代迎来新发展。

表2　10家中医药诊疗文创空间情况

中医类医疗机构	名称	地点	创新内容
中医院	浙江省中医院	浙江杭州	中医药数字化，创新元宇宙医学中医诊疗模式，搭建中医药智能化活态传承与创新中心；突出浙派中医地域特色，将院内博物馆打造成中医药文化宣传教育基地；开设中医药文化体验区，推出系列体验项目
	北京市鼓楼中医医院	北京	第一家与设计公司合作研究中医药文创产品的中医院，将中医药文化与国画、珐琅、工艺美术以及奥运文化多重融合，共同研发集美观、保健于一体的文创产品
	广州中医药大学第一附属医院	广东广州	传承发展“岭南罗氏妇科诊法”“岭南火针疗法”省级名录项目，开展非遗展示、义诊、讲座、传习等工作，促进“非遗”工作的活态、常态化
中医药馆	鹤年堂	北京	优化“鹤年堂系统养生”载体，扶持家庭中医生活馆、鹤年养元社服务体系；打造鹤年堂品牌符号，形成鹤年堂文化IP，结合北京地域文化元素塑造鹤年堂文创礼品包装
	陈李济	广东广州	设立陈李济非遗文化工作室，将其打造为中医药文化网红打卡点；开设非遗文化体验课及体验活动；以陈李济百年陈皮工艺为龙头，推出养生茶饮、健康零食、滋补佳品等相关周边产品，入驻京东、天猫等电商平台，开设食品旗舰店和滋补养生专营店；开放陈皮养生茶馆，提供立体化的陈皮养生体验
	方回春堂	浙江杭州	成立方清怡健康产业，进军电商平台，打造药食同源新式产品；以方回春堂国家非遗膏方为核心，加快加强品牌建设；举办膏方生活节，科普传承膏方文化；与知名手作工作室联名合作，设计香囊等文创产品盲盒；与非遗文创品牌的跨界合作，运用“国潮”形式呈现中医药特色文化
	北京同仁堂	北京	建立超级概念店零号店，通过外观设计和功能分区构建文创复合空间；打造超级IP“知嘛健康”，拓展新零售业务，尝试“中药+咖啡”新业态；开发知嘛健康App，展开网络空间布局；食疗、养疗、医疗三合一提供健康管理，构筑生态闭环

续表

中医类医疗机构	名称	地点	创新内容
	张同泰名医国药馆	浙江杭州	打造“桐泰文创”品牌，设计中医药文创衍生品（中医药特色文创服装、中医药特色文创饰品）；成立同泰学堂
	白塔寺药店	北京	将中医药文化与非遗技艺相结合，发展“药店＋非遗”文化创意品牌路线，开发“中药非遗”文创产品；面向学校、社区、政府部门及企业客户展开各类研学活动
	东济堂中医馆	河南郑州	药馆大厅内设立食养厨房，创新中药养生餐饮

资料来源：各中医院官网、搜狐网。

2. 文化空间

（1）博物馆

中医药博物馆事业是中医药文化建设的一个新兴板块，目前全国有中医药类博物馆 83 家，布局合理、特色鲜明、功能完备。表 3 列举了我国具有代表性的 10 家中医药博物馆的创新情况。

广东中医药博物馆成立于 2006 年，前身为“中国传统医药文化博物馆”，由建设于 1956 年中药标本室、药圃和建设于 1996 年的医史馆整合而成。如今，广东中医药博物馆馆藏文物万余件，其中 5931 件收入国家文物库文物，馆藏中药材标本近 2000 种 2 万份，现为我国首座中医药综合类国家二级博物馆。广东中医药博物馆“传承精华，守正创新”，深入挖掘中医药文化精髓，结合岭南特色地域文化，突出岭南中医药文化馆藏特色，与新潮碰撞，与艺术结合，将岭南中草药液浸标本展区打造为“中药水晶宫”，拓展中医药文化年轻受众群体。近年来，广东中医药博物馆作为全国中医药文化宣传教育基地，升级新增功能分区，开设杏林讲堂，不仅面向全国推广中医药文化，还同时面向全球 100 余个国家和地区开展中医药文化传播活动。

广州神农草堂中医药博物馆采用园林式设计，将中医药历史文化陈列展示与原生态中草药种植有机结合起来，综合运用浮雕、景墙、多媒体、互动游戏等表现手法，利用现代科技手段，形成知识性、趣味性和观赏性完美结合的文创空间，为游客提供丰富的中医药文化盛宴。

表3　10家中医药博物馆创新情况

名称	地点	创新内容
国家中医药博物馆	北京	借助数字影像和互动项目，将传统文化与现代文化有机结合；推出《中壹品·馆长会客厅》圆桌访谈，联合多个博物馆开展中医药社会教育活动；“道地本草数字展厅”数字化呈现道地药材
北京中医药大学中医药博物馆	北京	开发中医针灸、本草类研学课程，推介北中医博物馆及中医药知识；举办相关中医药比赛及文化创意大赛；撰写中医药科普作品并发布；联合其他历史博物馆，结合各地域文化，推出特色中医药展览
广东中医药博物馆	广东广州	与岭南中草药文化相融合；“中医药＋艺术”，联合中医药企、中医工作室以及艺术协会，开设不同系列展览；馆内装设互动装置，提供体质监测等互动项目；开展文创设计大赛，引导和鼓励青年人参与中医药文创事业
山东省中医药博物馆	山东济南	以“齐鲁文化和儒学”“医宗扁鹊故里”“针砭外治之源”三张齐鲁中医名片为核心，开辟中医馆、中药馆等室内展区和科普互动区；举办全国中医药博物馆文博创意设计大赛
广州神农草堂中医药博物馆	广东广州	结合自然文化，集原生植物、雕塑、画廊、展墙、多媒体等十种表现手法于一体，将自然园林建筑与中医药博物馆融合；打造时尚中药以及文创产品；开展中医药研学活动
浙江中医药博物馆	浙江杭州	设计博物馆文创产品；设置药食同源专区；搭建中药学系列课程平台；开放VR实景体验区
上海中医药博物馆	上海	满足不同年龄段人群的文化体验需求，推出各具特色的活动；升级打造一馆一品项目，积极运用新媒体平台；利用线上会议室、直播平台等举行科普讲座；与出版社共同策划并联合部分学校出版“小学生中医药传统文化教育系列读本”；与中学合作开发初中生研学课程；以“数字＋智能＋文创”新形式建设博物馆云展厅；融入多元文化元素，推出多样化的文创产品
成都中医药大学博物馆	四川成都	利用3D全息投影、影视听相结合等先进技术，演示医学发展进程，再现古代诊病制药等场景；与大学建立良性互动，将自身打造成为校园文化空间和地标；组建起一支以本校学生为主体的百人优秀志愿者队伍，运营媒体交流平台，以及组织开展文化体验营、中医药文化进校园等科普活动；设立文创坊，设计特色文创产品
吉林省中医药博物馆	吉林长春	设计体验式活动与开放式展区，全方位展示中医药文化的传承创新发展状况；充分利用长白山北药基地独特的中药资源，将地域特色的东北满、蒙、朝等少数民族医药文化、非遗文化融入中医药博物馆建设；积极探索校园课程融入传统文化元素的教学模式，推动传统文化项目与特色教育有机结合
张仲景博物馆	河南南阳	打造张仲景文化品牌；举办“张仲景医药文化节”及学术论坛，以此平台为载体承接中医学会论坛；结合非遗文化，开展多元文化体验活动，设计以张仲景文化元素为核心的文创产品

资料来源：新华社、各博物馆官网。

（2）文化遗址

文化遗址是指古代人类建筑废墟以及在对自然环境改造利用后遗留下来的痕迹，如民居、村落等[3]。中医药文化遗址蕴含大量中医药历史、文化等，充分挖掘中医药文化遗址的文化资源与内涵，结合其他优秀文化，利用文化旧址空间并对其再创造，是创新性传承和发展中医药文化的重要一环，也是保护发展文化遗址的重要措施[4]。

胡庆余堂，位于浙江省杭州市吴山北麓大井巷 95 号，始建于清同治十三年（1874），以药店古建筑为基础创建而成。占地 8 亩，面积 4000 平方米。如今，通过利用建筑群的空间优势，统筹规划丰富的文化资源，胡庆余堂打造成集中医药博物馆、医馆、药膳馆为一体的综合性文创空间，探索出了文化旧址的空间发展新模式。兰溪诸葛八卦村是迄今发现的诸葛亮后裔的最大聚居地，是国内仅有、举世无双的古文化村落。秉承先祖“不为良相，便为良医”的古训，诸葛村人广泛经营中药产业，村内除了中药标本展馆、中药园、医馆等场所，厅堂也处处体现中医药文化。当前，诸葛村通过挖掘耕读文化、中医药文化、商业文化、民俗习俗等，与旅游业相结合，将中医药等多种文化融入乡村旅游，形成多种文化共同发展的复合型空间，既传承发展中医药等传统文化，又提高乡村收入，助推乡村振兴，活性动态式保护了古村落。

3. 种植空间

中医药种植空间是进行中草药栽培的场所，在产业融合的大背景下，种植空间与其他领域跨界融合，逐渐向文创空间转变[5]。种植空间类型不再只是中草药种植园，空间作用不再局限于生产种植。现中医药植物园的创新发展情况，如表 4 所示。

北京药用植物园于 1984 年随药用植物研究所的成立在原标本园（1955 年创建）的基础上扩建而成，全园现有土地面积 20 公顷。北京药用植物园作为中国医学科学院隶属的专业性药用植物园，以“科研、种质保存、生产、科普、旅游五位一体，全面发展”为建园方针。北京药用植物园利用其丰富的资源和技术优势，发挥中医药文化科普、中药植物保护与研究、中医药新型人才培养等作用，同时面向世界，接待外宾参观学习，推动国内外药用植物沟通研究。

目前，药用植物园的建设类型范畴已经超出了专类园的局限，扩张到了城

肆　运营管理篇

市公园、街头绿地、郊野公园等更加多样性的绿地，这意味着中医药文创空间也会随之不断扩大，逐渐走进人们的生活中，中医药文化辐射范围更广。

表 4　4 家中医药植物园情况

名称	创新内容
广西壮族自治区药用植物园	中草药与民族药融合打造产学研基地；与国际文化科研交流；举办中草药培训中心，培养中草药技术人才
贵阳药用植物园	开设药材、药用植物引种驯化、药用园林、药用香料等研究室；与国外开展交流合作；未来将打造以贵州道地药材为主的产学研基地
中国药山药用植物园	集中药资源以研究、开发、生产，以及医疗、教育、中医药文化传播于一体的大型中医药现代科技园区和国际传统医药交流中心的专业性药用植物园；建设植物资源基因库、种植基地、文化生态型旅游景点、科普教育基地，带动旅游业发展
甘肃中医药大学和政药用植物园	集药用植物种质资源保存与开发利用、中药材生产实践教学、中药材新品种新技术研究与推广、中医药旅游及文化传播等功能于一体的综合基地；依托松鸣岩景区的旅游资源，药用植物园已成为中医药健康旅游、中医养生及中医药文化传播基地

资料来源：澎湃新闻。

（二）中医药赋能文创空间

1. 交通运输空间

（1）道路交通

以直接关系城乡经济发展与居民生活的公交交通空间为载体，引入中医药文化，作为中医药文化创新发展融入点。继深圳市第一条传播中医药文化健康知识的公交专线开通后，广州和佛山陆续联合当地中西医院开通中医药文化公交专线，充分探索中医药地域文化优势，联动红色党建与大湾区文化建设，分别在车身外部与车厢内部布置中医保健相关装饰，通过多维、立体的宣传方式为乘客打造沉浸式中医药文化传播场景。

（2）轨道交通

以支撑国家综合立体交通网骨干的铁路交通空间为中医药文化扩展点。广西药企花红药业集团联合乐达传媒集团，以南宁市地铁为媒介共同打造“振兴广西中医药，关注国民大健康”主题专列，利用地铁系统沿线设置的车站站点与封闭的车厢内空间，在沿线灯箱、电子显屏、车窗等铺设药业集团产品广告与中医养生宣传报。中医药文创空间建设从连接区域间的地铁交通，进一步扩展为城际乃至国际铁路交通空间。

（3）航空交通

以承担全国性、区域性远程快速运输的航空运输系统为中医药文化延伸点。四川省作为西部唯一开展中医药综合改革示范区省份，其成都双流国际机场、天府国际机场、绵阳机场和西昌机场凭借其显著位置优势，充分利用人流量较大的空间，将“四川·中医之乡、中药之库”主题宣传片不间断在机场轮播展演，使机场从单一的交通运输空间发展为承载中医药文化发展的文创空间，加大四川中医药文化宣传力度，有利于营造全社会信中医、用中医、爱中医的浓厚氛围，调动社会力量，推进中医药综合改革示范区建设。

2. 旅游空间

公园作为城市建设的主要内容，兼顾城市生态系统与城市景观的双重身份，具有自然地理优势与人口资源条件，中医药文化可在其自然属性的基础上赋予特色文化属性。秦岭淮河以北的省份地区，如山东省聊城市东昌府区、北京市东城区、呼和浩特市赛罕区等，相继建设中医药文化主题公园，通过改造园内基础设施、融入中医药文化元素、开展中医药特色活动，将中医药文化及地域文化融进百姓的休闲娱乐中。

历史文化街区是城市灵魂的载体，是城市演化进程的时代标志，承载着城市历史文脉的搏动。如今，通过整合丰富的城市文化内涵和创新发展城市的社会功能，潜移默化地推动城市文化发展，引领时代潮流。枣子巷中医药文化特色街区，将中医药文化糅合进文化街区，依托天府锦城总体布局，以中医药大学为文化本底，制定“一轴”（枣子巷街区）、“三心”（中医推广、健康养生、文旅体验）的战略定位，深挖沿街载体资源，构建“医养游创购”于一体的产业体系，不仅为金牛区发展文旅经济创建消费新场景，更为成都市特色中医药文化旅游设计新名片、新方案，实现文化经济双向发展。

市集作为原汁原味的沉浸式体验场景，吸引各式主题的创意策划项目入驻。以江西省南昌市“回春集”养生文化市集为例，南昌市以“市集+医药”为发展模式，打造“国潮式中医养生”文化市集，开发养生餐饮、燃脂音乐节、圣医剧本游等娱乐化中医药发展方式，以市集空间为载体，将中医药文化送向街头，推向人们的视野中。中医药文化凭借自身延展性与包容性，为“中

医药 +”的市集增添文化底蕴，平衡配比娱乐性、文化性、专业性，吸“流量”变“留量”，融合制成多业态的“中医药软文化”推广范本。

民宿是利用自用住宅空闲房间或闲置房屋，结合周边自然与人文资源，为游客提供体验当地自然、文化与生产生活方式的小型住宿空间，具有浓厚的地域文化色彩与娱乐性。目前“民宿 + 中医药”发展模式逐渐融进“文旅 + 医养”大背景，如表 5 所示，民宿的文化宣传展示和康养作用逐渐增强。安徽省亳州市古井镇药王村，将传统的中医药民俗文化作为基底和内核，打造“药、医、养、教、旅”五位一体的皖北传统中医药文化民宿村，将中医药文化、养生理念与现代旅游结合，推动中医药康养综合体空间高质量建设，满足人们的中医药文化需求和健康需求。

表 5　9 家中医药民宿情况

名称	地点	创新内容
当归民宿	浙江省杭州市	中药名字命名房间；药食同源，研发中药膳食；开设“识草药”中草药知识讲座；展示中药膏制作流程
颐栖园	广州市	集民宿、房车、露营和康养等功能于一体的中医药健康特色民宿；打造中草药植物园林景观；建筑容易入中医药、岭南等文化元素
民宿药王居	安徽省亳州市	中药名命名客栈；建立中医文化园，科普中医药文化知识
茶坪宿集·畲珍民宿	浙江省衢州市	集农旅发展、中草药种植与康养药膳于一体，打造中医药康养综合体项目，打通中医药产业链
湖酋村·串雅民宿	浙江省台州市	设立中医药诊疗体验区；开设中草药标本园；举办传统铃医文化交流讲座；中药命名房间
上田中医药康养村	浙江省台州市	以乡村旅游、道地药材野生抚育、中医药研学、中医药膳、中医药文化传承发展为载体的“中医药康养综合体”
重渡沟·锦园三秋	河南省	以中草药词牌名、中草药标本装饰民宿；医养结合，顺应时令，开发提供中药膳食
“淳六味”民宿	浙江省杭州市	中医药文化与乡村旅游等资源融合，打造集吃、住、游、购、玩于一体的三产融合的旅游景点，推动“产业 + 文化 + 养生 + 民宿 + 旅游”相互融合的特色发展模式
昆仑养生园	台湾地区	集养生餐饮、住宿、亚健康调理和医学美容于一体，结合知识与休闲的中医药养生庄园

资料来源：新华社、搜狐网、澎湃新闻。

3. 教育空间

在中医药文化传承的背景下，“中医药 + 教育”的发展方式使具备人文和科学双属性的中医药文化在校园内绽放新生机。以北京人大附中为例，学校开辟中医教室和中草药园，开设中医药文化课程，教导学生认识中医，沉浸式体验中药制作，在实践的过程中激发学生对中医药文化的兴趣。同时为了推动中医药文化更好地走进校园，北京市海淀区定期举办全省中小学教师中医药文化宣传教育培训工作，江西中医药大学定期举办全省中小学教师中医药文化宣传教育培训班，加强师资培训，壮大中医药文化传播队伍，确保中医药文化传播的专业性，兼具趣味性。

校园作为中医药文创空间，能更好地发挥中医药文化在教书育人中的独特作用，增强学生对中华优秀传统文化的情感和自信。

四、发展问题

（一）中医药文化内核缺失

中医药文创空间是承载中医药文化创新性发展，创造性转化的新型空间，空间以围绕中医药文化创新性发展内容为核心。当前中医药文创空间存在未立足于中医药文化内涵而发展的问题。中医药文化内核缺失，导致空间布局仅仅是中医药元素的堆砌，在与其他文化进行发展交融时，无法建立深层联系，最终空间中医药文化核心领域边缘化，日后发展受限，无法进一步推动中医药文化发展。

（二）创新力不足，同质化竞争严重

大多省份具有自身独特地域资源或其他文化资源，如云南省的特色中医药文化资源与其少数民族医药文化资源，山东省特有的儒家文化资源。但在发展中医药文创空间过程中，各地对自身文化资源认知不清晰，未能充分挖掘自身特有资源，凸显自身优势，独特性、创新性弱，同质化竞争严重，空间内容单一，发展模式雷同，不能形成“一地域一特色，一空间一新意”的整体中医药文创空间发展格局。如表 6 所示，各省份要挖掘自身特色文化，并推动其与中医药文化的深度融合，加强中医药文创空间建设，促进中医药文化的创新性

发展。

表 6 中医药文化传承创新省市资源情况

省市	中医药特色文化	其他特色文化
四川	“天回医简”等中医药出土文献文物；川药、川方、川医、川人的“川派”中医药文化；“川帮”老药工传统技艺	南方丝绸之路；川剧文化；三国蜀汉文化；巴渝歌；巴蜀文学；茶文化；三星堆遗址
重庆	“刘氏刺熨疗法”“正骨诊疗术”“桐君阁传统丸剂制作技艺”等非物质文化遗产	川江号子，巴渝吹打等民间文化；大足石刻等雕塑文化；民间口头文学；巴渝十二景
山东	多位名医故里，例如：黄元御文化，神医扁鹊，淳于意，儿科鼻祖钱乙；齐鲁道地药材，中药资源大省	中华文化发祥地；儒家思想发源地；东夷文化、海岱文化，齐鲁文化传承地；五岳之首泰山
湖南	“药王文化”；湘产道地药材；马王堆汉墓医学；“炎帝文化”；张仲景在长沙当太守时坐堂行医遗址	湘西州苗绣、苗画等非物质文化遗产；屈原的诗歌艺术、马王堆等楚文化；左宗棠故居原址、辛弃疾驻军遗址等历史文化地标
陕西	“孙思邈文化”；历代名医故里，道地药材种类繁多，有“秦地无闲草、自古多名医”之美誉	安塞腰鼓、皮影戏、陕北民歌等艺术文化；14 王朝古都，历史文化丰富，如兵马俑、华清池

资料来源：各省级人民政府官网。

（三）逐利性弊端显露，文化与经济发展失衡

部分中医药文创空间涉及经济领域，在空间内开展经济活动，以营利为主要目标，如中医药市集、中医药旅游康养小镇等。此类空间发展目标无可指摘，但在借助中医药文化，创设中医药文创空间时，出现过分追求经济效益而忽略社会效益，弱化中医药文化专业性的现象，如借用中医药文化进行商业过度包装或虚假宣传。此种商业化操作使得中医药文创空间不仅背离其“创新中医药文化”的发展内核，还拉开中医药文化与百姓之间的距离，对中医药文化进行反向负面宣传，不利于中医药文化发展。

（四）空间分布零散，开发程度受限

中医药文创空间是多领域多产业，跨界融合的产物，涉及文旅、医养、产学研等多个新兴业态。当前中医药文创空间的产业链、供应链尚不全面，空间分布零散，不能充分统筹要素资源，联通其他空间，实现高效配合和协同创

新，进而未能实现规模化发展，获得集群效益。

（五）新型人才储备不足

打造中医药文创空间需要既了解当前市场状况，拥有相关策划能力，又具有中医药相关学科背景的复合型中医药人才[6]。当前，中医药文创空间运营人员或缺乏专业的中医药学科背景，或缺乏运营、创意策划能力，尚未能打破学科壁垒成为文创空间复合型人才。前者难于真正挖掘中医药文化内涵，后者难于创新性传播中医药文化，致使各类中医药文创空间暴露出不同层面的管理营销短板，中医药文化不能充分得到创意性发展。

综上所述如表 7 所示，中医药文创空间的发展，有优势，也有劣势，有机会，也面临着威胁。

表 7　中医药文创空间发展 SWOT 分析

优势	劣势
1. 国家政策支持，“十四五”以来，中医药文化建设被纳入中华优秀传统文化传承发展工程总体布局，中医药重大工程纳入“十四五”规划 102 项重大工程。 2. 民众中医药健康文化需求增加，中医药健康文化素养水平稳步提升，2022 年达到 22.56%。 3. 中医药文化具有强大生命力和包容性	1. 中医药文创空间目前正处于初步发展阶段，空间分布零散，分布不均。 2. 中医药文化消费群体较少，消费意愿不高。 3.“双创”专业人才储备不足
机会	**威胁**
1. 中医药文化根植中华文化，创新融合资源广泛。 2. 产业融合趋势明显，推动中医药文创空间多领域融合	1. 市场管理欠缺，同质化竞争环境打击文创空间工作者创新积极性。 2. 中医药传统文化空间仍占据较大市场。 3. 中医药文创空间缺乏评判标准，不利于挖掘现有不足，促进中医药文创空间进一步发展

五、对策研究

（一）深入挖掘文化内涵，坚守文创空间核心

中医药文创空间发展要以创新性发展中医药文化内容为主，遵循中医药自身发展规律，突出原创性、保持民族性、延续传统性、体现时代性，传承精

华，守正创新。同时要发掘中医药文化与其他优秀文化的深层联系，以中医药文化为钥匙，打开文化宝库，与其他文化进行广泛且深入的交融，丰富文创空间内容，增添文创空间底蕴，拓展文创空间形式。

（二）加强政策引导，打造良好市场环境

中医药文创空间是中医药文化与创意设计的结晶，其发展离不开知识产权政策和良好市场竞争环境的双重保驾护航。地方中医药文化发展要发挥自主性，认真考察各地区中医药文创空间发展实际，深入分析本地区中医药文化传承特色，博采众长，扬长避短，引导文创空间主动结合地域特色，创新性整合优化资源，不断探索与现代科技结合路径，依靠自主创新力，开发新亮点，发展成为独一无二的中医药文创空间。同时重视原创，在制度层面上严格维护文创工作者的知识产权[7]，从根源上断绝“良币驱逐劣币”的市场乱象。严格监管各类中医药文创空间，严厉打击假借中医药文化的虚假宣传等行为，为文创空间发展打造良好的市场环境。

（三）统筹要素资源，推动空间规模化发展

实现中医药文创空间规模化发展，需要从顶层设计上统筹安排，疏通资源要素流通堵点；鼓励文创空间与其他领域空间融合发展，完善产业链、供应链，串联各个空间，建设集群性、综合性中医药文创空间，推动其成为地区发展的新名片；建议相关部门以实际应用场景为牵引，在个人信息保护的前提下，满足各方数据开放需求，加快建设中医药文化交互平台，实现中医药文创空间信息共享，推动文创空间良性发展，遍地开花。

（四）完善人才培养机制

从多方入手，完善复合型人才培养的机制。首先，加强学校教育，国内高校应当发挥其专业教育优势，借用高校文科专业、中医药专业与经管专业等资源，设立专业学科，培养适合中医药文创空间发展的复合型人才，发挥主渠道的作用；其次，加大社会培训力度，进一步完善对现有相关从业人员的再培训制度，鼓励边学习边实践，增强从业人员对中医药文化理解和创新策划能力；最后，借助社会力量，从政策扶持、制度激励等方面健全社会力量联合办学机

制，以市场为导向，培养出满足需要的合格的复合型人才[8]。

六、总结与展望

中医药文创空间发展具有巨大潜力。国内应尝试打造中医药文创示范城市，充分利用城市固有空间，从城市的整体布局、绿化设计、产业发展和群众娱乐活动等多方面着手，将中医药文化重组和再造的成果充分展现，并将其融入群众的生产生活。中医药文创城市的打造过程，要充分运用中医象思维，体现中医药文化的包容性。城市布局上，可以将城市打造成八卦形，房屋坐落体现古人的阴阳五行思想；充分利用城市绿化带，将其设计为不同的形状，种植适宜生存的中草药，树立标识牌进行知识科普，促进现代城市养生文化的回归；产业发展方面，中医药可为城市内的各个产业赋能，中医药文化元素的融入丰富产业业态、促进产业发展的同时满足群众的健康文化知识需求；另外，城市应注重中医药产业链的发展，提高自身服务的同时创新特色产品开发；对中医药文化进行包装，以喜闻乐见的方式丰富群众的娱乐活动，可以创作相关剧本杀、话本、戏剧等，利用现代科技促进其传播。随着城市的发展，城市内中医药文化氛围越趋浓厚，每一位市民都可以成为文化的创新者和传承者。

国外中医药文创空间发展建议以现有海外中医建设基地为空间载体，加快建立海外中医药标准体系，为中医药文化的语言输出、教育输出、人才输出、设备输出提供标准支撑，打通文化传播的通路；依托海外中医中心、海外中医学院、孔子学院等中医研学场所，通过学术交流与文化实践活动，如中医药典籍阐释、中医义诊活动，提高其在海外的认知度；采取线上线下双模式，通过官方文化交流活动以及民间宣传活动联动海内外各中医爱好者，借助文化戏剧、影视作品、场馆展览、互动体验游戏等通俗娱乐形式，与中医药技能类、理论类世界友好赛事，联系国际友人与海外华人华侨同胞，扩大中医药文化传播影响力与辐射范围，以文化创意构建文化认同的前沿阵地。

参考文献

［1］耿蕊，易晓蜜．基于“文化符号”的文化创意产品设计实践［J］．课程教育研究．2018，7（50）：19–20.

［2］王晓红．中医药文化传播行动实施方案［J］．知识经济，2021，23（8）：4.

［3］袁静雯．人文旅游景观中的导视系统设计研究［D］．天津：天津工业大学，2022.

［4］王润博．禹州市药帮会馆遗址保护规划分析［D］．郑州：河南农业大学，2015.

［5］郑强，杨长平，冯贤贤，等．“十三五”规划下我国中医药养生旅游发展研究：以四川省为例［J］．四川旅游学院学报．2017，30（3）：47–50，100.

［6］熊晓，涂淑娟．中医药文化产业发展现状：以江西省为例［J］．国际公关，2023，19（17）：119–121.

［7］王玮娇，张洪雷．中医药文化产业特点、现状与发展路径辨析［J］．中国医药导报，2020，41（6）：140–143，148.

［8］傅琛，文林，彭恩胜．改革开放以来我国中医药文化产业政策的演化历程及变迁逻辑［J］．老区建设，2021，36（14）：52–57.

HB.15 中医药香疗产品市场运营现状及规范化发展策略

周艳玲[①] 符 诗[②] 王 鹏[③]

摘 要：随着人们生活节奏的加快，亚健康群体的不断扩大，人们健康意识的逐渐增强，人们对中医药香疗产品的需求也在快速增长。本报告系统梳理了中医药香疗的概念、历史源流、理论基础、作用机制、剂型及使用方法、文化等内容，总结了中医药香疗产品市场运营现状，分析了当下中医药香疗产品发展机遇，针对性提出了人才保障、多元化发展、因人施香、注重安全、与其他行业交叉融合发展、科学普及等中医药香疗产品规范化发展策略。

关键词：中医药香疗；运营现状；机遇；发展策略

一、中医药香疗概述

（一）中医药香疗概念

芳香疗法（简称“香疗”）被誉为“古文明的艺术”，在人类还没有历史记载的时代就已经开始使用。芳香疗法是指将气味芳香的药物如木香、藿香、丁香、麝香、薄荷、冰片、白芷等制成适当的剂型，通过各种方式作用于人体的局部或全身，以达到防治疾病的作用。此法具有简、便、验、廉的特点，可广泛应用于日常生活及临床各科室中。芳香疗法是1937年由法国人Rene Maurice

① 周艳玲，医学学士，海口市第四人民医院副主任医师。主要研究方向：健康经济与管理。

② 符诗，医学学士，海口市第四人民医院主治医师。主要研究方向：中医内科学、健康管理。

③ 王鹏，管理学博士，海南医学院全科医学与继续教育学院讲师、主治医师。主要研究方向：治未病与健康管理。

Gattefosse 提出，是利用从植物材料萃取的精油作为媒介，并以按摩、沐浴、熏香等方式，经由呼吸道或皮肤吸收进入体内，以达到舒缓精神压力和增进身体健康的一种自然疗法[1]。

中医药香疗则是以中医药理论为基础，借助芳香类中药所特有的辟秽防疫、解表散邪、悦脾开胃、化湿祛浊、行气活血、通窍止痛、开窍醒神等功效，将芳香类中药制成适宜剂型，通过按摩、外涂、艾灸、熏香、内服等方式作用于人体局部或全身，以达到预防、治疗和康复作用的一种传统自然疗法[2]。中医药香疗历史悠久，迄今已有 3000 多年的应用历史，具有丰富的理论内涵、道地药材、炮制方法、经典名方等优势[3]。

（二）中医药香疗历史源流

中医药香疗有着悠久的历史，源远流长，在古代医书中有诸多记载。最早可追溯到殷商时期，出土的甲骨文中有“燎”“香”“紫（柴）”“鬯”等文字记载[4]。在先秦时期，古人就有用芳香药物作为香料以祭祀、驱虫、除味的传统，《诗经·国风·召南》曰：“于以采蘩？于沼于沚。予以用之？公侯之事。”“蘩”指“皤蒿”，即芳香植物白蒿，采蘩用以祭祀[5]。周代已有沐浴兰汤、佩戴香囊等习俗，如《礼记》载：“男女未冠笄者，鸡初鸣，咸盥，漱、栉，縰、拂髦总角，衿缨，皆佩容臭。”[6]汉代时期，名医华佗曾用丁香、麝香、百部等芳香药物制作成香囊，通过在房屋内悬挂来预防肺部疾病；一批装有佩兰、辛夷、花椒、肉桂等芳香类药物的香囊和熏炉在马王堆汉墓出土，也间接说明了汉代时期有用芳香药物清洁环境、辟秽消毒、防治疾病的风俗。隋唐时期，香疗盛行于皇宫，杨贵妃以鲜花沐浴的场景在许多诗词中都有体现。清代时期，香疗十分受达官贵人的青睐，《红楼梦》里记载的玫瑰清露、冷香丸等，已成为名贵的经典名方[7]。

（三）中医药香疗理论基础

中医药香疗体现了中医学理论的整体观念和辨证论治。中医学认为，人体是一个有机整体，健康的人体应保持“阴平阳秘”“神与形俱”的状态。疾病则是人体阴阳失衡、脏腑功能失常的结果，如阴胜则寒、阳胜则热，此时可根据阴病治阳、阳病治阴、寒者热之、热者寒之等原则治疗，可以利用中药的阴阳偏性来纠正人体的阴阳偏颇，如用寒凉药物治疗热证或用温热药物治疗寒证，从而让人体恢复阴阳平衡，即恢复健康状态。

中医自古就有“芳香开窍”的理论，认为芳香的物质能够辟秽化浊、疏通经络、开窍醒神，可以调整气血、调和阴阳，促使机体内外协调统一，达到防病治病的效果。中医将芳香中药分为芳香辟秽药、芳香解表药、芳香温通药、芳香化湿药、芳香开窍药五大类，总体而言，中医药香疗可以将芳香中药作用于皮部和腧穴，通过经络的联络脏腑肢节、沟通上下内外、运行气血、协调阴阳等作用，调节脏腑的阴阳气血平衡，使机体恢复健康或发挥预防疾病的作用[8]。

同时，中医养生学认为，正气存内、精神内守是人体防病治病的根基，可以通过调摄情志、怡养性情等方法调理气机、畅达情志，促进人的身心健康，从而达到形神兼养、疾病防治的作用。中医药香疗在精神养生方面也独具特色，如大多数香熏器具精致、灵动可爱，其物性之美，不仅可以点缀环境，还可以愉悦身心。

（四）中医药香疗作用机制

从现代医学的角度来看，中医药香疗的作用机制主要有药理学假说和心理学假说两种假说[9]。

药理学假说：芳香物质通过鼻腔吸入人体肺部后，能被肺泡内的毛细血管吸收，并以血液为载体，通过体循环和肺循环到达全身各处，作用于人体的神经系统和内分泌系统，进而影响人体的生理状态、情绪以及行为。现代研究发现：一方面，芳香气味分子能刺激人体的嗅觉细胞，通过大脑皮质的兴奋抑制活动，平衡自主神经功能，调节全身新陈代谢，达到生理和心理功能的相对稳定；另一方面，芳香气味分子通过呼吸道黏膜吸收后，能促进人体免疫球蛋白的产生，从而提高人体的抵抗力[10]。现代医学研究还证实，芳香类中药成分具有促渗作用，且其促渗性成分可使人体生物利用度显著提高[11]。

心理学假说：是目前解释芳香气味作用机制的较好模型。人们通过情绪经验对芳香气味产生回应，表现在情绪、认知、行为和生理等方面[12-13]。人们的信念和期望也影响中医药香疗的功效，其中，气味本身的化学性质只起次要作用，而气味诱导人体产生生理和心理方面的反应则起主要作用[14]。

（五）中医药香疗产品剂型及使用方法

中医药香疗产品剂型多样、内外兼施。中医药方剂中使用的大多数芳香药物具有芳香走窜和调整气机的作用，通过内服或外用途径可用于疾病预防与日常养生保健。常见剂型包括原药剂、散剂、煎剂、膏剂、滴鼻剂、烟熏剂、精油等，使用方法主要有以下 10 种。

（1）香佩法：将芳香中药研制成粉末，再装入特制布袋中，将香袋佩挂于胸前，借药味挥发以防治疾病。我国民间自古就有“带个香草袋，不怕五虫害”的说法。

（2）香冠法：头为诸阳之会，手足三阳经均会聚于头部。将芳香中药研制成药帽戴在头上，可以通过十二经络循行于全身以防治疾病。

（3）香枕法：将芳香中药置于枕芯之内，或浸在枕套之中，在人睡卧过程中发挥防治作用。唐代著名医药学家孙思邈《千金要方》中记载“用蚕屡次、废茶叶装枕头可明目、清心”。“菊花枕”“荷花枕”“明目枕”等被广泛应用于疾病防治。

（4）香熏法：用具有芳香气味且容易燃烧的药物研制成烟熏剂，用时点燃，在患部或居室中熏灼以防治疾病。《孟子》中记载“七年之病，求三年之艾”，至今艾柱灸、艾条灸等广泛应用于中医临床。

（5）搐鼻法：将芳香中药研制成粉末，再吹入患者鼻腔，或由患者闻吸香气，以达到芳香开窍的作用。

（6）香兜法：将芳香中药研制成粉末，再用棉花包裹并缝入布囊中，兜于患者腹部以治疗某些慢性疾病。

（7）香浴法：用芳香中药浸泡洗浴，或用芳香中药煎煮的热气熏蒸皮肤以防治疾病，达到健身除病、美容玉肤的作用。

（8）香熨法：将芳香中药炒热后用布包裹，再用布包熨摩肌表某一部位，以达到祛风、散寒、止痛、活络之功效。

（9）香敷法：将芳香中药研制成细末，再与各种不同液体调制成糊状，敷贴于一定的穴位或患部，药物通过皮肤、穴位渗入身体而产生治疗作用，如冬病夏治的“三伏贴”。清朝名医徐大椿指出：“用膏贴之……较之服药尤有力，此至妙之法也。”

（10）喝香法：在中医理论的指导下，配伍芳香类中药，制成汤剂、丹剂、丸剂、膏剂、散剂、茶剂等，通过口服可辅助治疗温病以及热盛烦渴的症状。中医古籍中记载了众多的经典芳香药方，例如：以金银花、连翘、淡竹叶、荆芥、牛蒡子、淡豆豉、薄荷、甘草、桔梗、芦根等作为主要成分的银翘散，具有辛凉解表、清热解毒的功效；以苏合香、安息香、水牛角、麝香、沉香、香附等多种成分制成的苏合香丸，具有芳香开窍，行气止痛的功效；明清时期的温病三宝“紫雪丹、至宝丹、安宫牛黄丸”等，方中多用芳香开窍药物，如木香、丁香、麝香、冰片等。

不同形式的芳香疗法具有不同的治疗目的，但效果是大同小异的。正如清代吴师机所言：“外治之理即内治之理，外治之药，亦即内治之药，所异者，法耳。”中医药香疗除了有身体健康的疗效外，在精神意志方面也具备放松情绪、安逸凝神的功效。简便易行的中医药香疗走进人们的日常衣食住行中，有利于保持人体身心的平衡与健康，可以达到未病先防、欲病救萌、既病防变，瘥后防复的治未病目的。

（六）中医药香疗文化

中医药香疗将自然科学与人文社会科学融合为一体，促进了中医药香疗文化的繁荣与昌盛，主要体现在宗教、民俗、文学等方面[15]。

中医药香疗与宗教：古往今来，焚香在佛教、道教中被广泛运用。焚香会产生云雾缭绕的情景，可以营造出一种特殊的氛围，被认为是敬奉先祖、沟通人与敬奉对象的媒介。

中医药香疗与民俗：《荆楚岁时记》中记载的端午节，人们熏燃蒿、艾、菖蒲等芳香植物，并“以五彩丝系臂”，以达到“令人不病瘟”的“败毒”作用。梅雨季节，湿邪较重，湿邪为阴邪，具有易阻气机、损伤阳气、重浊、黏滞、趋下等致病特点，可以以艾草、菖蒲、苍术等为主体，进行熏香，能达到祛湿除邪的功效。在日常生活中，人们还可以佩戴轻便小巧、制作精美的香囊，以达到清新空气、提神醒脑、驱蚊和防病治病的效果。

中医药香疗与文学：在中华传统文化中，品香与插花、挂画、斗茶一起被称为“君子四雅”。文人将香与香气视为颐养身心、陶冶性情之物，常以香怡情、养德和修性，品香成为他们日常起居、书斋生活、感悟生命真谛的重要组成部分，比如，写诗填词时焚香提神，抚琴赏花时焚香添雅，宴客会友时焚香增趣，独居默坐时添香静心。

二、中医药香疗产品市场运营现状

尽管中医药香疗产品具有绿色、天然的特点，受到终端消费者的追捧，也逐步融入医疗、康养、生活等各个方面，但是在市场运营中还存在一些不足，主要表现在以下三个方面。

（一）中医药香疗产品自身存在不足

第一，芳香药物容易挥发，作用时间难以持久；第二，芳香药物的制作工艺流程较长，涵盖中药种植、病虫害防治、采集、加工、炮制、包装等环节，质量监控难度大，农药残留、微生物和重金属超标等安全性问题会影响芳香疗法的治疗效果；第三，芳香疗法在临床应用中还缺乏行业内统一的治疗指南、规范流程、评价标准和循证依据，大规模市场推广以及走出国门会受到限制。

（二）中医药香疗产品推广使用不够

在自身存在不足的基础上，中医药香疗目前仅作为一种辅助治疗手段，在推拿按摩、美容场所等一些养生保健机构如使用，尚未在各级各类医疗机构中全面铺开使用。此外，芳香中药中的有效成分、作用机制、使用剂量等亟待明确，相关产品的产业化开发也相对滞后，与国际接轨的研究成果欠缺[16]。

（三）中医药香疗产品国际竞争力薄弱

一方面，日本、韩国等国家十分重视中医药香疗经典名方，相关医药企业在国际上抢先申请专利，限制了我国中医药香疗产业化的进一步发展；另一方面，国外药企有一定的工业基础，拥有相对精密的实验仪器和精湛的研发技术，研发速度和创新剂型均优先于中国，并不断抢占国际中草药市场。以上两个方面导致我国中医药香疗产品进入西方国家市场的国际竞争力薄弱。

三、中医药香疗产品发展机遇

（一）国家政策支持

《“健康中国2030”规划纲要》指出“到2030年，中医药在治未病中的主导作用、在重大疾病治疗中的协同作用、在疾病康复中的核心作用得到充分发挥”“实施中医治未病健康工程，将中医药优势与健康管理结合，探索融健康文化、健康管理、健康保险为一体的中医健康保障模式”“开展中医中药中国行活动，大力传播中医药知识和易于掌握的养生保健技术方法，加强中医药非物质文化遗产的保护和传承运用，实现中医药健康养生文化创造性转化、创新性发展”“发展中医药健康服务，加快打造全产业链服务的跨国公司和国际知名的中国品牌，推动中医药走向世界”[17]。

《健康中国行动2019—2030年》指出“深入实施中医治未病健康工程，推广普及中医养生保健知识和易于掌握的中医养生保健技术和方法”“完善医养结合政策，推进医疗卫生与养老服务融合发展，推动发展中医药特色医养结合服务”[18]。

《中华人民共和国基本医疗卫生与健康促进法》第九条指出“国家大力发展中医药事业，坚持中西医并重、传承与创新相结合，发挥中医药在医疗卫生与健康事业中的独特作用”；第六十六条指出“国家加强中药的保护与发展，充分体现中药的特色和优势，发挥其在预防、保健、医疗、康复中的作用”。[19]

在国家完善治理体系和提高治理能力的大背景下，在健康相关政策的支持下，中医药事业的发展迎来良好的时机。国家大力扶持中医药国际化、产业化、现代化的发展，为中医药香疗产业规范化发展保驾护航。

（二）社会健康需求逐渐增大

随着工业化、城镇化、人口老龄化发展，我国的疾病谱正由急性传染性疾病向慢性非传染性疾病改变，健康维护与干预也要求关口前移、重心下移。人民群众对健康的需求呈现多样化、多层次化、个性化的特点，人们对大健康产业的社会需求日益增加。面对化学药品毒副作用的层出不穷，使人们产生了“回归自然”的思潮。此外，现在大多数人处于繁忙、紧张的生活方式中，生活节奏很快，身心压力加大，人们希望能在一种舒适、幽雅的环境中，使肌肉放松，疲劳消除，中医药香疗正好能满足人们的这些需要。因此，中医药香疗受到人们的喜爱，掀起了中医药香疗在医疗、康复、保健、养生等方面的热潮，展现了“用在康养”“融在生活”的新模式，并逐渐在世界各地流传开来。

（三）中医药香料产品自身优势

中医药香疗产品具有药食同源、产业链长等特点和优势。

1. 药食同源的特点

首先，如玫瑰花、菊花、丁香、陈皮、桂皮、八角、生姜、葱、芫荽、佛手等，为中医药香疗应用于体质养生的日常饮食调养提供了极大的物质基础与便利，流行于民间大众，广泛用于预防和治疗风寒感冒初期的葱姜汤，其所用生姜和葱就是药食同源的代表。其次，人们在日常烹调过程中，大量使用的八角、茴香、陈皮等香药，不仅用于去腥调味，还可借助香药的性味健脾开胃。此外，还有各类如茉莉花茶、玫瑰花茶等茶类饮品，以及将丁香、红花等香药制作的香酒等，中医药香疗已融入人们饮食的方方面面。

2. 产业链长的优势

中医药香疗产业是新型的朝阳产业，同时与第一、第二、第三产业关系密切[20]。从第一产业的“芳香种植”到第二产业的“提炼精油”“制作线香”到第三产业的“芳香疗法”及“观光旅游”等，逐渐形成覆盖大健康产业全产业链的庞大市场。作为医学的辅助手段，芳香产业链的高端是医疗，高附加值及发展潜能也在医疗。[21]

四、中医药香疗产品规范化发展策略

随着人们生活压力的增长，生活节奏的加快，社会亚健康群体的不断扩大，人们的健康意识也随之增强。中医药香疗可以很好地改善人体亚健康状态，因此人们对于中医药香疗的需求也在快速增长，我们需要对中医药香疗产业的具体发展方向进行布局。

（一）人才保障

科技是第一生产力，人才是第一资源，创新是第一动力”。市场竞争力实质是人才的竞争，人才为中医药香疗产业化、规范化、科学化、国际化发展提供了保障。一方面，应加大中医药香疗产业科技人才的培养，在参考和借鉴国内外科研成果的基础上，加强中医药香疗科学理论方面的挖掘，逐步掌握其有效成分、作用机制、使用剂量等，提供循证研究的依据，并组织行业专家撰写中医药香疗相关共识、指南或标准，为中医药香疗产业发展提供行业指引和智库支持。另一方面，可以组织中医药香疗行业专家编著中医药香疗教材，在高校院所开设中医药香疗相关专业，提高人才的专业度和忠诚度。同时，还可以整合优质资源，促进中医药香疗产业学术交流，培养中医药香疗专业的科研型、教学型和临床型人才。

（二）多元化发展

中医药香疗应坚持以健康服务为本，传承传统理念，创新现代科学技术，建立科学监管方法，促进产业新发展，成为养生保健的“绿色疗法”之一。

在人们的日常生活中，传统中医药香疗工具有香囊、香炉、香熏筒、鼻烟壶等。可以在现代科技的支持下，在传统中医药香疗基础上传承创新，开发出更多创新产品，如芳香药物衣服、香熏负离子振荡器、芳香药被、芳香皂、芳香药面膜、芳香药面霜、芳香药护发素、车载芳香设备等。还可以开发新剂型和给药途径，如注射剂、气雾剂、喷剂等。

临床中，中医药香疗在防疫、安神、抗抑郁和止痛等方面具有鲜明的特色，可以研发出更多芳香药物医用产品，应用到医院各个科室中。

康养旅居中，芳香中药具有独特的自然优势和资源优势，可以将健康旅游与芳香中药基地观光体验相结合，以实现医治、疗养、康复、养生的目的，为人们带来高品位、高品质和新潮流的生活与旅居体验。

（三）因人施香

中医学的优势体现在整体观念和辨证施治，并注重个性化用药。中医药香疗必须根据不同人的身体情况，在体质辨识与辨证论治的基础上，结合天时、地利，选择适宜的中医药香疗香药、剂型与使用方法。其中，气郁质，属气机不畅，以神情抑郁、紧张焦虑等表现为特征，可在四逆散的基础上添加玫瑰花、合欢花、沉香、檀香等香药以行气疏肝，调畅气机；痰湿质，属痰湿凝聚，以形体肥胖、腹部肥满、口黏苔腻等表现为特征，当主要使用苍术、厚朴、砂仁、陈皮等化湿类香药；湿热质，属湿热内蕴，以面垢油光、口苦、苔黄腻等表现为特征，佩香用药应适当使用黄柏、金银花、地骨皮等清热化湿类香药；血瘀质，属血行不畅，以肤色晦暗、舌质紫暗等表现为特征，多以川芎、乳香、没药等活血通脉，促进气血运行；阳虚质，属阳气不足，以畏寒怕冷、手足不温等表现为特征，主要应使用肉桂、丁香、艾叶等温里散寒类香药；气虚质、特禀质属气有不足，以疲乏、气短、自汗等表现为特征，佩香用药可以玉屏风散为主，加苍术、紫苏等以益气扶正。此外，津伤阴虚之人应忌用辛香温燥之品，因“香燥伤津”，香药秉质刚燥而性多温热，最易损伤肝阴胃津，即使是取其芳香燥湿之性能，亦当中病即止，慎勿过剂。[22]

（四）注重安全

疗效和安全是推广中医药香疗的前提。中医药香疗药物的产地不同、植物的根茎叶果采集部位与时间不同、收集和炮制过程不同、生产期不同等，导致中医药香料的疗效差异较大。另外，某些毒性药物需要在炮制过程中进行分解毒性处理，应该加强监管力度，严谨求实做实验研究，保证芳香药物的安全性。在实验中强化药物成分分析研究，用定量定性的数据论证芳香药物的有效性和安全性。[23] 尽管中医药香疗应用范围广泛，但并不是所有的疾病和人群都适用。对于严重的心脑血管器质性疾病、呼吸道疾病、传染性疾病及孕妇等特殊群体，一定要谨慎使用或者禁用。在外用时，还要预防烧伤、头晕、皮肤过敏、水疱等不良反应。

（五）与其他行业交叉融合发展

与芳香园林构建相结合。人与自然环境是一个有机整体，通过芳香园林的构建，可以达到较好的养生效果。我国古典造园艺术如苏州园林沧浪亭的“闻妙香室”，狮子林的“暗香疏影楼”，拙政园的“远香堂”，留园的“闻木择香轩”，怡园的“藕香榭”等，均体现了芳香植物与景观相配合。[24]

与音乐疗法相结合。自古以来，人类不仅将音乐作为一种艺术，而且把音乐作为强身保健的一种手段，健康优美的音乐可以调剂精神、驱散忧愁与烦恼、恢复精力和体力，起到防治疾病的作用。中国古代将音乐分为角、徵、宫、商、羽五音，在因人施香的基础上，可以选择适宜的音乐进行情志调摄：气虚质宜欣赏节奏明快的音乐，如笛子曲《喜相逢》等；阳虚质宜欣赏激昂、高亢、豪迈的音乐，如《黄河大合唱》等；阴虚质宜欣赏曲调轻柔、舒缓的音乐，如舒伯特《小夜曲》等；痰湿质宜欣赏激进、振奋的音乐，如二胡《赛马》等；湿热质宜欣赏曲调悠扬的乐曲，如古筝《高山流水》等；血瘀质宜欣赏流畅抒情的音乐，如《春江花月夜》等；气郁质宜欣赏节奏欢快、旋律优美的乐曲，如《金蛇狂舞》等。

（六）加大科学普及

科学普及与科技创新同等重要，我们应切实将科学普及和科技创新放在同等重要位置，加大中医药香疗产品的科学普及。可以围绕中医药香疗的概念、作用机制、剂型、使用方法、功效等内容，通过动漫、讲座、宣传页、节目访谈、知识竞赛、广播、电视等传统媒体和新媒体，线上与线下相结合进行科普，让中医药香疗知识与技术进学校、进企业、进社区、进乡村、进家庭，提高人们的健康素养。还可以通过会展业、消费品博览会、学术论坛、国际会议等形式，加大中医药香疗产品的传播，从而构建以中国为中心，以东盟国家为外围，以其他西方国家为边缘的辐射状格局。

五、总结与展望

中医药香疗根植于中国大地，有着丰富的历史、多样的剂型及使用方法、可靠的疗效和深厚的文化底蕴，尽管在市场运营方面还存在一些不足，但在中国中医药事业发展大背景下，在“共建共享 全民健康”的健康治理理念下，一定会发扬光大、大放光芒，进而维护和促进人们的健康。

参考文献

［1］王正引，褚克丹，徐伟，等 . 中医芳香疗法溯洄及闽地香疗应用探析［J］. 福建中医药，2023，54（4）：21–25，35.

［2］杨明，薛晓，李慧婷，等 . 中医香疗产业发展现状及对策研究［J］. 江西中医药大学学报，2021，33（2）：114–119.

［3］王嘉俊，李梦瑶 . 中医芳香疗法现代研究［J］. 新中医，2019，51（3）：38–41.

［4］宋鑫，蒋力生，丁之旺，等 . 传统香道文化与中医养生思想初探［J］. 光明中医，2020，35（23）：3687–3690.

［5］孙秀华，廖群 . 馨香的庄重与浪漫:《诗经》芳香植物解读［J］. 理论学刊，2011，28（4）：115–118.

［6］宋鑫，张彦维，蒋力生 . 基于体质学说的中医香疗治未病思想探析［J］. 中华中医药杂志，2022，37（10）：6112–6114.

［7］宋鑫，蒋维昱，朱朕，等 . 基于传统香文化的失眠中医养生调摄探讨［J］. 中华中医药杂志，2021，36（11）：6462–6464.

［8］刘玉，曾逸谦，于豆，等 . 芳香疗法及东盟国家芳香产业探析［J］. 中国民间疗法，2023，31（15）：11–14.

［9］翟秀丽，俞益武，吴媛媛，等 . 芳香疗法研究进展［J］. 香料香精化妆品，2011（6）：45–50.

［10］杨洋 .《红楼梦》与中医药（之六十八）闻香疗疾益健康［J］. 开卷有益（求医问药），2016（10）：76–77.

［11］李莉，韩国柱 . 中草药挥发油类透皮吸收促进作用研究进展［J］. 中国新药杂志，2008（11）：914–918.

［12］Robin O, Alaoui–Ismaili O, Dittmar A, etal.Emotional responses evoked by dental odors: an evaluation from autonomic parameters［J］.Journal of dental research, 1998, 77(8):1638.

［13］Villemure C. Slotnick B M. Bushnell M C. Effects of odors on pain perception: deciphering the roles of emotion and attention［J］. Pain, 2003, 106(1–2): 101–108.

［14］Campenni C E, Crawley EJ, Meier M E. Role of suggestion in odor–induced mood change [J] . Psychological Reports, 2004, 94(3): 1127–1136.

[15] 段鸣鸣 . 论中医香疗文化 [J] . 亚太传统医药，2019，15（8）：13–15.

[16] 宋宁，周欣，弓宝，等 . 中医芳香疗法历史溯源及现代临床应用初探 [J] . 香料香精化妆品，2021（6）：94–98.

[17] 中共中央，国务院 . “健康中国 2030” 规划纲要 [R] .2016.

[18] 健康中国行动推进委员会 . 健康中国行动（2019—2030 年）[R] .2019.

[19] 全国人民代表大会常务委员会，中华人民共和国基本医疗卫生与健康促进法 [R]. 2019.

[20] 小兵 . 芳香产业 “画卷” 壮丽：市场精分蓝海即现 [J]. 中国化妆品，2017（Z2）：8–13.

[21] 文晶，雷汉发，赵志勇 . 让芳香产业更 “芳香” [N] . 经济日报，2010–05–28（07）.

[22] 国家卫生计生委，国家中医药管理局 . 中医药健康管理服务技术规范 [N]. 中国中医药报，2013–09–26（04）.

[23] 刘西芳，余运影，江卫东 . 中国中医药芳香疗法发展的 SWOT 分析 [J] . 中华中医药杂志，2018，33（5）：1944–1946.

[24] 陈辉，张显 . 浅析芳香植物的历史及在园林中的应用 [J] . 陕西农业科学，2005（3）：140–142.

HB.16 中医药日化产品文创现状与运营策略研究

张菁芳[①] 薛 晓[②] 刘晨旭[③]

摘 要： 为传承中医药文化，弘扬中医药精神，创新日化产品研发，拓展中医药日化文创产品市场空间，特开展中医药日化产品文创现状与运营策略研究。中医药文化具有其独特的特点，通过对云南白药、立白集团等典型案例的分析，厘清中医药日化文创产品市场目前存在产品质量和安全性、市场竞争激烈、文化价值滥用等问题，提出了注重与传统文化的结合、注重科普教育、注重品牌故事讲述、注重社交媒体的运用等针对性对策建议。

关键词： 中医药日化；文创产品；典型案例；对策与建议

在长期的发展过程中，人类创造出绚烂多彩的世界文明，中华文明就是世界文明多样性和多元化发展的一个重要内容。以中医药为杰出代表的中华文明是我国各民族在数千年的生产生活实践以及同疾病作斗争的过程中逐渐形成和丰富发展起来的一门医学科学，它不仅对中华民族的繁衍昌盛作出了杰出的贡献，而且对世界文明的进步起着积极的推动作用。中医药是包括汉族和少数民族医药在内的我国各民族医药的统称，反映了中华民族对生命、健康和疾病的认识，具有悠久历史传统和独特理论及技术方法的医药学体系。中医药在其历史发展过程中兼容并蓄，创新开放，产生了独具特色的生命观，健康观，疾病观和防治观，使自然科学和人文科学得到整合与统一，其中蕴含着中华民族博

---

① 张菁芳，管理学博士，广西民族医药糖尿病防治学会常务副会长。主要研究方向：健康产业信息化绩效及物流管理、卫生政策及发展战略、民族医药传承谱系理论与实践研究及行业标准制定。

② 薛晓，经济学博士，重庆工商大学人口发展与政策研究中心副主任。主要研究方向：卫生政策、养老产业。

③ 刘晨旭，民族学硕士，云南民族大学民族学博士研究生。主要研究方向：民族文化与区域社会发展、非物质文化遗产。

大精深的哲学思想。伴随着人们健康观念的改变及医学模式的改变，中医药日益显现出其独特的价值。

随着人们健康观念的转变和医学模式的改变，中医药在维护和促进人类健康方面越来越受到关注。[1]中医药日化产品作为中医药文化传承和创新发展的重要载体，正逐渐走进人们的日常生活。然而，当前中医药日化产品的市场渗透率相对较低，消费者认知度和接受度还有待提高。因此，针对中医药日化产品的文创现状与运营策略进行研究，有助于提升中医药日化产品的市场竞争力，推动中医药文化的传承和发展。

一、研究背景和目的

（一）中医药日化产品的市场概况

中医药日化产品是指以中医药理论为基础，结合现代科技和生产工艺，研制出的具有中药特点和功能的日常护理与美容用品，如洗发水、护发素、沐浴露、面膜、护肤霜等。中医药日化产品的市场概况可以从以下四个方面来分析。

一是市场规模。中医药日化产品市场规模逐年扩大，消费者对于天然、绿色、健康的产品需求逐渐增加。根据市场研究报告，预计未来几年中医药日化产品市场将保持较高的增长率。

二是消费者需求。中医药日化产品主要满足消费者对于天然、绿色、健康的需求。消费者对于中草药的认可度提高，对于中草药的功效和安全性有较高的期待。此外，消费者对于产品的舒适度、使用感受也越来越重视。

三是品牌竞争。中医药日化产品市场竞争激烈，涉及的品牌众多。一些传统中药企业、化妆品企业和新兴的中医药日化品牌都在市场中竞争。品牌的知名度、产品质量和口碑成为消费者选择的重要因素。

四是渠道销售。中医药日化产品通过多种渠道销售，包括线下的药店、超市、美妆店等，以及线上的电商平台。随着消费者对于中医药日化产品的认可度提高，线上销售逐渐占据重要地位。

总体而言，中医药日化产品市场潜力巨大，消费者对于天然、绿色、健康的产品需求不断增长，品牌竞争激烈。中药企业和化妆品企业都在积极布局这一领域，推出更多符合消费者需求的中医药日化产品。

（二）研究目的和意义

中医药日化产品文创研究的目的是探索中医药文化与日化产品的结合，将中医药理念与现代生活方式相融合，推动中医药文化的传承和推广。其意义主要体现在以下四个方面。

一是传承中医药文化。中医药是中华传统文化的重要组成部分，通过研究中医药日化产品文创，可以将中医药文化融入人们的日常生活中，让更多人了解和认识中医药文化，促进中医药传统知识的传承。

二是弘扬中医药精神。中医药注重整体观念和平衡，强调预防和调理，与现代人们对于健康和生活品质的追求相契合。通过中医药日化产品文创的推广，可以传达中医药的养生理念和方法，引导人们更加注重健康生活方式。

三是创新日化产品研发。中医药日化产品文创的研究可以激发创新思维，结合中医药理论和现代科技，开发出更具有中药特色和功能的日化产品。这不仅满足了消费者对于天然、绿色、健康产品的需求，也促进了日化产品行业的发展。

四是拓展市场空间。中医药日化产品文创不仅可以引起中医药爱好者和传统文化爱好者的关注，还面向更广泛的消费群体。通过将中医药文化与时尚、艺术等元素相结合，开拓新的市场空间，提升产品的竞争力。

总的来说，中医药日化产品文创研究的目的和意义在于传承和弘扬中医药文化，推动中医药的传统知识和养生理念的传播，促进中医药产业的发展，并满足消费者对于天然、绿色、健康产品的需求。

二、文化元素与产品创意设计

（一）中医药文化的特点和元素

中医药文化是中华传统文化的重要组成部分，具有独特的特点和元素。

1. 中医药文化的特点

一是整体观念。中医药文化强调整体观念，认为人体是一个有机的整体，身体的各个部分和器官相互联系、相互依存。中医药注重平衡和协调，通过调整整体的阴阳平衡和气血流通来维护身体健康。

二是防病为主。中医药文化强调预防和调理，注重身体的自愈能力。中医药认为预防疾病比治疗疾病更重要，强调日常生活中的饮食、起居、运动等方面的调节，以提高身体的抵抗力和免疫力。

2. 中医药文化的元素

一是中草药应用。中医药文化以中草药为基础，注重使用天然植物的药物进行治疗。中草药具有丰富的药理活性和功效，通过药物的组方和搭配，以及独特的煎煮方法和服用方式，达到治疗和调理身体的目的。

二是经络与气功。中医药文化认为人体的经络系统是气血运行的通道，通过按摩、推拿、针灸等手法调理经络，以及通过气功练习来调整体内的气机，改善身体的健康状况。

三是五行学说。中医药文化中采用五行学说来解释人体的生理和病理现象。五行学说认为人体的五脏与五行之间存在密切的相互关系，通过调整五脏功能和五行的相互平衡，来调理身体的健康状态。

总体而言，中医药文化具有整体观念、防病为主、中草药应用、经络与气功以及五行学说等特点和元素。这些特点和元素构成了中医药文化的独特性，也为中医药的理论和实践提供了基础。

（二）中医药文化在产品创意设计中的应用

文化创意产业具有高度的产业关联性，能够有力推进整个产业的创新发展，文化资源的整合重组也能促进新的文化业态生成。[2]中医药文化是中华传统文化的重要组成部分，凝聚着丰富的医药知识和智慧。在当代社会，随着人们对健康的关注度不断提高，中医药文化也逐渐走进了人们的生活，中医药文创产品也就应运而生。中医药文创产品作为中医药文化产业的符号表征，有学者将其界定为基于中医药文化，经创新转化，结合现代科学技术对传统中医药及其文化，进行加工制造后产生的高附加值产品。[3]在产品创意设计中，融入中医药文化元素，不仅能够传承中华民族的优秀传统，还能够满足人们对健康的需求，提升产品的附加值。

一是中医药文化在产品创意设计中的应用可以赋予产品独特的文化内涵。中医药文化源远流长，拥有丰富的理论体系和临床经验，融入产品设计中，可以使产品具备独特的文化特色。[4] 例如，在家居用品设计中，可以以中医药文化中的五行理论为灵感，设计出五行元素为主题的家居摆件，使人们在使用产品的同时，能够感受到中医药文化的魅力。

二是中医药文化在产品创意设计中的应用可以增加产品的功能性和实用性。中医药注重以药食同源，强调食物对健康的影响。在食品设计中，可以运用中医药文化的理念，将药食结合，开发出具有特定功能的食品。比如，利用中草药的药用价值，设计出具有调理肠胃、养生保健等功效的食品，满足人们对健康的需求。

三是中医药文化在产品创意设计中的应用还可以提升产品的美感和审美价值。中医药文化注重平衡和谐，追求内外兼修。在美容护肤品设计中，可以借鉴中医药文化的理念，将中草药的功效融入产品中，使产品既能够滋养肌肤，又能够提升肌肤的美感。同时，以中医药文化为灵感，设计出具有中式美学特色的包装，使产品在外观上也具备独特的审美价值。

四是中医药文化在产品创意设计中的应用可以提升产品的市场竞争力。随着中医药文化的受欢迎程度不断提高，融入中医药文化元素的产品也受到了越来越多消费者的青睐。在市场上，具有中医药文化特色的产品更容易引起消费者的兴趣和共鸣，从而增加产品的销售量和市场份额。

综上所述，中医药文化在产品创意设计中的应用具有重要的意义。通过融入中医药文化元素，可以赋予产品独特的文化内涵，增加产品的功能性和实用性，提升产品的美感和审美价值，同时也能够提升产品的市场竞争力。因此，应该充分发挥中医药文化的优势，将其运用到产品创意设计中，为人们提供更好的生活体验和健康保障。

（三）文化元素对产品品牌形象的影响

随着全球化的不断发展，产品品牌形象在市场竞争中扮演着至关重要的角色。而文化元素作为品牌形象塑造的重要组成部分，对于产品品牌的成功与否起着至关重要的作用。中医药日化产品的品牌形象也不得不考虑到文化元素。

一是文化元素能够帮助产品品牌形象与消费者建立情感联系。每个国家和地区都有自己独特的文化特点，这些文化特点与人们的情感紧密相连。当产品品牌能够巧妙地融入当地的文化元素时，消费者会对该品牌产生认同感和亲近感。例如，从故宫博物院的网红文创产品，到敦煌推出的丝巾 DIY“敦煌诗巾”项目，无不将中华传统文化元素与产品品牌形象相结合，赢得了消费者的喜爱和认可。

二是文化元素能够帮助产品品牌形象在市场中树立独特的个性。在激烈的市场竞争中，产品品牌需要具备独特的个性才能脱颖而出。而文化元素作为品牌形象的一部分，能够赋予产品品牌独特的文化内涵和个性特点。例如，国药药材首创性地将药食同源特色药材，融入食品饮品、日用品、化妆品、功能性保养品，打造了独特的品牌形象，使其在中草药大健康产业市场上享有盛誉。

三是文化元素能够帮助产品品牌形象建立信任和口碑。在消费者购买产品时，他们往往会考虑产品品牌的信誉和口碑。而文化元素作为品牌形象的一部分，能够传递品牌的价值观和信念，从而建立起消费者对品牌的信任感。例如，云南白药以“传承创新”为百年不变的原则、以“守护生命与健康”为崇高使命，将其传统文化中追求极致的精神融入产品品牌形象，赢得了广大消费者的信任和好评。

四是文化元素能够帮助产品品牌形象适应不同国家和地区的市场需求。不同国家和地区的消费者对产品品牌的需求和喜好存在差异。而文化元素作为品牌形象的一部分，能够根据当地的文化特点进行调整和定制，以满足消费者的需求。例如，星巴克在中国市场推出了一系列以中华传统文化元素为主题的咖啡杯和周边产品，以迎合中国消费者对传统文化的热爱和追求。

综上所述，文化元素对产品品牌形象具有重要的影响。它能够帮助产品品牌与消费者建立情感联系，树立独特的个性，建立信任和口碑，以及适应不同国家和地区的市场需求。因此，企业在进行产品品牌形象塑造时，应充分考虑文化元素的运用，以提升品牌形象的吸引力和竞争力。

三、中医药日化产品文创的典型案例

近年来，我国中医药日化产品已经形成了产业集群，涌现出了日化产品文创的典型案例，对案例的分析有助于进一步发展中医药日化产品文创产业。

（一）云南白药

“云南白药”由云南民间名医曲焕章先生于1902年创制，1955年，曲焕章的妻子缪兰英向政府献出该药的配方，开始在其他药厂生产，“云南白药”的配方也成了保密资料。1971年，公司前身云南白药厂正式成立，白药厂开始了专业化生产。1993年，云南白药公司在深交所上市，成为云南省第一家A股上市公司。

云南白药自品牌创立起，就一直以中成药“云南白药”为主打产品。“云南白药”是云南著名的中成药，由云南民间医生曲焕章于清光绪二十八年（1902）研制成功，原名“曲焕章百宝丹”。作为一款问世百年的“神药”，“云南白药”具有确切的止血、活血化瘀、抗炎、愈创等疗效，成了家喻户晓的常备药品。

进入21世纪以来，“云南白药”也结合了现代制药技术，推出喷雾剂等剂型，在外用药领域上占据了一部分市场。尽管如此，“云南白药”作为药品也开始逐渐脱离时代，在竞争中处于下风。

2005年，在进一步发掘老“云南白药”的路线以外，云南白药公司开始进军日化领域。经过深入调研，云南白药选择了牙膏作为突破口。云南白药结合多年中医药的经验技术，推出适合国人口腔的云南白药牙膏。此外，针对国人普遍存在的口腔溃疡、牙龈肿痛、牙龈出血等问题，云南白药也推出了专门产品。

凭借老字号的口碑和优秀好用的作品，加上线上线下渠道的建设，云南白药牙膏不仅在外资大牌林立的牙膏市场站稳脚跟，甚至一路高歌猛进，击败了曾经的对手，截至2019年，云南白药牙膏的市场占比超过20%，成为国人口腔护理的一大选择。

除了牙膏，云南白药也开始在药妆日化领域继续发力，不仅上市多类日化产品，还推出了子品牌“采之汲”，布局药妆，取得了不错的反响。

如今，日化业务在云南白药集团的利润占比超过80%，云南白药脱离了中医药式微的困局，向大健康产业成功转型。

（二）东阿阿胶

东阿阿胶品牌属于东阿阿胶股份有限公司，前身为山东东阿阿胶厂，1952年建厂，1993年由国有企业改组为股份制企业。1996年成为上市公司，系全国最大的阿胶系列产品生产企业。

与其他中药企业不同的是，东阿阿胶的核心业务始终是著名药材——阿胶。作为名贵中药材，出于原料限制等原因，阿胶的市价从2001年的每千克80元，涨到2019年的每千克5996元，19年间涨幅74倍。

高昂的价格限制了阿胶的市场，这让东阿阿胶的发展陷入了瓶颈。更重要的一点是，当下以90后为代表的年轻群体最具有消费力，传统阿胶已不再符合他们的消费观念，在养生保健方面，他们有着更多的选择。

如何进行转型，让阿胶产品进一步普及；如何在新生代中增强阿胶的吸引力，成了东阿阿胶转型的难点。为此，东阿阿胶选择了同时改进产品和营销方式的两条路线。产品方面，在传统阿胶块、复方阿胶浆、阿胶糕等产品之外，东阿阿胶基于活性组分研究，开发出东阿阿胶粉、阿胶凝膏、阿胶珠等诸多剂型"阿胶"衍生品。此外，东阿阿胶也开始探索美妆新领域，开发阿胶护手霜以及保湿、抗衰等系列化妆品，为消费者提供了多元化选择，向"生活东阿阿胶化"迈出坚实步伐。

营销方面，东阿阿胶为了满足年轻消费者对于养生的需求，做出符合时代特点的推广模式。东阿阿胶积极利用电商平台，让年轻人拥有方便的购买渠道；基于面向年轻群体的多类型产品，发展线上线下活动。例如，"桃花姬"系列阿胶零食成为爆款，官方还在线下举办了以颜、以美为主的桃花姬为主题的盛会，迎合了广大年轻人的审美与健康需求，搭上了"国潮"的快车。

近年来，东阿阿胶市值一路飙升，成功完成互联网时代的转型，成了企业"起死回生"的典范。

（三）马应龙

马应龙创始于公元1582年，是一家经商务部首批认定的中华老字号企业。马应龙的主打产品为"马应龙麝香痔疮膏"，顾名思义，是一种治疗痔疮的药品。现今的马应龙有痔疮膏和药妆两大业务板块。在治疗痔疮方面，马应龙始终处于强势地位，受到日渐扩大的痔疮患者群体的青睐。而马应龙的药妆业务的出现则来自一个有趣的故事。2004年，网络上再度掀起"痔疮膏"可祛除黑眼圈、眼袋的一阵风。据说是一位工作压力大的女性白领，常常熬夜，疲劳后出现黑眼圈，"高人"指点说马应龙麝香痔疮膏的配方有清热解毒、活血化瘀、消脓止痛、祛腐生肌的功效，一试，效果不错。这个消息瞬间在互联网上流传开来，甚至部分电视媒体还直接在电视节目上现场演绎，让一位黑眼圈极重的人当场一只眼涂痔疮膏，另一只眼不涂，结果两眼确有不同。媒体的推广，让马应龙公司看到了药妆领域的巨大需求，并着手应战，进军市场。

2006 年，公司决定研发一款祛除黑眼圈的功效性药妆，经过三年研发、功能性实验，2009 年 6 月 19 日，马应龙八宝眼霜正式上市。马应龙八宝一经推出就得到了消费者的肯定。自此，马应龙的药妆业务蓬勃发展，不仅得到中华老字号的认证，还推出子品牌“瞳话”，成为眼妆领域的新秀。马应龙在药品和药妆领域双管齐下，并未顾此失彼，核心原因并非意外的幸运，而是传统药品强大的功效和正确的转型之路。

（四）立白集团

立白集团是我国日化、快速消费行业的老品牌，立足于中医药大省广东省会广州市。广东省早在 2006 年起率先布局中医药产业，依托丰富的中医药资源、大批老字号医药品牌和众多著名的医科大学，发展成为不折不扣的中医药强省，广东人有煲汤、凉茶、以食为补的中医饮食习惯，有众多受众的中医药产业也因此成为广东重要的经济增长点之一。

在 2017 年 3 月，广州市政府提出信息技术、人工智能、生物医药（IAB）计划，生物医药产业被列为未来广州的经济支柱。在生物科技和大健康产业方面，广州有两个自己独特的发展优势：首先，广州人均国内生产总值（GDP）高，健康保健意识先进；其次，广州是千年商都，在商贸特别是医药流通方面举足轻重，广交会闻名天下，大大小小的医药交流会遍地开花。立白集团发展成为如今的规模，靠的是一步一个脚印，首先，立白集团携手中医药高校，发力中医护理产品。早在 2010 年 9 月，广州立白企业集团有限公司与广州中医药大学签署了“广州中医药大学—广州立白集团中草药化妆品联合研发中心”和“广州中医药大学—立白集团产学研示范基地”项协议。双方在皮肤护理、个人清洁用品和特殊功效中医药口腔护理产品等方面完成许多项目开发，并在天然植物提取物的功效、质量检测、临床验证等方面与广州中医药大学及附属医院开展研发、实践等合作。凭借省内优质的中医药资源和技术企业、人才支撑，立白集团主动寻求在中医药技术、配方、产品的持续合作。

其次，立白集团丰富产品种类，从日用品到中医药，打造“内外健康”。随着日化行业竞争日趋激烈，健康、绿色、环保等大趋势对企业产品研发提出了更高要求。2016 年，立白正式跨界进军大健康产业，入行伊始即斥资参股一批优秀的医药企业，还布局千亿线上线下医药平台，控股收购了广州国际医药港、香港启泰药业等企业，意在发挥洗涤行业龙头优势，在大健康产业占有一席之地。2017 年，立白集团继续拓展大健康新动作，在“绿色消费生态 +”战略下，投资创立广州素力康生物科技有限公司，专注于布局大健康食品类市场。2018 年，素力康推出的食补品牌贺爷、娇之蜜语上市，目标剑指千亿大健康产业集群，因其在电商渠道获得非同凡响，变相拓宽了流通渠道和线上销售业务，将立白的大健康系列产品带进新领域。在业内人士来看，对大健康行业布局也是对传统日化、快速消费行业民族品牌的一种反哺。2019 年 12 月，立白集团宣布与母婴口腔洗护品牌“上扬口腔”深度合作，将重点发展儿童口腔护理板块，将成人 / 儿童口腔护理品牌实现资源整合。以洗涤用品起家的立白集团，继大日化战略后，如此大力推行大健康战略，正是基于对中国大健康产业未来发展前景的看好。

再次，立白集团打造中医药贸易高地。2019 年 12 月底，中共中央《关于促进中医药传承创新发展的意见》正式发布，明确提出“打造粤港澳大湾区中医药高地”。早在 2017 年，立白集团就开始策划外贸广州国际医药港，该项目被认定为广东省“建设中医药强省”、广州市“十三五”规划和推进大湾区建设的重点项目，是全国唯一通过国家市场监督管理总局批准建设的医药商贸物流项目。国际医药港位于广州市荔湾区，预计总建筑面积为 150 万平方米，总投资逾 300 亿元，公开信息显示，园区定下 10 年内经济产值达到千 6000 亿元的发展目标，在此规划中，互联网 + 大健康将贡献 50% 的产值。按照规划，该地将被打造成为粤港澳大湾区中药材产业高地、中医药产业展贸中心，借助广州外贸交流优势，实现成为中药材“买全球，卖全球”的重要平台和门户枢纽。医药港的首期项目名为“健康方舟”，投资约 65 亿元，以中医药研发、智能医疗设备、医药生产为主。该项目已于 2019 年 4 月初步落成，其功能更多体现在全国道地药材资源集聚，全球滋补贵细药材采购中心、展示中心，线上线下展贸一体化。官方信息显示，当前已有同仁堂、片仔癀等传统中医药老字号，香港恒丰泰药业、美国许氏人参集团等企业表示进驻园区意向。

最后，立白集团进军大健康市场，在中国大健康行业市场规模可期，《“健康中国2030”规划纲要》中提到，中国2020年该市场规模有望达到10万亿元，但在产业细分领域严重失衡，95%集中在医院医疗服务及相关医疗用品上，而部分发达国家该类占比仅为20%。这意味着，中国在医药服务之外的大健康领域仍有75%的增长空间。

随着健康中国战略的持续推进，医药流通市场下沉终端，社会办医促进政策不断涌现，健康产业正在逐渐面临顶层设计的重构，成为各方资本竞相追逐的朝阳产业。立白集团作为日化品牌，在跨界大健康的企业中还属于“新生军”，但它处在快速策划和布局整个大健康的未来红利期。预打造百年企业的立白，大健康领域的开篇布局已初见端倪。

从早期的打响国货中医药“健康、绿色”属性快消产品，开拓电商品牌研销食品补品，再到如今斥重资组建地理位置优越的国际医药港，剑指粤港澳大湾区及国际医药贸易，构建标志性中医药特色的大健康产服一体化示范园区，进而打通“快消+健康+中医药”的跨区域纵向产品贸易体系，达成快速消费行业反哺和大健康拓荒的“护城河”。

（五）美城中医药

美城中医药来自重庆石柱黄水镇，中国黄连之乡，这里销售的黄连占全国的90%，是全球最大的黄连交易市场，具有全球黄连价格的定价权，有着“世界黄连看中国，中国黄连看石柱”的说法。

黄连具有泻火解毒、清热燥湿、清心除烦、止吐杀虫的功效，其药用价值早在汉朝的《神农本草经》中就被列为上品。很多人都有服用黄连素止泻的经历，那是因为黄连中提取出的黄连素有高浓度杀菌、低浓度抑菌，且副作用小的特点。黄连，其实是中药中的“抗菌圣药”。

美城中医药首创将黄连做成日用品，利用黄连提取物，进行日用品产业化加工。现有黄连提取物产品13种，以牙膏为主打产品，包括香皂、洗衣液、湿巾、蚊香、茶叶等。

中药日化用品听起来陌生，但云南白药牙膏、硫黄香皂、何首乌洗发水、六神花露水等早就在生活中处处可见。一些中医药企业，如太极集团就明确规划有中药日化产品，桂林三金药业有全资子公司三金日化。

中药日化产品尤以牙膏为大项，云南白药、两面针、六必治、田七牙膏……国人都耳熟能详，中国牙膏市场规模超过 300 亿元，据中国口腔护理用品工业协会，2020 年，中药植物成分牙膏的市场份额达 26%。其中又以云南白药牙膏一家独大，2022 年上半年，其市场份额攀升至 24.8%，贡献了云南白药集团近九成的净利润，也就是说，云南白药牙膏撑起了中药股龙头的千亿市值。因此，尽管一家独大，片仔癀、同仁堂、济川药业、哈药集团等企业也都纷纷入局牙膏市场。

据美城中医药创始人介绍，美城中医药做黄连日用品的优势在于，在保留黄连产品药性的同时，运用去黄、去苦的独家专利技术，将以往只能入药的黄连加工成绿色、无公害的日用品。

以香皂为例，谭宗华介绍，美城中医药的黄连香皂经过在西南大学药学院进行临床试验，细菌消杀率达到 99%。很多人有使用硫黄香皂的习惯，其实黄连香皂的抗菌效果比硫黄香皂好。

黄连牙膏有抗毒、抑菌、预防口臭、溃疡的功效，有以黄连为主的 29 种中草药独家配方。该配方研自古方，已经成功申请县级非物质文化遗产。“一些中药牙膏，里面添加有硅、活性物，我们的产品没有，还有一些添加抗坏血酸，也就是维生素 C 增加功能性，我们也没有，就是真正的纯中药提取物。”

产品的根基，源自谭宗华的中医世家背景。“从九岁起，每天要背 20 味药……”初中毕业以后，谭宗华就下乡做起了赤脚医生，之后进县卫生院、综合性大医院，从医四十余年。“我们的产品制作里包含古法，比如有些药中医讲究瓦片焙干才能出药效；还有规范用药，以当归为例，使用归头、归身、归尾效果都各有不同，这些都是讲究和门道。”

在原料端，因为独特的水土气候，石柱黄连自明清时就被指定为贡品，是国家“道地中药材”，美城中医药建有黄连 GAP 标准化规范种植基地，紧邻黄水国家森林公园，跟石柱 300 多名农户合作，从源头种植黄连。

黄连的生长周期较长，往往要五年左右才能采收，还需要经过开荒去杂草，保证无菌环境，栽种树木，营造适合黄连生长的半阴半阳条件等过程，农户种植积极性不高。谭宗华向合作农户推广套种药用大豆、党参、香菇、黄桷树等，提升收益。

以谭宗华自研的“黄连授粉香菇”专利举例，在每年一二月黄连开花时给香菇授粉，提高香菇的花青素含量，产出的香菇主要用来泡水，服用增进免疫力。通过如此套种可以实现“一农五收”，每亩地每年额外收入2万元。

“以往农户种黄连，收成以后就是将黄连晒干、去毛，切片做饮片，或者卖给制药厂，没有做深加工产品，我们则是把黄连做到淋漓尽致。”谭宗华介绍，“黄连全身都是宝，叶做成茶，可以提神醒脑、降血糖，治疗消渴症，还可以制成针对开车人的提神液；黄连秆炭化以后可以做蚊香；连根茎上的土都是化肥的好材料。我们都把它们加工后，推向市场。”

目前，美城中医药的黄连产品主要是依靠专卖店售卖，也跟口腔诊所、火锅店合作，让黄连牙膏、口香糖等出现在相关场景。

四、中医药日化产品文创的市场现状与问题

（一）中医药日化产品文创的发展历程

中医药日化产品文创的发展历程可以追溯到20世纪80年代。当时，国内开始兴起一股中医药热潮，人们对传统中医药的兴趣和需求不断增加。这种趋势促使一些企业开始将中医药与日化产品相结合，推出一系列中医药日化产品。这些产品的研发和生产主要依靠中医药专业知识和技术，以及现代科技手段，使得产品具有中医药的特色和功效。

随着时间的推移，中医药日化产品文创逐渐发展壮大。企业开始注重产品的包装设计和品牌推广，使产品更具吸引力和竞争力。同时，一些企业还与中医药院校和研究机构合作，加强产品的科学性和可信度。这种合作不仅促进了中医药日化产品文创的发展，也为中医药的传承和发展做出了积极贡献。

然而，中医药日化产品文创的发展也面临一些问题：首先，由于中医药的复杂性和独特性，研发中医药日化产品需要具备深厚的中医药知识和技术，这对企业提出了较高的要求；其次，中医药日化产品的市场竞争激烈，一些企业过于注重包装和宣传，而忽视了产品的质量和效果，给消费者带来了困扰；最后，中医药日化产品的知识产权保护问题也亟待解决，一些企业存在侵权行

为，损害了中医药的形象和利益。

为了解决上述问题，需要加强中医药日化产品文创的专业培训和技术支持，提高企业的研发能力和产品质量。同时，政府和相关部门应加强对中医药日化产品市场的监管，加强知识产权保护，打击侵权行为。此外，还需要加强中医药文化的传播和推广，提高消费者对中医药的认知和了解，促进中医药日化产品文创的可持续发展。

（二）中医药日化产品文创市场概况

中医药日化产品市场是指有帮助消费者维护和改善健康，预防疾病，以及提供各种与中医药相关的日用消费品的市场。近年来，随着人们健康意识的增强和中医养生观念的普及，中医药日化产品市场呈现出快速增长的态势。然而，与国际日化产品市场相比，中医药日化产品市场的规模和渗透率仍有较大的提升空间。

中医药日化产品文创市场是指以中医药文化为主题，以中医药草药成分为基础的个人护理和化妆品市场。这个市场的出现是对传统中医药文化的传承和创新，将中医药的智慧和草药的疗效与现代化妆品技术相结合，打造出一种融合传统与现代的产品。

中医药日化产品文创市场具有以下特点包括：

（1）传统与现代的结合。中医药文化是中华传统文化的重要组成部分，将中医药的智慧与现代化妆品技术相结合，可以满足现代人对护肤品的需求，同时传承和发扬中医药文化。

（2）草本成分的运用。中医药日化产品通常采用草本成分作为主要原料，这些草药具有独特的药效和保健功效，能够为肌肤提供营养和滋养，同时避免了化学成分对肌肤可能产生的负面影响。

（3）健康和可持续发展。中医药日化产品注重健康和可持续发展，强调产品的安全性和环境友好性，符合现代人对健康生活和环保意识的需求。

（4）文化价值的传递。中医药日化产品通过产品的包装设计、品牌宣传等方式传递中医药文化的价值观和理念，增加产品的文化内涵，提升品牌的影响力和竞争力。

（三）中医药日化产品文创市场现状及趋势分析

中医药日化产品文创市场目前呈现出蓬勃的发展态势。随着人们对健康和美容的需求不断增长，中医药日化产品作为一种结合了传统中医药理念和现代科技的产品，备受消费者关注。市场上已经涌现出了众多的中医药日化品牌，产品种类丰富，涵盖了护肤、保健、洗护等多个领域。同时，消费者对于中医药日化产品的认可度也在逐渐提高，这为市场的进一步发展奠定了基础。

然而，中医药日化产品文创市场也存在一些问题亟待解决：一是产品质量和安全性问题。一些中医药日化产品存在质量问题，如草药的提取和加工方法不规范，草药成分与标签宣传不符等。这些问题可能会给消费者带来健康风险，影响市场信任度。二是市场竞争激烈。中医药日化产品市场竞争激烈，各种品牌和产品层出不穷，导致市场鱼龙混杂，消费者难以辨别产品的真实价值和质量。三是文化价值的滥用。一些企业在中医药日化产品的包装和宣传中滥用中医药文化，夸大产品的功效和效果，追求商业利益而忽视文化的传承和价值。四是知识普及和消费者教育不足。中医药文化是复杂而深奥的，消费者对于中医药的知识和理解有限，很容易被误导和误解。需要加强对消费者的教育和知识普及，让消费者能够正确理解和使用中医药日化产品。五是市场监管不完善。目前对于中医药日化产品的监管还不够完善，一些企业可能存在虚假宣传、违规添加成分等问题。需要加强对市场的监管力度，确保产品的质量和安全性。

未来，中医药日化产品文创市场将面临更多的机遇和挑战：首先，随着人们对健康和美容需求的不断提高，中医药日化产品市场将继续保持增长态势。消费者对于中医药理念和产品功效的认知度将逐渐提升，对于品质和安全性的要求也将增加。其次，随着科技的不断进步，中医药日化产品将更好地结合现代科技，推出更加创新的产品。比如，利用生物技术、纳米技术等手段，提高产品的活性成分的渗透能力和稳定性。此外，中医药日化产品的品牌建设和营销策略也将成为市场竞争的重要因素。

为了进一步推动中医药日化产品文创市场的发展，需要从多个方面进行努力：一是加强对中医药理念和产品功效的宣传和教育，提高消费者的认知度和了解度；二是加强市场监管，加大对不合格产品的处罚力度，保障消费者的权益；三是中医药日化产品企业应该加强自身的研发能力和品质控制，不断提高产品的质量和安全性；四是企业应该注重品牌建设和市场营销，树立起良好的企业形象，提升产品的市场竞争力。相信在各方的共同努力下，中医药日化产品文创市场将迎来更加美好的发展前景。

五、中医药日化产品的文创策略

为了更好地推广和传承中医药文化，中医药日化产品需要借助文创策略，以吸引更多的消费者和市场份额。

一是中医药日化产品的文创策略应注重传统文化的融合。中医药源远流长，蕴含着丰富的文化内涵。通过将中医药的传统理论和现代科技相结合，中医药日化产品可以创造出更加切合消费者需求的产品。例如，可以将中医药的草药成分与现代化妆品技术相结合研发出具有独特功效的护肤品。同时，在产品包装和宣传中，可以运用传统的中医药图案和元素营造出浓厚的中医药文化氛围，吸引消费者的眼球。

二是中医药日化产品的文创策略应注重科普教育。中医药作为我国独特的医学体系，对于大多数消费者来说仍然是一个陌生的领域。因此，中医药日化产品可以通过在产品包装上印制中医药的相关知识，或者在宣传材料中加入中医药的科普内容，向消费者普及中医药的基本原理和功效。这不仅有助于消费者更好地了解中医药的价值，也能够提高消费者对中医药日化产品的信任和认可度。

三是中医药日化产品的文创策略应注重品牌故事的讲述。每个中医药日化产品都有其独特的研发背后的故事，通过讲述这些故事可以增加产品的情感价值和吸引力。例如，可以讲述产品研发团队如何深入挖掘中医药的传统知识，如何与中医药师合作，如何从中医药的经典文献中寻找灵感等，这些故事不仅能够增加产品的知名度，还能够让消费者更加信任和认可产品的品质和功效。

四是中医药日化产品的文创策略应注重社交媒体的运用。如今，社交媒体已经成为人们获取信息和交流的重要渠道。中医药日化产品可以通过在社交媒体平台上开设官方账号，定期发布中医药的相关知识、产品的使用方法和消费者的使用心得等内容，与消费者进行互动和交流。同时，还可以邀请中医药专家或明星代言人参与产品的推广，提高产品的知名度和影响力。

综上所述，中医药日化产品的文创策略应注重传统文化的融合、科普教育、品牌故事的讲述和社交媒体的运用。通过这些策略的有效运用，中医药日化产品可以更好地传播中医药文化，吸引更多的消费者，并在市场上获得更大的份额。

参考文献

［1］郭刚.新时代复杂性思维范式下的中医健康养生探析：兼论其对健康中国建设的意义［J］.南京中医药大学学报（社会科学版），2020（2）：111–117.

［2］范周，杨矞.改革开放四十年中国文化产业发展历程与成就［J］.山东大学学报（哲学社会科学版），2018（4）：30–43.

［3］任昕怡，李丽雯，张岚.大学生对中医药产品的认识和看法的调研［J］.黑龙江科学，2022（11）：20–22.

［4］秦发财，宿哲骞，姜曼，等.文化认同与中医药文创产品购买动机之间关系的实证研究［J］.亚太传统医药，2020（4）：9–12.

HB.17 北京市鼓楼中医医院中医药文创研发探索与实践

耿嘉玮[①] 李 怀[②]

摘　要： 中医药文创产品是中医药走向世界、让世界了解中医药及对外交流发展的重要媒介。以丰厚绵长的中医药文化积淀闻名于海内外的北京市鼓楼中医医院，将中医药文化赋予现代健康养生理念，完美打造数以百计的优秀文创产品，作为"一带一路"上人文交流的使者和亮丽的文化名片，多次在世园会、服贸会、海外旅展及北京地坛中医药健康文化节上精彩亮相，接待多个国家的来访者，被各大媒体集中采访和深入报道，为推动中医药文化的对外交流提供了成功的典范。本报告就鼓楼中医医院在中医药文创产品及文创环境研发建设等方面的探索、实践与思考进行了介绍及阐述。

关键词： 中医药；文创；探索与实践

华夏文明源远流长，中华民族一脉相承，从岐黄论道到《黄帝内经》，从伏羲氏尝百草到《神农本草经》，从医祖扁鹊到望闻问切，从医圣张仲景到辨证论治，从神医妙手的华佗到大医精诚的孙思邈，从金元四大家的刘、李、张、朱到温热学派的叶天士、吴鞠通，从《伤寒杂病论》《针灸甲乙经》到《温病条辨》《本草纲目》，从五禽戏、易筋经到八段锦、太极拳……中华民族在中医药的滋养下得以繁衍昌盛、生生不息，传世的中医药文化经典更似数千年中华文明长河之上粼粼的波光。

《易经》有云："刚柔交错，天文也；文明以止，人文也。观乎天文，以察时变，观乎人文，以化成天下。"文化，是人类社会与历史的积淀物，是凝结

① 耿嘉玮，医学学士，北京市鼓楼中医医院院长。主要研究方向：中医药文化，医院战略管理，中医药临床。

② 李怀，医学学士，北京市鼓楼中医医院京城名医馆办公室主任。主要研究方向：中医药文化。

在物质之中又游离于物质之外的一种能够传承的意识形态。余秋雨先生曾说过，文化是根植于内心的修养，文化是无须提醒的自觉。中医药文化作为中华传统文化的瑰宝，是中华民族得以繁衍生息的命脉根基，理应得到深入的传承和广泛的传播。中医理论中有“虚实”的概念，中医药文化的传承和传播，就是一个需要从虚到实，再从实到虚的过程，也就是要把中医药文化从抽象的精神层面，转化成为相对具象化的品牌、成果、产品等，再伴随这些成果的推广普及、深入人心，潜移默化地将文化基因复刻于血脉之中，并使之成为一种习惯和自觉。中医药文创研发就是中医药文化“虚实转化”进程之中的重要纽带。

一、文化创意产品成为中医药文化的播撒之种

地处首都核心、文化东城、中轴线上、钟鼓楼畔的北京市鼓楼中医医院成立于 1951 年，已经走过了 72 年的风雨历程，先后被评为“六大基地”，即国家中医药发展综合改革试验区建设示范基地、北京中医药文化旅游示范基地、北京市健康促进示范基地、北京市科普基地、北京中医药大学教学医院及创新创业实践基地、北京市中医专科分级管理示范基地建设有“九个中心”，即东城区区域中医医疗中心、中医质控中心、治未病质控中心、康复质控和改进中心、燕京医学保髓诊疗中心、北京市安宁疗护中心、治未病睡眠监测中心、中医孕育调理中心、针灸特色诊疗中心。经过 70 多年的发展，医院已经打造成为一家具有浓厚中医药人文情怀，医教研康养、医针药术技相融合，高质量发展服务百姓民生大健康的纯正三级中医医院。

2021 年国务院办公厅印发的《关于推动公立医院高质量发展的意见》中明确指出，鼓励公立医院大力发展社会主义先进文化，使之成为助推公立医院高质量发展的动力源[1]。鼓楼中医医院在自身的发展变革中，也逐步认识到文化已经成为医院生存和发展的重要战略资源和宝贵的物质及精神财富，文化建设是医院发展的根基。医院以文化凝聚意志、以文化引领发展、以文化塑造品牌，努力提升文化软实力与医院高质量运行硬实力。进一步加强文化自信，以文化为载体，扩大医院影响力，通过形成精良的社会效益，进一步激发经济效益的提升，让文化建设成为医院高质量发展的坚强保障和深厚底蕴。

近年来，鼓楼中医医院以燕京医学精华传承为主体，以国医文化精髓传扬为己任，大力探索实践中医药文化创意产品的研究开发，旨在打造出一批有美感、有内涵、有影响、能流传，甚至能传世的文创产品，让中医药文创产品成为中医药走向世界、让世界了解中医药及对外交流发展的重要媒介。鼓楼中医医院文创产品的设计理念，是将不具象的中医药自然之美，呈现为有形的书画艺术之韵、诗词文学之律、民俗文化之巧、时尚生活之潮，使中医药文化真正落到实地，看得见、摸得着，生活化、意趣化，贴近百姓、深入人心。医院将现代设计理念与传统中医智慧完美结合，继承传统美学，大胆创新，与多家著名企业合作，运用多种文化创意手段，设计推出多元素、多系列的中医文创产品，作为“一带一路”上人文交流的使者，多次在世园会、服贸会、海外旅展及北京地坛中医药健康文化节上精彩亮相，接待多个国家的来访者，受到国内外民众的蜂拥追捧，被各大媒体集中采访和深入报道。

（一）“神医小华佗”系列文创产品

明星产品是以鹤发童颜、笑容可掬的神医华佗爷爷卡通形象制作而成的布偶，通过折叠翻转可成为具有实用功能的U形枕，其采用新型颗粒状填充材料，可以悬挂在背包上，旅行、午休时为头颈部随时随地提供柔和均衡的支撑。在2019年北京服贸会上，外国领导人对“华佗爷爷U形枕”爱不释手。

（二）华佗“五禽戏”系列文创产品

“五禽戏”是由东汉末年著名医学家华佗创编的养生功法，模仿虎、鹿、熊、猿、鸟五种动物的神态和动作，以达到疏通筋骨、畅达经脉、防病祛病的健身养生目的。华佗“五禽戏”系列文创产品运用华佗五禽戏形象制作而成，并融入木、火、土、金、水的中医传统五行概念，既有各种物品的实用价值，又可提醒使用者跟随图案形象，随时练习五禽戏功法进行养生锻炼。华佗“五禽戏”系列文创产品，有内部可放置含有艾叶、决明子、冰片等中草药敷包的五禽戏眼罩，能缓解眼部不适，具有通窍散郁、去翳明目、消肿止痛的作用，是居家旅行的必备好物。有适合各种人群的五禽戏杯具，例如：大容量、有质感、适合上班族沏泡咖啡饮品的马克杯；弹开式杯盖，便于学生携带饮用的保温杯；手掌大小玲珑杯体，适合女性朋友随身装、随口饮的口袋杯。有结合了四季元素的五禽戏手机壳，时刻提醒使用者放下手机，把养生功法操练起来。还有种类丰富的五禽戏系列办公用品，如鼠标垫、便利贴、口袋本、线装本、名片架、书签、纸胶带等，融合中草药元素，让使用者在舒适办公的同时感受到中医药文化带来的无限魅力。

（三）"御"字系列文创产品

"御"字始见于商代甲骨文，古字有驾驭之意，为古代六艺之一，引申为统治、治理，后常指与帝王有关的事物。"御"字本义是指御除灾殃的一种祭祀，有防御、抵抗之意。所谓"正气存内，邪不可干"，"御"正是中医所求"存正气，御邪气"之根本，也是人类几千年来抵御疫病、追求长寿的健康梦。"御"字是鼓楼中医医院的徽宝，并以此形成具有鼓楼特色的"御"文化，传承古都历史、京城中轴的文化基因，绵延宫廷医学、燕京医学的文化血脉，祈愿可以御灾邪疫病，安天下苍生。在此文化基础上设计研发出的"御"字系列文创产品，有清朝顶戴花翎官帽造型创意包装的中草药养生茶包，在凸显御医文化渊源的同时，兼具保健效果及趣味性。有将"中药熏蒸"与"隔物灸"两种疗法完美结合的隔核桃壳眼镜灸，以中草药浸泡的核桃壳作为间隔物，加以艾灸温通眼周穴位，疏达眼部经气，共奏明目祛翳之效，可以治疗干眼症、视疲劳、青光眼、白内障、视神经萎缩等多种眼部疾患。2019 年北京服贸会上，印度政府医疗机构传统医学代表试戴隔核桃壳眼镜灸后赞不绝口。"御"字系列文创中的明星产品是成功申报"北京礼物"的虎符铜砭刮痧板精油套装礼盒，"虎符"形象源自古代皇帝调兵遣将所用兵符令牌，有所向披靡、畅行无阻的吉祥寓意，同时完美契合刮痧器具疏通经络、调畅血脉的养生功效。虎符铜砭刮痧板采用优雅曲线设计，贴合人体弧度，虎符背部圆弧形可用于躯干、肢体经穴的刮拭，虎符腹部齿状梳可用于头部经穴的刮拭，虎符头尾凸起部分可用于手足经穴的刮拭及穴位点按，配合特制的本草精油加以按摩，效果更佳。

（四）"京城名医馆"系列文创产品

鼓楼中医医院于 1993 年建成的"京城名医馆"，作为北京市首家经北京市中医管理局批准成立的公立名医馆，是医院中医药文化的内涵品牌，也是京城燕京医学研究的高地。“京城名医馆”系列文创产品，有以“京城名医馆小御医”形象设计而成的充电宝笔记本，有印制唐代名医孙思邈所著《大医精诚》选段的鼠标垫，每日使用时诵读奉为座右铭的经典，提醒中医人时刻不忘济世救人之初心。此系列文创中的明星产品是在2023年澳门国际贸易投资展览会上亮相过的京城名医馆琉璃门头摆件，琉璃为消病辟邪之福物，为佛家七宝之一，经高温烧制，原景重现京城名医馆门楼，精工巧作、流光溢彩、晶莹剔透、光彩夺目，是不可多得的文创收藏品。

（五）“珐琅”系列文创产品

“珐琅”系列文创产品是中医与珐琅两种国粹碰撞而出的文创精品，鼓楼中医医院与全国景泰蓝行业唯一一家中华老字号、国家级非物质文化遗产保护示范基地北京市珐琅厂合作，由北京市一级工艺美术大师、高级技师、国家级非物质文化遗产景泰蓝制作技艺北京市级代表性传承人设计研发出的铜胎掐丝珐琅药熏、福禄寿葫芦、珐琅镶嵌刮痧板等系列文创产品，运用景泰蓝的传统工艺，结合中医药的文化元素，使二者完美结合。2020年，“故宫以东”文化旅游主题活动上，“珐琅”系列文创产品精彩亮相，人民日报等各大媒体进行报道。其中，仿汉珐琅中药香熏炉将景泰蓝文化、敦煌文化和中医药文化巧妙融合，造型优美、古朴典雅、底蕴深厚、颇有质感。铜胎掐丝珐琅福禄寿葫芦以中医药文化中代表悬壶济世的药葫芦为主体，以中草药枸杞的花、果、蔓组成图饰，展示了枸杞从开花到结果的全过程，有药食同源、福寿绵长之意。珐琅镶嵌鸡翅木刮痧板为硬木材质，中间镶嵌铜胎掐丝景泰蓝工艺，分别为百花、缠枝莲、双鱼等图案，有生机勃勃，生生不息，吉庆有余之寓意。

（六）建院70周年系列文创产品

2021年，鼓楼中医医院为建院70周年特别设计研发的百合乾坤寿喜盘、三省礼盒、周年纪念徽章、十二时辰养生冰箱贴等系列文创产品，将医院70年发展的风雨历程与中医药文化相融合，在鼓楼中医人的心中留下隽永纪念。彼时正值冬奥会即将开幕之际，医院合作的设计团队恰是国内著名奥林匹克品牌特许经营企业，便与之共同研发制作中医文化健康服务包，作为建院70周年系列文创产品的延展，以中医智慧之美，助力冬奥之城。

除了七大系列文创产品，鼓楼中医医院还为新入职的医生设计制作了中医药文创入职伴手礼“青囊四宝”，寄望每位中医人都能够勤学苦读传承大医精诚志，衷中参西成就悬壶济世功。此外，国粹间的交融也不只限于中医与珐琅，医院医务人员自编、自画、自书的“诗画本草、花开四季”“大医精诚”等中医药文化竹简系列，更是将国画、书法、本草融于一体。草木有灵，书画有情，中医本草文化从远古走来，挽着诗与画，携着幽幽的药香，与中医人的智慧和传承交相辉映，相逢则境界生。2019 年，鼓楼中国医院院长耿嘉玮随北京市中医管理局访问希腊期间，鼓楼中医医院医务人员亲手绘制的文创作品，被作为礼品进行对外交流赠送。

二、文化创意环境成为中医药文化的传扬阵地

中医药的文化创意绝不仅限于伴手礼、装饰品、日常用具等文创产品，当文化创意延伸到周边的环境、建筑和设施中，就会使人们深深地沉浸在中医药文化的氛围之中，潜移默化地滋养身心。正如 2021 年底北京纪实影像周期间，在鼓楼中医医院的拍摄现场上，北京市中医管理局局长所说，中医药文化的传播，就是要做到从文化自信到文化自觉，要做到从设施落成，到理念形成，最后到习惯养成的“三成”规律。

鼓楼中医医院占地面积并不大，但来过的人一定会对这座古香古色的医院印象深刻，医院沿用了古代皇城周围官式建筑的红、灰为主色，古典庭院式的建筑风格，加之内部极具中医药文化特色的装修装饰，空气中弥散着的淡淡中草药香，这一切都给人以“雅、典、庄、和、静”的心理感受，同时也减轻了患者就医诊病时的心理压力。医院处处散发着中医药文化创意的魅力，有世界上使用针灸银针最多的日晷造型、中国名医最多的中医雕塑群、中药燕京新旧八景影壁牌楼、中药药食同源文化墙、五音疗法展示墙、名医处方墙等，另外还有中医药文化与民俗文化相结合的“泥人微缩景观”等。

（一）中国名医最多的中医雕塑群

伴随着浓厚底韵的古都文化，燕京地区中医医学走过漫长而光辉的岁月，汇聚了济济英才，名医群集，众星璀璨。大医们救死扶伤，妙手仁心，

为祖国医学事业鞠躬尽瘁，孜孜以求，上下求索医德精诚之大道。随着宫廷医学的日臻成熟，加之南北医家的流入，以及西学东渐的影响，燕京医学以京城四大名医及其传承人的学术经验为核心，开始逐渐发展成型，并细化为宫廷医学派、家传师承派、学院派和中西汇通派，各派之间相互借鉴，共同发展，形成了北京地区近代中医医家主要学术流派融合而成的地域性中医学体系。鼓楼中医医院的“大医论道”雕塑群，是中国名医最多的雕塑群像，由燕京医学流派的50位名家大医雕塑组成，是了解燕京医学流派发展的文创教科书。

（二）中药药食同源文化墙

中药药食同源文化墙是中医药知识与传统文化交相辉映的文创布景，文化墙上绘有中华传统文化中健康长寿的代表造型老寿星，在老寿星的肝、心、脾、肺、肾五脏之处分布着中国传统绘画“百子图”中的童子，他们活泼可爱，憨态可掬，在老寿星身上嬉戏玩闹，四周点缀有祥云、宝鹿、仙鹤、云松等中国传统祥瑞纹饰，侧面还镶嵌有中药药斗造型，展示中药延年益寿、养生益身的功效。文化墙下面的条槽里放置着一些常见的药食同源的中药饮片，可供患者在候诊时拿取品鉴，进一步了解中药文化，寓教于乐。

（三）中药燕京新旧八景影壁牌楼

中药燕京新旧八景影壁牌楼是由中药饮片拼组而成的燕京特色八大景观。旧景有祭天祈谷、子午正阳、琼岛春阴、九衢启曙、子午严更、西山晴雪、卢沟晓月、居庸叠翠，新景主要是中轴线上的著名建筑。影壁牌楼典雅庄重，景观造型形态逼真、栩栩如生，近观则可见数十种中药饮片镶嵌其中，令人叹为观止，啧啧称奇，不愧为文创布景中的上等佳作。

（四）针灸日晷

针灸日晷是用上万支针灸金银针具扎制成的日晷造型。针灸讲究精准定穴，针刺到位，而日晷是中国古老的计时器物，二者相契相合，定名为“针灸长河”。表现的是针灸文化悠久的历史和几千年的生命力，画面内容有十二生肖、天干地支、易经乾坤等，而这些都是中华传统文化的重要组成部分，与中医紧密联系。针灸日晷基座部分有青龙、白虎、朱雀、玄武，以及祥云、水波纹等传统美学装饰元素，底蕴丰厚。

（五）名医处方文化墙

名医处方文化墙汇聚展示了在鼓楼中医医院京城名医馆坐过诊的数十位名老中医的处方墨宝。古人云："千金易得，良方难求。"君臣佐使、寒热温凉、四气五味、七情配伍，用药如用兵，遣方如有神。京城名医馆的名医大家，将大医之德、悯人之心、精勤之学、悬壶之术，皆付诸小小的处方之上。方寸之间，运筹帷幄，济世活人，功德无量。名家处方，既有千年岐黄经方之传承，又有临证加减时方之精妙，实为后学之楷模，病患之福泽。正可谓：三指定乾坤，一笺起沉疴！

（六）中医五音疗法文化墙

中医五音疗法文化墙体现了中国历史悠久的传统音乐疗法。《黄帝内经》在两千多年前就提出了"五音疗疾"的理论，中国古代的音乐只有角、徵、宫、商、羽五个音，这五个音阶分别被赋予五行的属性，并与五脏相通，即角属木通肝、徵属火通心、宫属土通脾、商属金通肺、羽属水通肾。中医五音疗法是以调节情志为媒介，进而调理人的经络脏腑功能，使人阴阳平和的一种疗法。

（七）中医康养服务体验区

为进一步提高百姓对中医药诊疗的获得感和对中医健康养生的体验感，将中医药文化与中华民族传统文化相融合，医院在候药大厅打造的中医康养服务体验区，分为科普宣讲区、互动体验区、意趣文创区等，以互动多媒体系统和中医药文创产品等相结合，进行中医药文化、健康养生常识宣传之外，配合药饮茶疗、香薰疗法、音药疗法、诗画养生、花药养生等康养服务体验，让百姓在浓郁的中医药文化和中华传统文化氛围中，享受到别有情致的中医康养服务。2022 年获批"中华中医药学会科普基地"及"北京市科普基地"，并入选北京市中医药健康旅游精品线路。

（八）院史文化馆

为展现燕京医学的发祥传承和医院70年砥砺发展的风雨历程建设的院史文化馆，以文化内核为脉络线索，将中医药文化与中轴历史文化、燕京医学文化、明清太医文化、中华传统文化、百姓民俗文化、鼓楼御字文化等相交融。设置众多文化场景，打造集中医药科普宣教、中医药文化传播、中医药养生体验、中医药服务国际交流于一体的京城中医药文化新地标。

（九）中医药特色廉政文化示范点

鼓楼中医医院的中医药特色廉政文化示范点，是以弘扬中华民族传统文化、传承大医精诚为抓手，将廉政文化的理念融入医院管理之中，营造浓厚的中医文化与廉政文化深度融合氛围的文创示范点。其中有提炼习近平总书记系列重要讲话中引用的中医理念和术语，制作而成的“医者论道、学而时习”专栏；有“百代兴盛依清正、千秋基业仗民心”廉政文化宣传栏，教育引导党员干部职工，持续传播正能量；有“品本草五味，鉴廉政四季”文化墙，通过与自然界四季五色相对应的五种中药特性，来体现清、洁、雅、廉、正的廉政精髓，通过诗、画、品、鉴的艺术赏析，使中医药文化与廉政文化水乳交融，使廉政本色深深渗透于中医人的血脉之中。医院的廉洁文化品牌先后被中央纪委国家监委网站、北京日报、北京市中医管理局、廉洁东城、古韵正声等国家与市区级媒体进行推广报道，成为探索与实践中医药与廉政相结合的文化创意成功案例。2023年医院获北京市委授予的“第十六届北京市思想政治工作优秀单位”荣誉称号。

（十）中医经典安宁疗护病区

2022年，作为唯一一家中医院，鼓楼中医医院获批建设北京市首批安宁疗护中心，将传统文化精华和中医“大医精诚”理念深度融入安宁疗护的方方面面，特设关怀室（望鹤关慰堂）、谈心室（问岐扶心斋）、五音静修室（闻音疗愈阁）、药浴室（切磋净疾斋），病房设“素问阁”“灵枢苑”，提炼《黄帝内经》的中医术语，传承岐黄传统文化精髓；病室以任督二脉穴位命名，体现中医通达经络、调畅气血、逆顺出入传后世的理念；文化大厅配“八宝吉祥”“八仙如意”“八儒经典”，以提挈天地、法于阴阳、纾解疾苦，浸润浓厚中医药人文关怀。其中展示长廊将中医药文化的精髓充实到安宁疗护文化中，设置中医安宁发展文化墙，制作中医安宁疗护源流专栏，进一步突出中医药文化品位与特色。中医安宁文化长廊融合现代安宁疗护理念、中医安宁内涵、鼓楼安宁经验，使中医药文化与安宁疗护水乳交融，使中医特色深深渗透于鼓楼安宁事业的血脉之中。2023 年北京市卫生健康委在鼓楼中医医院召开了全市安宁疗护服务媒体沟通会，中央电视台还对医院充满浓郁中医药传统文化特色的经典安宁疗护中心进行了特别专访。

鼓楼中医医院在多年来的中医药文化创意研发过程中，内涵建设不断提升，文化影响日益增强，逐渐形成了“六传”模式，即传承名医名师经典，传扬中医学术思想，传播中医传统文化，传递大医精诚的正能量，传达中医人的文化自信，传世中医学术著作和中医文化精品，从而全面提升品牌影响力、文化传播力、名医塑造力、传承提升力、宣传创新力和社会美誉度。

三、中医药文创研发的探索与思考

党的十八大以来，党和政府对中医药事业的发展空前重视，已将中医药文化建设纳入国家文化发展规划，弘扬和发展中医药，不断促进中医药文化的传播。昔时的文明古国，今日的发展强国，中国正以大国的风采，在国际舞台上扮演着越来越重要的角色，而中医药文化已然成为世界了解中国历史文化的一扇窗，体验中国传统健康养生技法的一个平台，亲历中国发展进程的一座桥梁，而中医药文创则是让中医药文化在全球生根发芽的播撒之种。

鼓楼中医医院在多年中医药文创研发的探索与实践过程中，深切地体会到中医药文创的发展之路需要“三化”，即特色化、产业化、国际化。

（一）中医药文创的特色化

中医药文创与其他文创产品的不同之处，就在于不仅要特色鲜明，而且要与时俱进、有效实用、品牌凸显。例如，相关数据显示，随着生活节奏的加快，每 10 个成年人中就有 3 人存在睡眠障碍。鼓楼中医医院的区级重点专科治未病科，作为东城区治未病质控中心，在睡眠研究开发基地的建设基础上，围绕睡眠障碍，研发了药枕、眼罩、合香珠、药茶等集治疗功能和中医药文化相融合的系列助眠文创产品，帮助人们改善睡眠，促进健康。助眠文创产品在2023年服贸会上一经展示，就受到民众的青睐。

（二）中医药文创的产业化

中医药文创的发展还应加快建设产业化链条。积极推进中医药与文化产业融合发展，鼓励引导社会力量通过各种方式发展中医药文化产业。建立中医药文化产业孵化中心或基地。发展与中医药文化相关的创意设计服务、文化休闲娱乐服务、文化艺术服务等特色产业，促进中医药与广播影视、新闻出版、动漫游戏、旅游餐饮、体育演艺等有效融合，大力发展新型文化产品和服务，培育一批知名品牌和企业[2]。

（三）中医药文创的国际化

中医药文创的国际化进程除了积极开发海外市场，还应发挥丰富的旅游资源优势，打造中医药健康旅游新市场，制定中医药健康旅游行业标准，培育一批国家级、市级中医药健康旅游示范基地。对国内外游客及中医爱好者开放线上线下融合发展的中医药文化体验、休闲康养旅游，开发“中医药+地方礼物”等中医药健康文创产品和服务项目，进而搭建服务贸易平台。

四、总结与展望

厚积岐黄精粹，薄发文化菁华。中医药文化不似国画山水般浓墨重彩，也不似唐诗宋词般清雅风骚，她以农耕文明为基础，以医者之心为人文，以草木之香为自然，以经典之粹为文化，以辨证施治为科学，凝练出了中医药文化独有的天成韵味。鼓楼中医医院愿与海内外有识之士携手共走弘扬传播中医药文化之路，为中医药文化的传承、创新、发展做出贡献而努力。愿我们的中医药文创产品能够成为中医药文化的播撒之种，在世界各地遍开中医药文明之花。

参考文献

［1］国务院办公厅，关于推动公立医院高质量发展的意见［R］.2021.
［2］国务院办公厅，北京中医药发展“十四五”规划［R］.2022.

伍

教育法规篇

HB.18 中国高等院校在校生对中医药文创产品认知现状调查研究

国 华[①] 宋 祺[②] 徐 惠[③] 程云霞[④]

摘 要： 中医药文化是中华优秀传统文化的重要组成部分，随着文创产业蓬勃发展，各高校、博物馆、旅游景点等陆续推出了十分具有创意的文创产品，本报告对10所高校进行了线上问卷调查，进行统计结果分析，并对11所机构进行线下走访调研。通过线上线下相结合的方式，以期从调研结果中获得有效数据，为中医药文创未来发展提供可实施性建议与导向。针对现状中存在的不足进行相应调整，放大中医药文创自身的优势，在继承传统的基础上不断创新，推动中医药文创未来发展。

关键词： 中医药；文创；问卷；调研

中医药文化不仅是中华传统文化的璀璨明珠，也是我国文化软实力的重要组成部分。文创产品集实用功能、美学创意和文化内涵于一体，将文化从知识场域引入应用场域[1]，故将中医药与文创相融合，为进一步推动中医药的发展与创新注入新的活力。目前，中医药文创正处在蓬勃发展期，自媒体平台上的各类宣传也让部分中医药产品火出圈，中药美食、中药月饼、中药香囊等产品深入大众人心，吸引了庞大的网络流量的关注。中医热、文创热等现象也引发了社会的热议。传统文化与现代高科技也在融合

① 国华，医学硕士，中国中医科学院研究生院副研究员。主要研究方向：中医养生保健。

② 宋祺，医学博士，中国中医科学院中医临床基础医学研究所博士研究生。主要研究方向：中医防治心脑血管疾病的机制及临床研究。

③ 徐惠，医学硕士，中国中医科学院中医临床基础医学研究所硕士研究生。主要研究方向：中医本草文献研究。

④ 程云霞，中药学博士，中国中医科学院中药研究所中药学博士研究生。主要研究方向：中药材贮藏与包装研究。

的基础上产生了碰撞，国潮成为新的流行。基于此情况，在这个快速变化发展的时代，中医药文创产品发展现况如何，又该如何发展该类产品，更好地树立中医药形象，服务大众健康，弘扬中华传统文化，是值得我们深思的问题。

一、中医药高校文创线上统计总概况

为深入了解中医药文创发展情况，特设计此调查。本次调查研究主要采取线上问卷调查与线下实地考察相结合的调研模式，辅以个人访谈等形式，充分发掘当代青年对中医药文创产品的全方位认识。高校学生正值青年时期，朝气蓬勃，各类网络工具使用率高，且年轻人对各种新兴文创产品接受程度较高，文创消费热情高，故选取高校学生为研究对象。高校学生处在象牙塔中，接触的环境相对较为纯洁，充满活力，配合性较好，问卷调查的完成度较高。

首先，通过设计并发放《中医药文创在高校学生中认知现状调研》的调查问卷，对青年心目中的中医药文创做出一个初步分析。该问卷共包括 18 道题，以选择题为主、填空问答为辅的形式进行，选择题包括单选及多选题。现针对具体问题情况做出分析。

1. 您的性别是（　　）［单选题］

表 1

选项	小计	比例
A. 男	320	27.97%
B. 女	824	72.03%
本题有效填写人次	1144	

该题最终有效回答 1144 人，男 320 人，女 824 人，女性占比 72.03%，远超男性。经过分析，造成该结果的原因主要是回答问题对象以中医药院校为主，此类院校女生人数远大于男生。同时，女生相较男生性格更加细致认真，更愿意填写问卷，不怕麻烦。最后，女生更喜爱各类文创手办，所以相较男生对中医药文创产品更为熟悉。而女生是否对中医药文创产品更加喜爱，还应进

一步研究分析（见表 1）。

2. 您属于哪个年龄段（　　）[单选题]

表 2

选项	小计	比例
A.20 岁（含）以下	169	14.77%
B.20~25 岁（含）	771	67.4%
C.25~30 岁（含）	176	15.38%
D.30~35 岁（含）	21	1.84%
E.35~40 岁（含）	4	0.35%
F.40 岁以上	3	0.26%
本题有效填写人次	1144	

此题中占比最多的为 20~25 岁人群，因为高校中绝大多数的本科生及硕士研究生均处在这个年龄段之中，高校的在校生主体为本科生，硕士及博士研究生，此类群体绝大多数处在 20~30 岁的青年时期，所以 A、B、C 三个选项占据大多数人群（见表 2）。

3. 您所就读的院校是（　　）[单选题]

表 3

选项	小计	比例
A. 中医药大学	796	69.58%
B. 医科大学	88	7.69%
C. 综合性大学	110	9.62%
D. 科研院所及院所系大学	118	10.31%
E. 其他（请注明）	32	2.8%
本题有效填写人次	1144	

此题与发放问卷背景人群有关，因中医药大学学生相对更熟悉中医药文创产品，所以该类学校同学最多，医学院校同学也对中医药相对熟悉，所以该类学校次之，随后为综合性大学及科研院所等（见表 3）。

4. 您就读的学校全称是（如北京中医药大学）(　　)[填空题]

该题回答最多的是中医药类大学，排名靠前依次为长春中医药大学、上海中医药大学、中国中医科学院、南京中医药大学、成都中医药大学、安徽中医药大学、陕西中医药大学、新疆医科大学、香港浸会大学等（见图1、图2）。

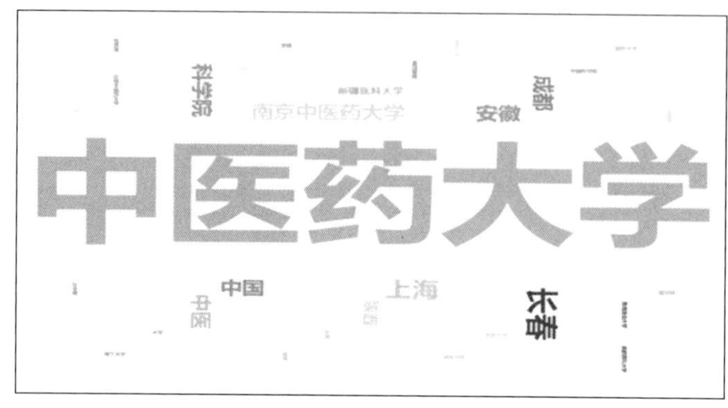

图1

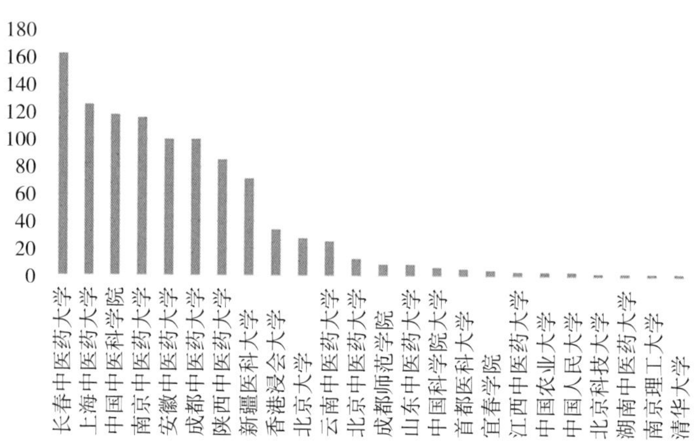

图2

5. 您所学习的专业是（　　）[单选题]

表4

选项	小计	比例
A. 中医中药类专业	698	61.01%
B. 医药及相关专业	195	17.05%
C. 理工类专业	100	8.74%
D. 人文艺术类专业	75	6.56%
E. 其他（请注明）	76	6.64%
本题有效填写人次	1144	

中医中药类专业同学因为专业性质，对中医药文创产品较为熟悉，也更感兴趣，愿意了解其发展现状。该题体现了对中医药产品的关注度与学习的专业性质紧密相关（见表 4）。

6. 您目前所处的阶段是（　　）[单选题]

表 5

选项	小计	比例
A. 本科	343	29.98%
B. 硕士	720	62.94%
C. 博士	67	5.86%
D. 其他（请注明）	14	1.22%
本题有效填写人次	1144	

硕士生显著高于本科生及博士生，博士生的体量本身就小于硕士学生，而本科生不如硕士生成熟，本科生多处在郊区的大学校园内，相对接触外界环境更少，对文创情况了解不如硕士生多（见表 5）。

7. 您是否购买过中医药文创产品（　　）[单选题]

表 6

选项	小计	比例
A. 是	518	45.28%
B. 否	626	54.72%
本题有效填写人次	1144	

没有购买过中医药文创产品的学生较多，但与买过的基本持平。因此，中医药文创产品还有很大的市场等待开发（见表 6）。

8. 您购买中医药文创产品最重要原因是（　　）[单选题]

表 7

选项	小计	比例
A. 比较实用，个人需要	334	29.2%

续表

选项	小计	比例
B. 对各类文创产品都感兴趣，看见喜欢的就会买	270	23.6%
C. 设计精美，爱不释手	125	10.93%
D. 价格合理，买着玩	106	9.27%
E. 馈赠亲友，比较特色	193	16.87%
F. 其他（请注明）	116	10.14%
本题有效填写人次	1144	

购买原因主要是个人需要，可见实用价值是吸引购买的首要因素。其余的主要原因包括对文创产品感兴趣，馈赠亲友，喜爱精美的设计等（见表 7）。

9. 您认为中医药文创产品的消费者主要是（多选题，可选择 1~3 项）（　　）[多选题]

表 8

选项	小计	比例
A. 中医药专业人士	727	63.55%
B. 喜欢中国文化的国际友人	772	67.48%
C. 经常消费文创产品的中小学生及其家长	511	44.67%
D. 喜欢国潮的中青年群体	538	47.03%
E. 关注健康的中老年群体	464	40.56%
F. 社会上的中医药爱好者	622	54.37%
G. 其他（请注明）	4	0.35%
本题有效填写人次	1144	

首先，该题体现了高校学生心目中中医药文创的主要消费对象，比如国际友人，对中华传统文化和中医药感兴趣，会选购相关产品做纪念。其次，主体购买人群依次为中医药专业人士、中医药爱好者、喜欢国潮的中青年群体、经常消费文创产品的中小学生及其家长和关注健康的中老年群体。（见表 8）

10. 您一般从什么渠道了解文创产品（多选题，可选择 1~3 项）（　　）[多选题]

表 9

选项	小计	比例
A. 线上公众渠道（如官方网页、微信公众号、官方网店等）	821	71.77%
B. 线上自媒体渠道（如微博、抖音、快手、小红书等）	822	71.85%
C. 线下公众渠道（如线下广告、线下文化宣传活动等）	458	40.03%
D. 线下购物（如文创品牌实体店、博物馆或其他旅游景点周边、大学周边等）	592	51.75%
E. 书籍、报刊等传统媒体	136	11.89%
F. 身边亲友推荐	221	19.32%
G. 其他（请注明）	4	0.35%
本题有效填写人次	1144	

了解文创的主要渠道线上公众渠道（如官方网页、微信公众号、官方网店等）和线上自媒体渠道（如微博、抖音、快手、小红书等），这体现了网络的巨大传播作用。线下的购物则是人们欣赏文创、购买文创的另一主要方式（见表 9）。

11. 您倾向于在哪种渠道购买文创产品（多选题，可选择 1~3 项）（　　）[多选题]

表 10

选项	小计	比例
A. 线下精品店、礼品店、文具店、杂物社、小商品市场等	797	69.67%
B. 博物馆、图书馆、大学或其他旅游景点线下实体店或官方网店等	793	69.32%
C. 淘宝、京东等网上公众购物平台	581	50.79%
D. 抖音、快手、小红书、微博等自媒体平台	353	30.86%
E. 展销会、博览会、市集或一些特殊性、临时性文化宣传活动中	460	40.21%
F. 其他（请注明）	2	0.17%
本题有效填写人次	1144	

在购买文创时，更多的学生倾向于线下购买，可以看到实物，其次才是网购（见表 10）。

12. 在购买中医药文创产品时，您比较看重的是（多选题，可选择 1~3 项）(　　)［多选题］

表 11

选项	小计	比例
A. 外形精美，设计精巧	758	66.26%
B. 有特殊或纪念意义	821	71.77%
C. 实用	694	60.66%
D. 被创意吸引	517	45.19%
E. 价格合理	595	52.01%
F. 有明星效应或者追随潮流时尚	88	7.69%
G. 其他（请注明）	3	0.26%
本题有效填写人次	1144	

文创产品最吸引购买人群的地方为有特殊或纪念意义、外形精美，设计精巧和实用性（见表 11）。

13. 中医药文创产品包含下列哪些中医药内容，更能激发您的兴趣（多选题，可选择 1~3 项）(　　)［多选题］

表 12

选项	小计	比例
A. 中医药历史文献相关内容	660	57.69%
B. 中医药民间传说相关内容	703	61.45%
C. 中医药养生保健相关内容	812	70.98%
D. 医药知识	540	47.2%
E. 本草美学等文化相关内容	546	47.73%
F. 其他（请注明）	1	0.09%
本题有效填写人次	1144	

中医药养生保健相关内容、中医药民间传说相关内容和中医药历史文献相关内容更能激发兴趣（见表 12）。

14. 您认为最能体现中医药文创产品特色的文化元素 / 符号是（多选题，可选择 1~3 项）(　　)［多选题］

表 13

选项	小计	比例
A. 太极图、阴阳鱼、八卦、葫芦等传统文化符号	726	63.46%
B. 中药类（植物、饮片、汤药、丸散膏丹等或煎药壶、药箱、药柜等）	822	71.85%
C. 诊断类（如脉枕、名医切脉、耳诊、手诊等）	493	43.09%
D. 外治法类（如拔罐、刮痧、针刺、艾灸等操作或工具）	462	40.38%
E. 中医药品牌（如同仁堂等老字号或中医药与其他知名品牌的联名产品）	294	25.7%
F. 中医药相关艺术作品（如本草绘画、中医药动漫等）	381	33.3%
G. 中医药故事（如杏林春暖等）或中医药名人（如古代药王名医、现代中医药知名人物等）	306	26.75%
H. 养生保健及医药卫生知识文化符号（如八段锦、太极拳以及春夏养阳，秋冬养阴等知识）	339	29.63%
I. 其他传统文化元素相融合（如剪纸、刺绣、泥塑、皮影等）	268	23.43%
J. 其他（请注明）	0	0%
本题有效填写人次	1144	

中药类（植物、饮片、汤药、丸散膏丹等或煎药壶、药箱、药柜等）最能体现中医药文创产品特色，太极图、阴阳鱼、八卦、葫芦等传统文化符号和诊断类（如脉枕、名医切脉、耳诊、手诊等）也深受喜爱（见表 13）。

15. 您认为最适合中医药文创的品类（多选题，可选择 1~3 项）(　　)［多选题］

表 14

选项	小计	比例
A. 包含医药用途类（如刮痧板、养生锤、艾灸贴等）	777	67.92%
B. 生活用品类（如香囊、水杯、雨伞、口罩等）	745	65.12%
C. 服装类（如古风服装、文化衫等）	476	41.61%
D. 生活装饰类（如钥匙链、冰箱贴、玩偶、盲盒、卡包、徽章、摆件、纪念币等）	504	44.06%
E. 中医药虚拟符号（如原创 IP 形象等）	200	17.48%
F. 养生食疗类（如食品饮料等）	382	33.39%

续表

G. 本草养颜类（如本草面膜、唇膏、口红、香膏等）	420	36.71%
H. 科技类（如数码电子产品等）	114	9.97%
I. 首饰类（如胸针、头饰、丝巾、耳饰、项链、手链、戒指等）	267	23.34%
J. 文化类（如中医药表演、电影、动漫、展览、工艺品等）	249	21.77%
K. 文具类（如笔记本、笔、U 盘、书签、笔筒、包袋等）	241	21.07%
L. 体验类（如手工制作等）	189	16.52%
M. 其他（请注明）	1	0.09%
本题有效填写人次	1144	

调查对象心目中最适合中医药的文创品类包括包含医药用途类（如刮痧板、养生锤、艾灸贴等）和生活用品类（如香囊、水杯、雨伞、口罩等），这说明具备实用价值的产品更受推崇。此外，生活装饰和服装也较受欢迎（见表 14）。

16. 您认为中医药文创产品价格的应在什么区间（　　）［单选题］

表 15

选项	小计	比例
A.1~20 元（含）	110	9.62%
B.20~50 元（含）	412	36.01%
C.50~100 元（含）	282	24.65%
D.100~200 元（含）	87	7.6%
E.200~500 元（含）	27	2.36%
F.500–1000 元（含）	5	0.44%
G.1000 元（含）以上	4	0.35%
H. 根据商品具体用途及价值区分	213	18.62%
I. 其他（请注明）	4	0.35%
本题有效填写人次	1144	

接受度最高的价格区间在 20~50 元，50~100 元以及根据用途定价也受到欢迎，中医药文创应定价合理（见表 15）。

17. 您认为现阶段影响中医药文创产品发展的因素有哪些（多选题，可选择 1~3 项）（　　）[多选题]

表 16

选项	小计	比例
A. 产品种类单一，缺乏创意	629	54.98%
B. 过于商业化，产品同质化现象严重，忽视文化内涵	733	64.07%
C. 产品质量、设计感较差	537	46.94%
D. 销售渠道单一	358	31.29%
E. 产品宣传不到位	500	43.71%
F. 其他（请注明）	7	0.61%
本题有效填写人次	1144	

中医药文创主要存在的问题集中在过于商业化，产品同质化现象严重，忽视文化内涵；产品种类单一，缺乏创意和产品质量、设计感较差（见表 16）。

18. 您印象最深刻或者最喜爱的中医药文创产品是（　　）[填空题]

此题答案集中于香囊、书签、冰箱贴、刮痧板、面膜、帆布包等内容，这些也是商业化中医药文创和中医药院校文创产品中使用最多的文创品类（见图 3、图 4）。

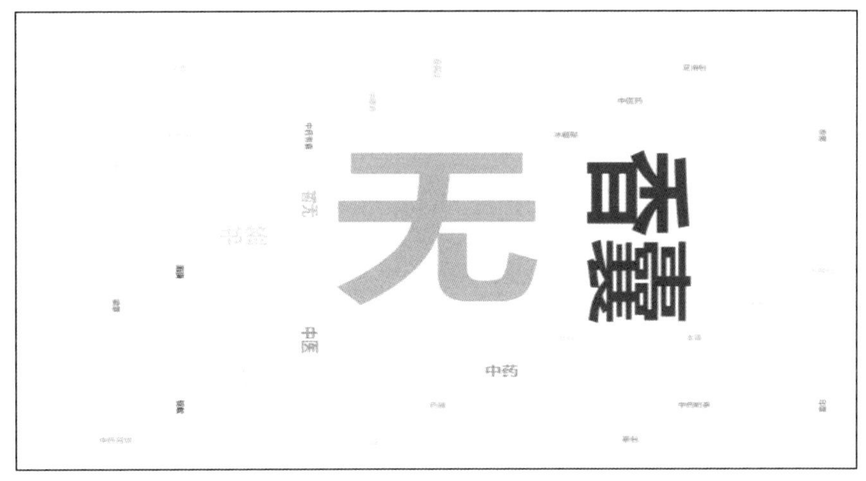

图 3

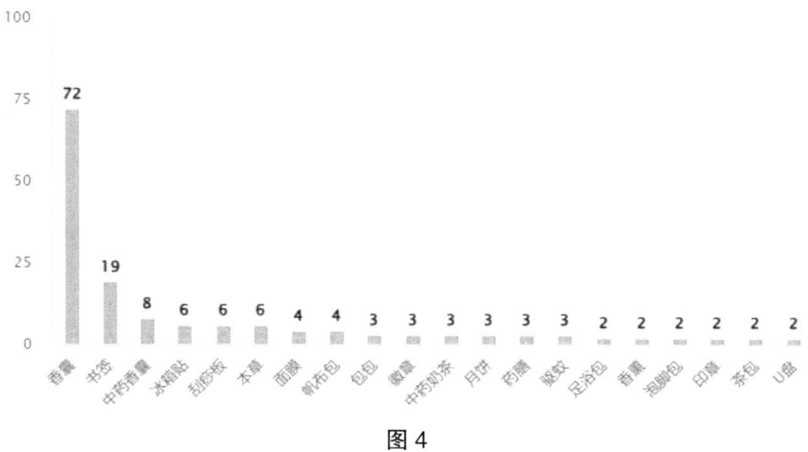

图 4

二、各高校文创问卷调研分析

近年来，依托中华传统文化衍生出的文创产品频频“出圈”，为继承与弘扬传统文化提供了新途径。中医药文创面临传统文化与现实文艺、中医药理念与国潮观念、健康知识与经济价值等多维要素融合特性，同时，中医药院校文创还须承担文化载体和情感寄托作用。国务院印发的《中医药发展战略规划纲要（2016—2030 年）》指出，要创作一批承载中医药文化的创意产品和文化精品，并作为推动中医药与文化产业融合发展的重点任务[2]。随着社会经济的发展，人们的生活水平逐步提高，消费结构向精神消费转变，中医药文创产品在此形势下应运而生。本次调查研究共收集了 10 所学校的问卷，包括中国中医科学院、上海中医药大学、成都中医药大学、南京中医药大学、陕西中医药大学、安徽中医药大学、长春中医药大学、云南中医药大学 8 所中医药大学和香港浸会大学、新疆医科大学。

本项目通过发放网络问卷的形式对 10 所学校的学生对中医药文创产品认知现状进行调查研究，发现大部分高校学生对中医药文创产品有一定的了解，并且超过半数的学生有意向或曾购买过中医药文创产品。与此同时，当前市面上的中医药文创产品显露出过于商业化、品类单一、创意简单、质量欠佳、销售渠道单一、宣传不到位等问题，制约了其发展。

共收集 1144 份有效问卷，根据问卷调研结果显示，女性占比为 72.03%，年龄 20~25 岁居多，就读中医药大学者较多，且所学专业为中医中药类最多。此外，所处阶段为硕士生最多，其次为本科生。在是否购买过文创产品一项中，是与否几乎持平，说明中医药文创产品还有很大的市场等待开发。对于购买文创产品的原因一项，大多数人因实用、感兴趣而选择购买，因此，在设计文创产品时要更多地考虑产品的实用性。在“中医药文创产品的消费者主要是”一项中各选项占比接近，体现了高校学生心目中中医药文创的主要消费对象，比如国际友人，对中华传统文化和中医药感兴趣，会选购相关产品做纪念。主体购买人群依次为中医药专业人士、中医药爱好者、喜欢国潮的中青年群体、经常消费文创产品的中小学生及其家长和关注健康的中老年群体。

对于购买文创产品的渠道一项，结果显示了解文创的主要渠道为线上公众渠道（如官方网页、微信公众号、官方网店等）和线上自媒体渠道（如微博、抖音、快手、小红书等），这体现了网络的巨大传播作用，也提示我们可以利用好线上传播平台进行推广宣传。线下的购物则是人们欣赏文创、购买文创的另一主要方式，因此线下的宣传也很重要。对于文创产品的购买方式，调查结果显示普遍倾向于以线下购买为主，排在第一位的是“线下精品店、礼品店、文具店、杂物社、小商品市场等”，第二位为“博物馆、图书馆、大学或其他旅游景点线下实体店或官方网店等”。第三位为“淘宝、京东等网上公众购物平台”，“展销会、博览会、市集或一些特殊性、临时性文化宣传活动中”，“抖音、快手、小红书、微博等自媒体平台”。从倾向于在哪种渠道购买文创产品结果可知，更多人愿意在线下实体店购买，其次为线上，故推测人们在旅行游玩途中遇到线下文创实体店会更愿意购买留作纪念、赠送亲友或留作他用。故线下要进一步不断提高中医药文创的市场竞争力，吸引消费者购买。

在购买中医药文创产品时，大家比较看重的是有特殊或纪念意义和外形精美，设计精巧，故在文创产品设计时，可以向这个方向靠拢。此外，实用性和价格的合理性、创意性也是消费者较为看重的因素，因明星效应或追随潮流时尚而购买产品的人群占少数。根据问卷的反馈情况，学校的学生普遍认为中医药文创产品包含中医药养生保健、民间传说、历史文献相关内容更能激发消费者的兴趣。其次为本草美学、医药知识相关内容可见养生保健是其选择中医药文创产品的重要原因之一，中医药养生保健相关内容，的中医药文创产品更能激发消费者的兴趣，可见养生保健是大家选择的重要考虑因素抑或是兴趣点，可以结合开发大众感兴趣的健康产品，宣传科普中医知识。香港浸会大学中医药历史文献相关内容则选择的人数过少，说明综合性大学学生和中医药类院校学生关注点会存在差别，是面对大众设计产品时需要考虑到的一个方面。学生认为最能体现中医药文创产品特色的文化元素或符号，排在第一名的是“中药类（植物、饮片、汤药、丸散膏丹等或煎药壶、药箱、药柜等）”，其次是“太极图、阴阳鱼、八卦、葫芦等传统文化符号”。“外治法类（如拔罐、刮痧、针刺、艾灸等操作或工具）”和“诊断类（如脉枕、名医切脉、耳诊、手诊等）”占比相差不大。中医药相关艺术作品（如本草绘画、中医药动漫等），中医药故事（如杏林春暖等）或中医药名人（如古代药王名医、现代中医药知名人物等），养生保健及医药卫生知识文化符号（如八段锦、太极拳以及春夏养阳，秋冬养阴等知识），其他传统文化元素相融合（如剪纸、刺绣、泥塑、皮影等）选择较少。

在产品的品类倾向上，参与者认为最适合中医药文创的品类排在前几名的是保健类（如刮痧板、养生锤、艾灸贴等）、日用品类（如香囊、水杯、雨伞、口罩等）；其次为装饰类（如钥匙链、冰箱贴、玩偶、盲盒、卡包、徽章、摆件、纪念币等）、服饰类（如古风服装、文化衫等）。以上产品实用性强，日常生活中可以使用。选择较少的文创产品是“中医药虚拟符号（如原创 IP 形象等）”和“科技类（如数码电子产品等）”。对于中医药文创产品价格区间选择最多的是 20~50 元（含）和根据商品具体用途及价值区分。可能因为参与问卷群体大多为学生，故此价格在学生群体内可供参考。参与者认为最适合中医药文创的品类排在前几名的是:“医药用途类（如刮痧板、养生锤、艾灸贴等）”“生活用品类（如香囊、水杯、雨伞、口罩等）”和“养生食疗类（如食品饮料等）”。本草养颜类（如本草面膜、唇膏、口红、香膏等）和养生食疗类（如食品饮料等）也有部分参与者选择。以上产品实用性强，还带有养生保健特性，日常生活中可以使用到。选择较少的文创产品是“科技类（如数码电子产品等）”。对于中医药文创产品价格区间选择最多的是 20~50 元（含）、50~100 元（含）和根据商品具体用途及价值区分。这可能跟受访者群体有关。

然而不可否认的是，现阶段的中医药文创产品存在着一些问题，对于现阶段影响中医药文创产品发展的因素，受访者普遍认为目前的文创产品存在过于商业化，产品同质化现象严重，忽视文化内涵；产品种类单一，缺乏创意的问题，其次为产品质量、设计感较差；产品宣传不到位。中医药文化特色是中医药文创产品的核心竞争力，这一优势使其在同类型产品中脱颖而出，在激发人们的购买欲望的同时，更有助于传播中医药文化。因此，研发者在追求外在多样化与创意多样性的同时，万万不能丢失其文化内核。研发者要重视其文化内核，追求外在多样化与创意多样性，开发这个宝库，做差异化产品并加强其宣传。此外，中医药文创产品的质量问题也是制约其发展的重要因素之一。

对于受访者印象最深刻或者最喜爱的中医药文创产品答案集中于香囊、书签、冰箱贴、刮痧板、足浴包、面膜、帆布包等内容，这些也是商业化中医药文创和中医药院校文创产品中使用最多的文创品类。香港浸会大学的参与者列举的还有中药形状的手机支架。南京中医药大学的参与者印象最深刻或者最喜爱的中医药文创产品排在第一名的是香囊。此外，还列举了一些产品，如中药奶茶。陕西中医药大学则提及了月饼。

三、中医药文创线下调研情况

1. 协和医学院

协和医学院的文创产品售卖区位于门诊楼的超市内，产品数量不多，价格偏贵。主要产品有丝巾、领带、帆布包、马克杯、冰箱贴、徽章、邮册等（图 5）。

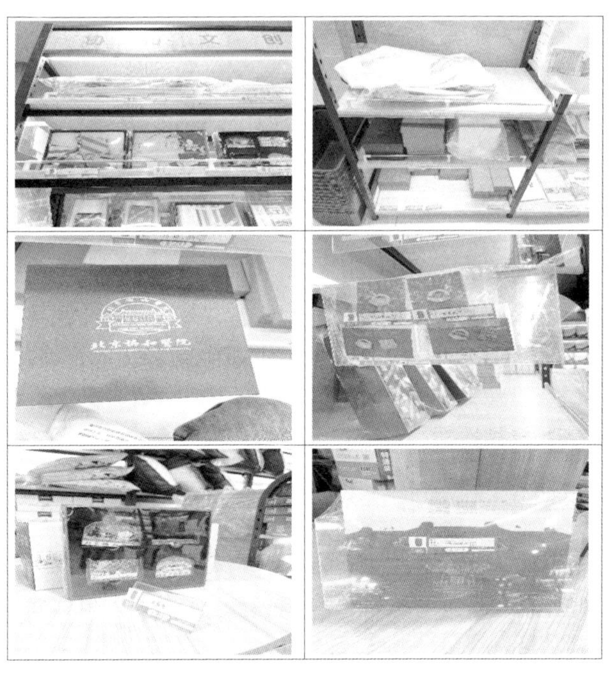

图 5　协和医学院文创产品图例

2. 首都医科大学

首都医科大学的文创产品主要有首医小熊、帆布包等，用于校内抽奖及毕业礼物发放（图 6）。

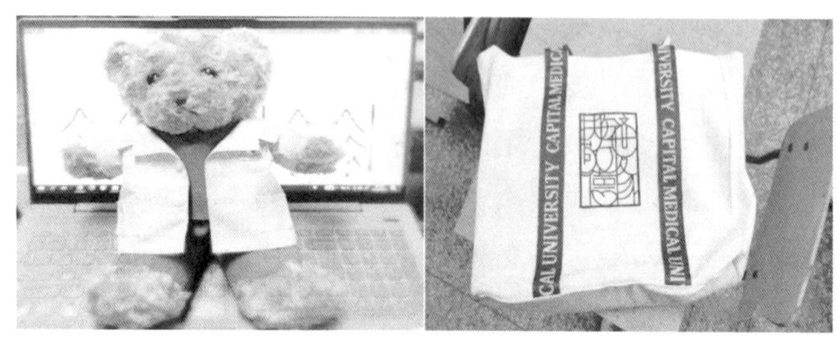

图 6　首都医科大学文创产品图例

3. 北京大学

北京大学作为国内知名综合性大学，其有着很多文创产品，不仅在线下有实体店，在线上也有文创网店，且销量、人流量可观。由于北京大学进校预约人数限制，故采取线上调研的形式，对其文创产品种类、价格等进行调研总结如下。

文创产品种类繁多，包括帆布包、学士服玩偶、本子、钥匙扣、水杯、盲盒福袋、冰箱贴、卡套、魔方、手绘拼图、地图、胸章、书签、便签、尺子、笔、笔袋等（图 7），价格在 50~100 元较多。文创元素包含校徽标志、石狮子、学校建筑、新青年、学校名字等，主要为学校名字和校徽。

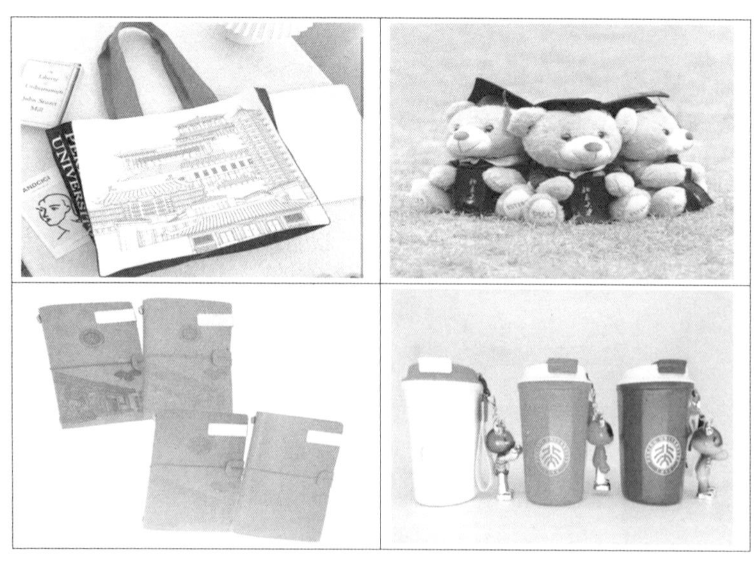

图 7　北京大学文创产品图例

4. 白塔寺

白塔寺药店始建于 1872 年，距今已有 151 年的历史传承，在大众中口碑较好、深受百姓信赖与喜爱，故选择其作为调研对象。

白塔寺文创产品有冰箱贴、中药明信片、徽章、香囊、茶包等（图 8），以冰箱贴为主。文创元素包括中医名家、中药材、药斗、白塔寺建筑、杏、阴阳八卦图、蝉等，充分体现中医药文化，价格也在几十元不等。

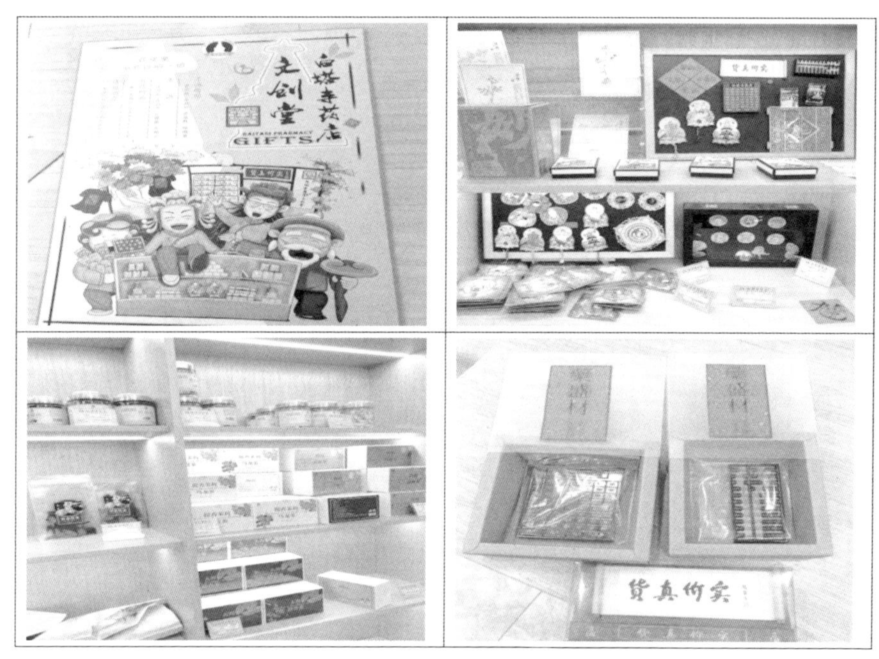

图 8　白塔寺文创产品图例

5. 云南中医药大学

中医药文化是我国的国粹之一，蕴藏着我国千百年来的历史精华，是我国人民智慧的集大成者。作为祖国中医学术流派的重要组成部分，滇南医学流派历经多年的传承，为推动中医药的事业发展及西南边陲人民生命健康提供重要保障。为弘扬传统中医药文化，激发云中学子的创新思维，鼓励在校大学生把中医药文化与创新理念相结合，云南中医药大学多次与云南省中医药民族医药博物馆、云南中医药大学图书馆举办文创比赛。学生则以“外象于形 · 内藏于心”为主题，将中医药文化知识与现代手工创意品融合，设计出“傣医四塔养生壶”“鹤见青山文创系列生活用品”“傣医药香包”“黄精五仁药膳月饼”等

（图 9）多个优秀文创设计作品，将无形的知识以有形的艺术品展示出来，充分展现云南中医药大学学子的想象空间及对中医药文化的理解与创新，更好地诠释了滇南医药文化，吸引大众了解滇南医药文化内涵和时代价值，为推动滇南医学实现创造性转化、创新性发展做出有益探索，为滇南医学振兴发展、健康中国建设注入源源不断的文化动力。

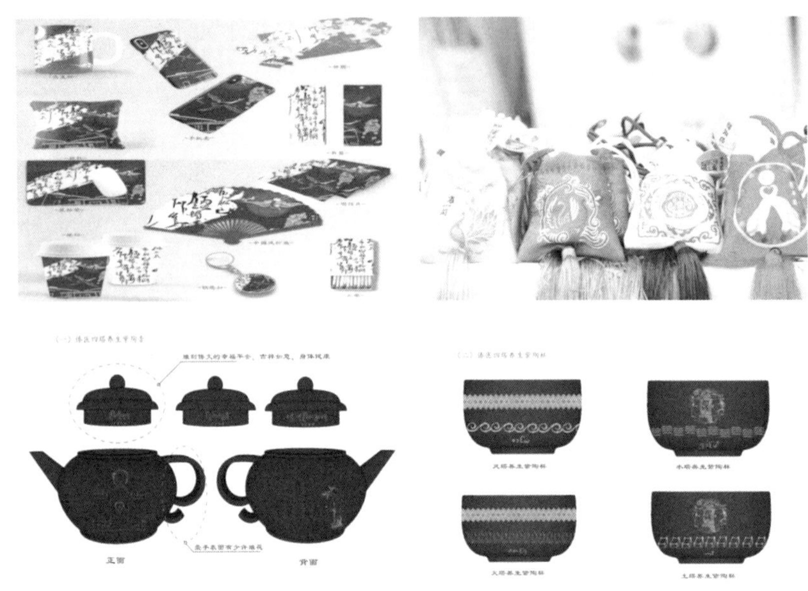

图 9　云南中医药大学文创产品图例

6. 北京中医药大学中医药博物馆

北京中医药大学中医药博物馆坐落在北京中医药大学和平街校区逸夫科学馆内。该博物馆于 1990 年 9 月建成，馆内分为中药综合展厅（中药部）和中国医史展厅（医史部）两部分，展出面积共约 1500 平方米。医史部现收藏有历代医史文物 2000 余件，善本医籍 200 多种，常设中国医学史展，通过展示各个时期的医药文物，再现了包括少数民族在内的祖国医学的主要成就。中药部藏各类中药标本 2800 多种，包括植物药浸渍标本、矿物药标本在内有 5000 余份。馆内藏品琳琅满目、别具特色，其中包括镇馆之宝——马宝，它是马科动物马的胃肠道结石，作为中药材具有解毒、开窍、镇惊、化痰的功效。动物结石享有“救急扶危于俄顷”之盛誉，素来被医家视为宝物。馆藏的这颗结石更是难得一见，只因它直径达到 11 厘米，重达 1150 克，表面圆滑光润，有丝丝杂纹。

2022 年，“元气兔——玉兔捣药”雕塑落户中医药博物馆，它是以玉兔捣药故事为核心设计并开发的中医药文化健康吉祥物雕塑。我国自古就有“白兔捣药，兴福降祉”的传说，北京中医药大学中医药博物馆在建馆之初，以博物馆藏品汉画像石中的玉兔捣药图为蓝本设计了妙趣横生又寓意深刻的博物馆馆标——一直正在捣药的萌兔。玉兔捣药象征着福寿安康，寄托着人们渴望远离病痛、安康长寿的理想，并激励着古往今来的医家勤求博采，厚德济生，在钻研医术的道路上孜孜不倦，让传统医学之花在中华大地上生生不息。

7. 清华大学

清华印象是清华大学官方授权的文创品牌。自创立以来，清华印象以“做好清华文创、讲好清华故事、传播清华文化”为宗旨，致力于通过文创产品作为载体与媒介，对外弘扬大学优秀文化，促进学校国际影响力提升，对内加强师生和校友的凝聚力与归属感，为学生创新创意搭建展示的平台。

清华印象在售文创产品如图 10 和表 17 所示。

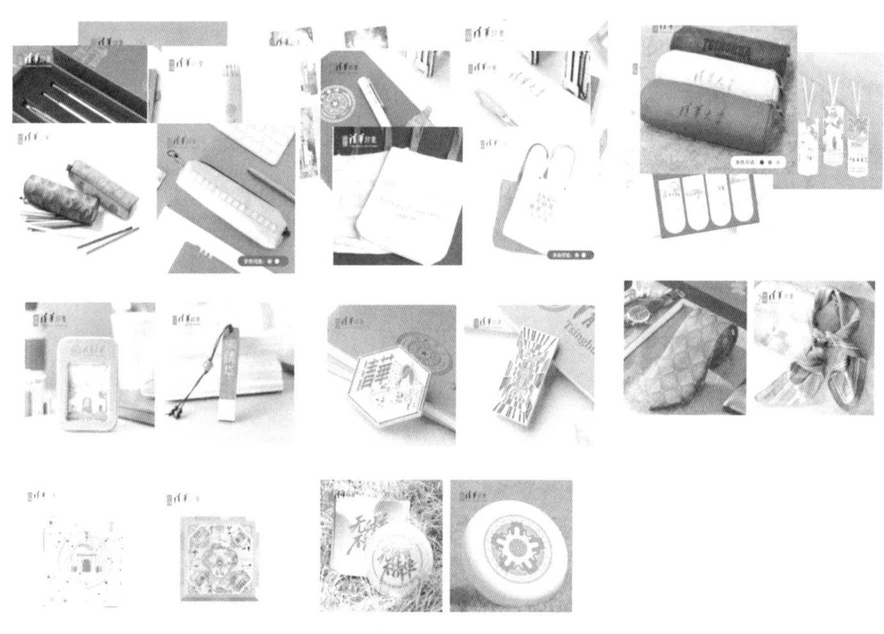

图 10　清华大学文创产品图例

表 17　清华大学文创产品

文具办公	纸质产品	纸质产品、便携绑带本、软皮记事本、春夏秋冬四季车线本
	书写工具	紫菀中性笔、典藏中性笔、铅笔套装、各种印有清华 Logo 的中性笔
	文创书签	黄铜金属书签、清华四季书签、磁性书签
	文具收纳	各种印有清华 Logo 的笔袋、文件袋、文件夹、帆布包、双肩包
	学习用具	直尺、竹尺套装、文具套装
	数码配件	U 盘、鼠标垫
	文创徽章	校徽、各种徽章
服装配饰	卫衣	成人款、儿童款
	外套	棒球服
	羽绒服	无袖、有袖
	短袖 T 恤	成人款、儿童款
	运动服装	防晒冰袖、运动发带、护腕
	丝巾领带	丝巾、领带
	鞋帽配饰	围巾、棒球帽、胸针
户外运动	运动器材	飞盘、篮球
	运动服装	速干衣成人款、儿童款
	游泳装备	泳帽、泳镜、泳衣
其他	生活家居	冰箱贴
	摆件	模型摆件
	小用品	钥匙扣、卡套

8. 农科院

多以可食用的农产品、保健品为主代表性产品有酒、燕麦类、保健品、蛋白棒、各种瓶装蜂蜜、奶片、核桃油（图 11）。

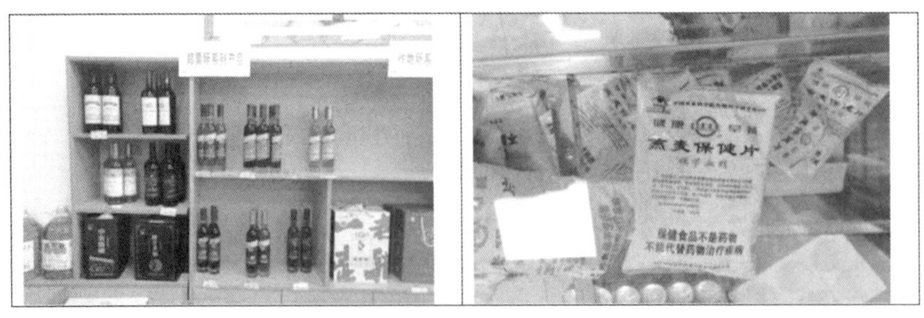

图 11　农科院文创产品图例

伍　教育法规篇

9. 陕西中医药大学

为大力弘扬中医药文化、促进中医药文化创造性转化创新性发展、陕西中医药大学根据古方经典、结合“精诚仁朴”校训、精心研制出一款药膳月饼——益脾月饼、期颐月饼、百合山药流心月饼、菊花枸杞月饼（图12）。

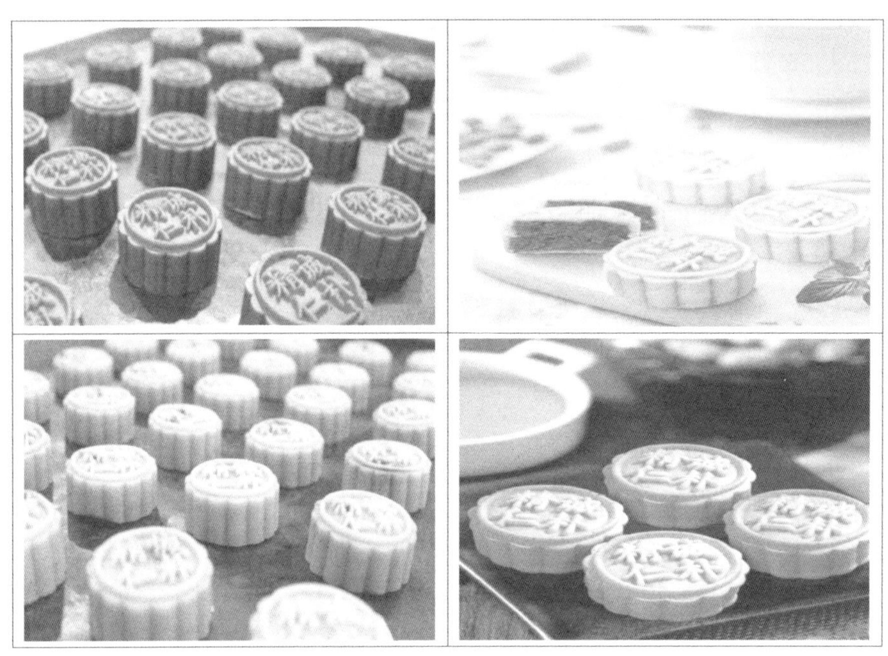

图12 陕西中医药大学文创产品图例

（1）益脾月饼

成分：红枣、白芸豆、鸡内金、茯苓、山药、白术、白砂糖、海藻糖、植物油、饮用水、食用盐、陈皮、姜粉、食品添加剂（如麦芽糖醇、胡萝卜素、牛奶香精、山梨酸钾、栀子黄、胭脂红）。

益脾月饼以《医学衷中参西录》益脾饼为基本方化裁、原方是以白术、干姜、鸡内金、红枣肉为主料制作的药膳，具有健脾止泻、温中健胃作用、主治脾胃寒湿、饮食减少、长作泄泻、完谷不化的患者。健康人服用后也能健脾利湿、助运脾胃、是有益消化的健康型月饼。

（2）期颐月饼

成分：白扁豆、海溱糖、莲子、茯苓、山药、红枣、植物油、饮用水、食用盐、山楂果、枸杞、食品添加剂（麦芽糖醇、牛奶香精、可可粉、山梨酸钾、焦糖色素）。

期颐月饼以《医学衷中参西录》期颐饼为基本方化裁、中药材：红枣补中益气、养血安神、山药益气养阴、涩精止带；白扁豆健脾化湿、茯苓利水渗湿；陈皮理气健脾、调理气机、诸药同用使补而不滞、山楂消积健脾、以助陈皮、茯苓、白扁豆化湿之效使补而不瘀、饼皮以山药茯苓为养、馅料以枣泥、莲蓉等甘补之品为主、健脾益胃、气血同调。

（3）百合山药流心月饼

成分：百合粉、山药、莲子、白芸豆、白砂糖、植物油、海藻糖、小麦、饮用水、油、威鸭蛋黄、干酪、食用盐、食品添加剂（麦芽糖醇液、山梨糖醇、脱氢乙酸钠、山梨酸钾、轻天基二淀粉磷酸酯）。

（4）菊花枸杞月饼

成分：菊花、枸杞、莲子、白芸豆、白砂糖、植物油、海藻糖、小麦粉、饮用水、奶油、山楂丁、银耳粉、决明子、山楂丁、食品添加剂（麦芽糖醇液、脱氢乙酸钠、甜菜红、山梨酸钾）。

月饼，寓意家人团圆、寄托思念，是中秋时节亲朋间联络感情的重要礼物。陕西中医药大学适时创造了药食同源的药膳月饼、以月饼为形、中药为馅、药香载德、好吃又滋补。在弘扬中华传统美食与中医药文化的同时、让我们既有感怀团圆思念、又能吃得更加健康。以药食同源的理念对秋季干燥应以滋阴润燥为主、恰逢中秋时节、月饼中加入陈皮、山药、茯苓、山楂、枸杞、芡实、玫瑰、百合莲蓉、板栗、紫薯等药食同源两用食材、兼顾口感的同时达到养生目的。

（5）香囊

陕西中医药大学香囊带有美好寓意，不仅在节日制作发放，平日也用做学校礼物，深受大家喜爱，包含美好祝福寓意。香囊又叫香包、容臭、香缨、香球、佩帏、馨香、香袋、花囊，也叫荷包是一种由盛载香料的囊包，多以色彩鲜明的丝织物缝制。

在端午节佩戴香囊的寓意，就是希望家人能够吉祥健康。小孩佩香囊，不但有辟邪驱瘟之意，而且有襟头点缀之风。香囊内有朱砂、雄黄、香药，外包以丝布、清香四溢，再以五色丝线弦扣成索，做各种不同形状并结成一串，形形色色、玲珑夺目。为了防病健身，一般有梅花、菊花、桃子、苹果、荷花、娃娃骑鱼、娃娃抱公鸡、双莲并蒂等形状的，象征着鸟语花香、万事如意、夫妻恩爱、家庭和睦。陕西中医药大学香囊带有学校独特标志和吉祥花纹，象征健康防病，幸福长存。

10. 同仁堂

（1）安康香流云香礼盒

流云香礼盒内含倒流香塔和香柱一套。在同仁堂倒流香燃烧的过程中，匠心独制的香塔令烟雾缓缓向下流动，如梦似幻。其中香柱的配方选用安康古方，有理气和胃、疏经化郁之用。古方中所含的桂花、艾草、梅花等纯天然成分能够清热解毒、平喘镇咳、祛湿散寒，同时提供多重香气体验，使其留香持久，余味悠长。优美古典的外形，适合摆放于办公室、书房等多种场所。

（2）足金香囊 + 安平香丝绣香囊

安平香，扶正驱瘟，是古人在防疫消杀方面的千古智慧传承。如今面对疫情，我们更要注重疾病的预防。同仁堂出品的形制精巧的香囊，既美观雅致，又能够防疫驱瘟，无论日常出行或居家养生皆可佩戴。

（3）平安香牌

同仁堂苏合悦馨香佩系列，是在苏合香丸配方的基础上，保留具有天然香味的香材，经过反复调试而成。组方以苏合香为君，辅以安息香、沉香、檀香、乳香、琥珀等名贵香材，通过低温粉碎技术，很好地保持了原始的香味，混合后的香味亲切悠远，芬芳馥郁、回味绵长，令人心旷神怡、心情愉悦。同仁堂香佩之香牌有小鱼纹样和平安字样两款，大气典雅，寓意吉祥安康。

（4）十八子手串

十八子，寓意吉祥如意，财运通达，福气满满。手串既可以戴于手腕、把玩于手指掌间，又可悬挂于衣襟之上。既有美观性，又有美好寓意。把香制成手串，日常佩戴，使雅韵时刻环绕于身，是古今养生人士爱好的养身之法。同仁堂高品质香串，以特殊的苏合悦馨为本，将清透的香气与日常养生、提神结合，适宜各类养生人士佩戴。香串形制多样，各种子数与花纹的结合任君选择。

（5）同文相伴礼盒套装

同文相伴是香类系列的衍生品。套装包含小楷狼毫毛笔一支，青墨一两、三寸圆形歙砚一台、描摹字帖一份、香插一个、苏合悦馨方线香一管。作为一套完整的书香产品，同文相伴适合赠与家中老人收藏观赏，或送给孩童练习书法等各种文化用途。

11. 中国科学院大学

（1）卡套

印有学校风景图片与校徽的卡套，可以放置饭卡、学生卡、公交卡等，卡套还配有相应的挂绳，方便携带，实用性强，易为广大学生接受，有纪念意义。

（2）周计划本

计划本可以记录日常生活、会议、活动等，摆在书桌上，非常醒目，可以激励学生积极实践，完成记录的任务。

（3）科研贴纸

贴纸上的一些语句积极向上，有的带有一定趣味性，还有的寄托着学生对于科研、生活的美好祝愿，深受学生喜欢，与当代学生思想潮流贴近。

（4）竹木 U 盘

U 盘是日常使用的工具之一，对于资料的拷贝与备份十分重要，外壳上印有学校名称和校徽，具有纪念意义

中国科学院大学文创产品图 13 所示。

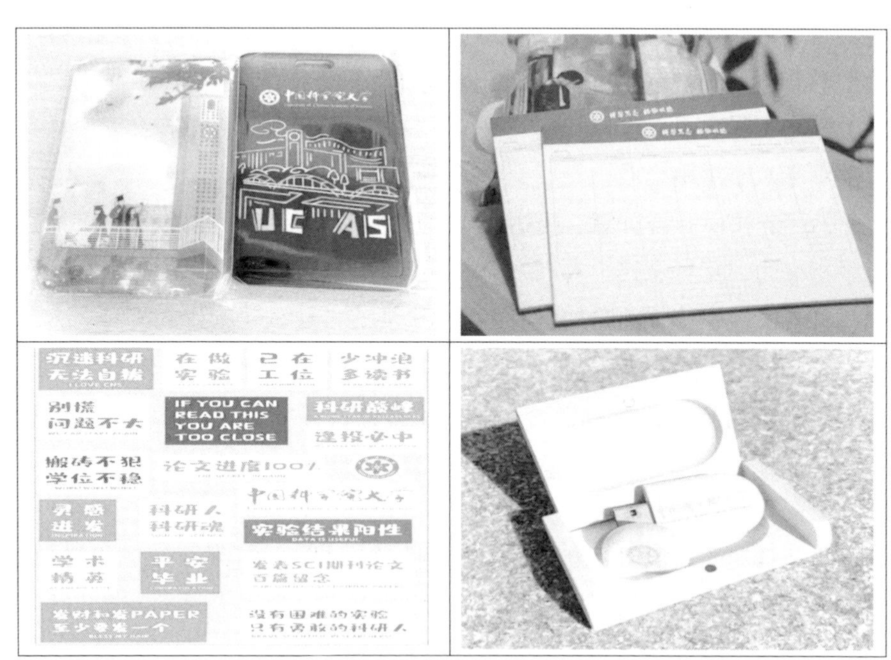

图 13　中国科学院大学文创产品图例

伍 教育法规篇

四、如何推动中医药文创发展

近年来，传统文化借助科技手段走出国门的案例不胜枚举。《国家宝藏》《如果国宝会说话》《我在故宫修文物》等文博类节目不再是冷门综艺，而成为各大官媒推崇的热门节目，也受到了广大年轻观众的喜爱和热议。2019 年，电影《哪吒之魔童降世》横空出世，一个“烟熏妆 + 丸子头”的另类哪吒形象火速出圈，不仅向世界彰显了中华文化的独特魅力，同时也为国际观众提供了一个了解中国文化的窗口。2022 年虎年央视春晚上，《只此青绿》舞蹈惊艳众人，这一节目正是运用数字技术，让作品既有浓厚的传统文化底色，又有震撼人心的科技感。“让文物活起来”，绝不是一句空洞的口号，而是当下无数文化界人士正在攻坚的课题。600 多岁的故宫，将故宫的文物、数字资源变成百姓喜闻乐见的文化创意产品，从“胶带”到“冰箱贴”，不断适应时代与市场所需，让文物的灵魂、价值活起来。

国家中医药管理局负责人在接受媒体记者采访时指出：“在顶层设计的引领下，国家中医药管理局坚持以文化筑牢中医药事业根基，以文化涵养中医药事业的发展，开展多项工作，包括建立健全工作机制、持续丰富中医药文化活动、不断优化中医药文化产品供给、积极推动中医药传播平台建设、开展中国公民中医药健康文化素养监测等。”因此，未来要持续推动中医药文化发展，提高人民群众中医药文化素养，加强健康宣传，为大众健康事业作出贡献。

为更好地宣传中医药国粹，推动中医药文创事业发展也是必不可少的重要一环。创新性发展中医药文创，也是为推动中医药大健康产业作出积极贡献。文化崛起也是当今软实力的重要体现。为使中医药文创产业做大做强，我们应做出如下努力。

（1）突出中医药文创产品的独特性和创新性。当今市场变化迅速，创意仿制迅速，应支持原创，在设计上下功夫，坚持中医药特色，积极融入中医药元素，以设计质量取胜，不断推出新的创意，新的设计，以新颖性吸引消费者。在此基础上，走出一条适合中医药特色的道路。推出创新性工艺技术，更好地完善制作中医药文创产品。

（2）以健康为导向制作中医药文创产品健康是人类共同追求的目标，是人民美好生活的重要保障。中医药文创产品应迎合大众心理，顺应时代主题，弘扬健康正能量，发挥中医药特色优势，进行食疗食养、养生宣教、健康科普，文创产品也可化身保健用具，兼具医学价值与文创价值，为健康中国做出贡献。

（3）中医药文创产品应具备实用性和美观性。当今市场各类产品层出不穷，各类文创设计也越来越精美。要想受到欢迎，赢得更大的销量，文创产品必须兼具多重性能，实用性和美观性是受到消费者青睐的秘诀，美观是吸引眼球的首要因素，而实用的性能则是让消费者下定决心的重要推手。因此，中医药文创产品应兼具多种特性，更具吸引实力。

（4）加大宣传力度。通过积极参加各类展销会，充分挖掘利用网络平台，加大宣传力度，拓宽宣传途径。特别是进行海外推广，让更多国际友人了解认识中医药，增强文化自信。

五、总结与展望

中医药文化是中华民族的传统文化之一，是中华文明的重要组成部分，历史渊源悠久，形式内容丰富。通过对中医药文化的创新与研究，将厚重的传统中医药与潮流的文创发展相结合，以便更好地将其注入现代社会，创造出符合时代潮流且具有艺术价值的中医药文创产品。中医药文创目前正处于快速发展前期，品类单一、创意简单、质量欠佳、销售渠道单一、宣传不到位等问题突出，中医药文创产品的发展尚具有巨大的市场潜力。为更好地助力中医药文创发展，提出以下四点展望。

（1）以中医药文化为灵感来源，创新设计中医药文创产品。如以一些著名的医书，如《黄帝内经》等为理论基础，通过巧妙的设计和制作工艺，将中医药元素（经络、气血、阴阳等）融入产品中，使其在外观、功能、材料等方面都具有独特性和创新性。

（2）以中医药药效作用为基础。随着生活水平的提高，人们的健康意识也不断地提高，对中医药的认识和需求也在不断地增加。如中药奶茶冲剂、中药饮品、中药材特色餐食、香囊、花露水、护肤品、护手霜等，既满足现代人们快消费观念，又起到保健养生的功效。

（3）以中医药文化象征符号进行创新研究。利用中医药文化符号，如特色中药材、针灸、药引子、药灸等，设计产品，极具有浓郁的中医药文化氛围，又便于传播宣传。如绘制药用植物图案在帆布包上，并配以中医药文化的标志性词语或符号，能更好地体现出中医药文化的独特魅力。

（4）环保与可持续发展。中药多为植物，取自自然，文创产品的制备材料也相对环保。因此，在环保意识日益提高的当下，中医药文创产品也具有了可持续发展的潜力。同时，中医药文创产品还可以通过减少对环境的污染和资源的浪费，实现经济效益和社会效益的双赢。

综上所述，中医药文创产业在未来具有广阔的发展前景和重要的战略意义。中医药文化独具特色与价值，在当今社会，需要借助科学技术让传统文化“走出去”，发挥自身优势与魅力，在世界文化中焕发光彩与价值。作为中医药院校，我们应抓住机遇、迎难而上，探索中医药与文化创意产业融合发展，创作一批承载中医药文化的创意产品和文化精品，让古老的中医药文化乘着文创的“东风”再次焕发新的活力，利用文创产业助推中医药文化走向世界。

参考文献

［1］汤嘉琦，庞邦君，李怀泽．中医药文化融入校园文创产品设计的应用研究：以广西中医药大学为例［J］．文化创新比较研究，2022，6（29）：102-105，115.

［2］阎莉，张艺馨，王珊珊，等．基于中医药文化的银饰文创产品现状及其开发策略［J］．亚太传统医药，2023，19（8）：11-14.

HB.19 北京中医药大学文创教育实践与启示

周　磊[①]　时生辉[②]

摘　要：随着人们生活水平的提高和健康理念的转变，中医药越来越彰显出其独特的价值和疗效，同时以中医中药为代表的中医药文化特色在国家的政策支持与推动下也取得了创新性发展。为了进一步弘扬中医药传统文化，各中医药医疗机构、中医药高校、科研院所、中医药学（协）会、中医医馆等部门积极开展中医药文创活动、中医药文化节等形式内容，共同致力于推动中医药文化的宣传教育工作。本报告系统梳理了北京中医药大学文创教育的发展建设现状，总结分析了北京中医药大学文创教育在发展目标、整体架构以及取得的成就三个部分的内容，有针对性地提出了中医药文创教育未来发展应以培养学生的创新能力为目标，强化学校内部管理水平以及协同社会资源共同开展文创教育活动，推进产教融合，并对中医药文创教育未来发展方向进行总结与展望。

关键词：北京中医药大学；文创教育；未来展望

中医药作为我国独特的卫生资源、潜力巨大的经济资源、具有原创优势的科技资源、优秀的文化资源和重要的生态资源[1]，在推进健康中国建设过程中发挥着重要作用。中医药文化作为优秀的文化资源、优秀传统文化的重要组成部分受到了党和国家高度重视，取得了显著成绩，也作出了重要贡献。然而随着近些年社会的发展进步与西方文化的引进融合，由于文化背景和理论体系的不同，中医药文化受到不少的冲击与影响。

① 周磊，管理学硕士，北京中医药大学管理学院教师。主要研究方向：大学生思政教育。

② 时生辉，管理学硕士，北京中医药大学管理学院硕士研究生。主要研究方向：中医药管理。

2019 年 10 月 20 日，中共中央、国务院颁发《关于促进中医药传承创新发展的意见》，明确指出要把中医药文化知识覆盖到全民教育中，促使中医药成为人民群众提高健康水平的文化自觉[2]。通过对于当下传播中医药文化重要性的认识，并针对人们热爱文创产品的特点，中医药发展正当时，相关部门不断积极探索并创新中医药文化传播的内容与途径，鼓励中医药院校、中医药博物馆、中医药养生馆等机构单位积极研发一系列富有中医药文化特色的文创产品。文创产品是指产品本身能够激活市场活力，吸引人们关注并满足精神享受的实际产品和一系列文化服务[3]。中医药文创产品本身不仅具有多种多样的应用功效，如中药安神助眠香包、中药脚浴包、香囊等，而且包括传递感情色彩的产品。中医药文创产品不仅能凸显出中医药特色，而且蕴含丰厚的文化底蕴，并通过简单、形象生动等方式传播出去。因此，文创产品以及文创教育对于中医药的发展创新与弘扬传承具有重要的推进作用[4]。

本报告系统梳理了北京中医药大学文创教育的基本发展情况，总结分析了北京中医药大学文创教育在发展目标、整体架构以及取得的成就三个方面的内容，并根据现有发展情况有针对性提出中医药文创教育未来发展与展望，从而为中医药文创教育的发展提供参考。

一、中医药文创教育概述

中医药是中华民族传承千年的瑰宝，其增进健康和治未病的独特思想方法体系对华夏大地影响深远。中医药文化的传承教育是医务工作者的必要准则，也是医学生必须学习和深思的道德准则；同时，一方面文创教育可以提高学生的文化素养，另一方面能够让青年大学生体会到中医药传统文化的精髓和深厚的历史底蕴。

（一）文创教育理念

在中国上下五千年的历史长河中，诞生了许多璀璨夺目的成就。其中，中医文化在无数中华传统文化中有着无法撼动的地位，是推动中华文明乃至世界文明进步不可或缺的一环。它凝聚着先辈博大的哲学智慧和中华民族几千年的健康养生理念及其实践经验，始终担任着促进健康的重要角色，是中国古代科学的文化瑰宝，是中华民族长期同疾病作斗争的智慧结晶，也是打开中华文明宝库的钥匙[5]，它为中华民族的繁衍昌盛发挥着重要的作用。中医药文化凭借其系统的理论体系，独特的诊疗方法和显著的临床疗效，不断促进着我国卫生、经济、科技、文化和生态的发展，同时传承创新发展中医药是新时代中国特色社会主义事业的重要内容，是中国式现代化的重要组成部分，事关中华民族伟大复兴。把握中医药事业的天时、地利、人和的最好发展机遇，传承精华，守正创新，以中医药现代化助力中国式现代化建设。

然而，大力发展中医药文化并不是一件简单容易的事情。自中国引用西方科学体系后，中医药文化受到了重大的冲击，导致其被贴上了“伪科学”“封建迷信”等一系列负面标签。但其实这是人民群众对中医药文化认知层面存在的偏差，不了解中医治病所运行的基本原理，误认为是套用西方科学体系抑或是以经验为主。为了改变现状，并贴近群众宣传中医药文化，让源远流长的传统智慧深入民间，我们将中医药文化与现代技术相结合，融入动画动漫、影视、舞蹈与歌曲、工艺与设计、雕塑、广告装潢、服装设计、软件开发等，以人们可以直观理解接受的多样化形式将中医药文化呈现在大众视野里并融入百姓的生活当中，借文化创意产品大力宣扬中医药文化。

青年，是社会发展的中流砥柱，是文化传承的接班人，是极具活力、思维敏捷的一代，为了让中医药文化从校园走入社会、由局部走向整体，各大中医药类院校成为发展中医药文创的聚集点和出发点。下面以北京中医药大学的文创教育为例来展现中医药文创风采。

（二）北京中医药大学文创教育发展现状

北京中医药大学是一所以中医药学为主干学科的全国重点大学，直属教育部管理，由教育部、国家卫生健康委员会、国家中医药管理局和北京市共建。在长期的办学实践中，学校秉承“勤求博采、厚德济生”校训，倡导“人心向学、传承创新”理念，坚持“立德树人、以文化人”宗旨，弘扬“追求卓越、止于至善”精神，彰显特色、强化优势，倡导北中医人要有从容自信的办学定力，宁静致远的育人态度，海纳百川的包容胸怀，独立潮头的举旗意识。学校以习近平新时代中国特色社会主义思想为指导，坚持社会主义办学方向，落实立德树人根本任务，把守正创新作为发展思路，把深化改革作为强大动力，踔厉奋发、笃行不怠，以强烈的历史使命感奋进新征程、建功新时代，为全面建成中医药特色世界一流大学而不懈奋斗。

为学习贯彻党的二十大精神，不断提升高中医药人才的素质培养质量，激发学校学生的创新意识和创业精神，增强学生从事科学研究的能力素养，引导学生坚定中医药文化自信、学习中医药理论知识、投身中医药行业发展，广泛宣传中医药文化，营造浓厚的创新创业教育氛围，学校展开一系列创新创业活动。

医教协同，引进高水平教育人才，带动学校学生积极开展中医药文化创新，构建高质量中医药文创教育体系；抓核心建设，以学生为中心，针对不同学生的个性提供独特个性化的教育，在培养学生个性化的同时培养学生创造力，提升人才自主培养能力；机制创新方面，修订人才培养方案（创新创业 2 学分），完善本科生创业教育课程体系建设（必修 12 学时，选修 13 门创业相关课程，创业微课 13 学时），开辟中医药文创教育新领域；数字化建设（创新创业实践平台建设）方面，学校为学生建立了“杏林”众创空间和创新创业教育网络平台，创新创业教育网络平台包括“北中医大学生创新创业教育中心”微信订阅号和北中医大学生创新创业教育中心网站，塑造中医药文创教育新动能。这些行动和措施极大调动了学生的创新性和积极性，使得中医药文创产品的形式和含义丰富多彩，也由此诞生了数不胜数的优秀文创产品。

学校文创教育让在校大学生对中医药文化产业的发展现状有了更加清晰深刻的认识，坚定了对中医药文化产业发展的信心与信念，今后也将会更加积极地关注中医药文化产业发展的动向，把握时代机遇，提高专业素养，为新时代中医药文化产业发展贡献力量。

二、北京中医药大学文创教育实践

在国家和地方中医药管理局、中医药学（协）会、中医药博物馆等部门相关政策的积极引导以及中医药文化节日等活动的推动下，“文创 + 中医药”不断亮相以中医药为主题的文创宣传活动上，更多融合着中医药元素的形式多样文创产品涌现。为进一步使得中医药文创产品更加多元化、形象化、充满特色，更好地推动中医药文化宣传教育工作，展示、传播、弘扬中医药文化，北京中医药大学充分利用自身优势和资源，并结合中医药文化的丰富内涵和特色优势，不断探索形成具有本校特色的中医药文创教育模式。

（一）文创教育目标

中医药是中华文明的瑰宝，凝聚着中国人民和中华民族的博大智慧。在当下，随着现代医学的不断发展，西医逐渐占据上风，但中医药文化薪火仍在继续燃烧、不可磨灭。几千年来，中医药为中华民族的繁衍昌盛做出了重大贡献，它是中华文明的优秀代表，是中国传播文化的重要载体，是世界医学体系中最具特色的传统医学。即使曾遭受了西医的巨大冲击，它仍旧屹立不倒，甚至在今日还能以其独特的优势与现代医学相互补充，共同承担着保障我国人民医疗健康的任务，是完善中国医疗体系不可缺少的一支力量。为了进一步讲好中医药故事，展现北中医的精神风貌，推进学校创新创业教育工作，助力学校“双一流”建设，引导师生共同关注中医药发展，全面梳理中医药创新创意产品，拓展学校中医药文创产品的展示、流通、传播平台，强化广大师生的文化自信，学校为学生创造并展示文创产品提供多方面平台。

与此同时，北京中医药大学积极响应《“十四五”中医药文化弘扬工程实施方案》，进一步落实《国务院办公厅关于进一步支持大学生创新创业的指导意见》文件要求，以实际行动推动学校创新创业教育改革，坚持以赛促教、以赛促学、以赛促创，继续发挥“创赛育人”在人才培养过程中的重要作用。其目标是要深入学习贯彻党的二十大精神中关于教育、科技、人才工作和中医药工作的重要部署，深刻把握高等教育发展新形势新任务，结合中医药教育改革发展、中医药科技创新、中医药人才培养的重大现实需求，扎实推动中医药高等教育再上新台阶；也为坚守立德树人的根本任务，要牢牢把握正确办学方向，扎根中国大地、扎根中国优秀传统文化办中医药教育，着力培养一批对中医药事业有深厚感情，对中医药文化有深刻认识、充满自信的中医药人才。

（二）文创教育架构

北京中医药大学设立专门的组织部门，联合学校多个部门共同承办各大赛事，例如招生与就业处（创新创业中心）、学工部、团委、研究生院、教务处、校友会、教育基金会、各学院和临床医学院联合承办等，各大赛还设有专家评审委员会，邀请校内外相关专家对参赛项目进行评选，每届大赛都会规定相应的主题，鼓励大家多发现、多思考、多创新、多尝试。

第一阶段，营造文创氛围。学习本科生创业教育课程，教师积极引导学生关注中医药文化发展，培养创新意识，丰富创新创业必修课的新素材和新内容，开设新选修课、新课程。教师在氛围营造中做积极示范引领的提倡者，鼓励学生广泛关注、积极参与双创活动和竞赛，主动支持学生创新想法和行动，为在全校范围内营造文化创新氛围创造条件。同时，在团队辅导中做核心产品技术的指导者，支持学生升级优化双创项目，帮助团队整合对接可利用资源要素，带领学生参加“互联网 +”“挑战杯”“京彩大创”“杏林杯”等重要赛事，指导学生开展大创立项和课题研究，关注学生创新创业能力提升，全面提升创新创业项目水平和参赛能力。

第二阶段，构建创新发展的学术体系。面向北京中医药大学全体师生员工征集想法创意。在与中医药文化的接触中，随着对中医药文化的深入了解，不同个性的学生对中医药文化会有多角度的不同思考，结合生活中的经验与需求，将其转化为文创产品。学校为这些有想法的学生搭建了展示的舞台，开展各类型校级、院级比赛，开设不同专题赛道，形式多样，让学生有了更多的选择方向，形成发散型思维（例如“杏林杯”，下分主赛道、“青年红色筑梦之旅”赛道和产业命题赛道，主赛道包含本科生创意组、研究生创意组、初创组和成长组，“青年红色筑梦之旅”赛道包括公益组、创意组和创业组），鼓励跨专业合作，在激发学生思考的同时促进学生之间、知识之间、专业之间的交流。在赛前，学校请专业老师、历届获奖学生为参加比赛的学生做赛前培训，对各专题内容要求展开讲解，并提示参赛注意事项，在学生提出的原有思路上给予专业意见和建议；赛后请专家评审团对立项获奖项目进行总结和经验交流分享，指出存在的问题以及改进方法。大型比赛会设金奖、银奖和铜奖若干名，这些奖品由大赛组委会颁发，还会根据往届竞赛报名情况，综合考虑参赛项目的水平质量，各个组的相关奖项数量，将根据项目报名情况确定。

第三阶段，搭建文创产品实体化平台。以创业训练计划为载体，充分挖掘中医药元素，突出产教融合、协同创新，主动对接中医药产业创新需求，助推中医药科技成果转化应用。充分体现数字化特色，鼓励将信息技术运用于中医药创新，助推“互联网 + 中医药”发展。参加校级、院级相关比赛立项获奖的项目，可以申请参加“中国国际‘互联网 +’大学生创新创业大赛”校级评选，各部门、学院根据通知要求，广泛宣传参赛意义，积极动员师生参加竞赛，充分挖掘有创新性、有竞争力、有显示度的优秀作品。同时，创新训练项目原则上要参加“挑战杯”课外学术科技作品竞赛，创业训练项目原则上要求参加中国国际“互联网 +”大学生创新创业大赛、“挑战杯”创业计划竞赛、“京彩大创”北京大学生创新创业大赛、北京中医药大学“杏林杯”大学生创新创业大赛等重要赛事，参与情况将重点作为结题参考依据，学校对立项项目进行等级评定并分配经费，让其从一本项目书转变为一款实际的产品。以培养学生的关键能力为目标，鼓励创新创业团队积极结合现代化技术与专业优势，以创新创业和传承发展相辅，将中医药文化以新的方式呈现在世人眼前。

第四阶段，形成文化创新思维闭环。为全面建成富强民主文明和谐美丽的社会主义现代化强国打下坚实的健康根基，人民健康是民族昌盛和国家富强的重要标志。但随着工业化、城镇化、人口老龄化进程加快，疾病谱、生态环境、生活方式等变化，面临多重疾病威胁并存、多种影响因素交织的复杂局面，医疗卫生事业发展不平衡不充分与人民健康需求之间的矛盾比较突出。坚持预防为主，强身健体，健康中国要有中医智慧、中医方案。学校在假期设置暑期实践活动，可以让学生带着文创产品走出校门，走入社会，聚焦中医药文化传承与发展要求，对中医药传统文化创新发展、中医药文创产品研发推广、中医药文化传播等领域进行展示，宣扬中医药文化和文创产品，真正做到将中医药文化融入生活。通过在社会生活中的走访询问，亲身体验不一样的中医药文化，这使他们能够在与学校的理论教育相对比的实践过程中，发掘出新的文化创意思路，培养更多满足社会需求的创新创造型高素质中医药人才。同时也在校内做好宣传，在学校公众号、官方网站等平台大力宣传，在校内设置相关买卖点，并且在学校以及各学院举办的活动、比赛都会将参赛学生制作的中医药文创产品作为奖励发放给其他学生。

（三）文创教育成就

在学校不断的努力下，诞生了琳琅满目的中医药文创产品，让中医药文化百花齐放。

北京中医药大学成功建立了中医药博物馆，并且博物馆完成了《北京中医药大学中医药博物馆》宣传片的制作，完成了中医药知识科普宣传手册《道地药材》的撰写与制作，“北中医博物馆”微信公众号持续推送原创科普文章47篇，关注人数突破1.3万人，较上年增长3000余人。博物馆先后开展中医药科普讲座10场，参与北京交通广播电台等机构的直播节目，向社会传递中医药文化。此外，北京中医药大学还成功组织举办了首届“百草杯”博物馆文创大赛，参赛作品内容涉及服饰、文具、家居装饰、生活用品等，其中有11组获奖作品被推介到国家中医药博物馆文创大赛，并有4组作品进入后续赛事。北京中医药大学第六届“杏林杯”创新创业大赛决赛和2023年大学生创新创业成果展，24个团队获得金奖，36个团队获得银奖，67个团队获得铜奖。“近年来，大学生创新创业教育中心致力于中医药高等教育质量提升和中医药事业振兴发展，不断深化改革，力求实效，取得了丰硕成果。”

为进一步推进学校中医药文创发展，学校大学生创新创业教育中心举办了北京中医药大学首届文创产品征集活动，并对各参赛作品进行公开评选，向大众展现出了优秀的中医药文创产品。例如：

（1）保健品和食品类

“酣梦”助眠袜：失眠经济迅速发展，中医治疗失眠的历史悠久，基于中国传统医学的“酣梦”——“按摩+热疗+药熏”三合一助眠袜应运而生，从本质入手，通过调理失眠患者经络气血起到助眠效果。本产品以“治疗失眠的金钥匙是足部”为中心，打造“多维度多选择——缓解失眠”产品，白天与夜间分别起效，多重功效共同助眠。助眠袜的内侧面设有孔状按摩凸起，根据穴位以及反射区分布，可调节局部血液和淋巴的回流，行气血，舒筋络；助眠袜外侧面设有分层、分区发热贴，近袜面为中药成分贴层，根据穴位归经进行贴片排布，每一个穴位所搭配的中药成分不同，远袜面为自发热材料贴层，热力推动中药熏蒸 20~30 分钟，增进循环通畅，促进入睡。

茯精米花糕：将黄精、糯米以及陈皮等完美地融合在一起生产出来的一款健康零食。这款零食吃不出中药的苦味，糯糯的口感非常适合爱吃零食的人。

（2）化妆品类

朝颜记国风中药润唇膏：本产品现有绿色“芊寻”芳香避秽、粉色“栖霞”温感变色、蓝色“远黛”改善唇炎鹿鹤系列三款产品。配方挖掘古方精华，进行改良优化。膏体精美雕花，含沉香、檀香等中药成分，辛行气血，芳香醒脾，有效改善口唇问题。外观结合中华传统文化及中医药文化进行原创设计，采用经典磁扣，彩色喷绘体现高级质感。

糖梨见雪保湿霜：本产品是以甘草、茯苓、黄精三种寡糖为主，辅以刺梨提取物制成的能够保湿滋润、舒缓肌肤的天然中药护肤品。

国色天香——基于非遗手艺香品的研发和推广：本产品在香珠制作传统手工艺的基础上结合现代饰品特点进行适度改良，保证香文化传统手工艺的传承与发展。

此外，该团队在香料古方配伍的理论指导下结合中医药专业知识进行中药料配伍、药材筛选与加工制作，推出了一系列能够发挥中医药芳香疗法特色特点的香饰香品。例如：

良草集舒缓喷雾：一款把中医融入现代生活为基本理念，适用于广泛人群的舒缓止痒剂。该项目主要针对蚊虫叮咬，同时能缓解湿疹等其他皮肤不良反应。产品经过实验室、人体试验效果验证，止痒消肿效果显著。包装采用铝质喷瓶，一体成型，喷雾设计，瓶身小巧，具有卫生便携的特点。

参槐消肿止痒凝胶：基于《本草纲目》中古方进行化裁，以中药为主要成分，可以治疗蚊虫叮咬后的皮肤肿胀瘙痒。凝胶已经制作完成，并完成质量评估和临床评价。结果表明，凝胶质量合格，具有消肿、止痒、止痛作用，有效率达到 85% 以上，且在使用感受上有所改善。本产品充分发挥了中成药的优势，也弥补了市场上现有产品的不足。

御黛森然防脱育发头皮护理液：选用清宫医案集成古方，结合现代人群脱发问题，对配方加以改进，结合可以促进头皮微循环，促进毛发生长的辅料，制备为清宫防脱育发液，经动物实验和志愿者试用，效果良好。

（3）书籍影像类

“绘针道”：基于团学卡通形象助力中医药文化传播的系列文创产品主要以漫画形式展现真真、娜娜、琪琪、康康四位主人公的互动，旨在推广以针灸推拿为代表的中医药文化底蕴，便利受众人群的学习及生活。

同时，该项目将团学知识融入书籍中，让学生对中国共产党、中国共产主义青年团有更深的了解，起到团学思政教育的目的，例如：《悬壶济世》是一本充满故事性和趣味性的中医药题材的书，采用对话的形式，以专业知识和书籍为基础，编以有趣的小故事，用图文并茂的书本将中医药知识呈献给读者。

北中医的小学医系列账号矩阵：北中医的小学医系列账号于 2019 年开始进入运营，目前已达 3 年之久，账号主体为北京中医药大学招生与就业处，在运营的过程中，本团队合作共建，创作了多个脍炙人口广泛应用的人物形象“招参宝”，以其生动可爱的形象广为人们所喜欢，同时账号矩阵在运营过程中成功地完成多次招生宣传任务，目前粉丝达 1.7 万人，获赞 29.4 万余次，在同类高校账号中属佼佼者。此外，还包括五行马克杯、本草书签、行气玉佩铭茶杯、校园特色帆布包等一系列优秀的中医药文创项目。

三、中医药文创教育启示

近年来，中医药文化也受到了不小的冲击。国际上的不认可，国内部分人的不理解和不信任以及西医的压迫，让中医药文化的发展传承受到很大的影响。为解决此类问题，绽放出中医药文化的“新活力”，让其紧跟时代潮流创新发展是必不可少的。北京中医药大学近年来持续加大中医药文化环境的投入，从文化软实力的构思到硬件条件的实施建设都取得了很大的成果。从北中医的文创活动和各类文创竞赛中涌跃出许多出类拔萃的文创产品和项目，见证了北京中医药大学创新发展中医药文化的卓越成就，惊叹于发展中医药文化形式的多样性，同时也从中得到了诸多启示。

（一）青年学生争做创新创业先锋，勇担时代重任

“致治之道，首重人才。”实践力和创造力是衡量人才的首要标准。在国家的大力支持下，中医药人才得到了全面发展。年轻一代是推动中医药发展和传承中医药文化的中流砥柱，也是文思敏捷、活力飞扬的时期，鼓励学生勇于思考，敢于创新，学校的思想建设工作尤为重要。既要帮助学生打破传统思维模式，又要让其树立创新意识。以培养学生的创新能力为目标，结合学生个性进行个性化创造力培养，鼓励以团队形式、跨专业共创产品，积极结合现代化技术与专业优势，锻炼学生的数据分析、调查研究、科研创新、团队交流和撰写报告等能力，增强学生的自信心，以创新创业和传承发展相辅，将中医药文化以新的方式呈现在世人眼前，以人们更容易接受的形式融入大众生活。中医药知识普及的基础是中华传统文化教育，中医药事业发展的基础是专业人才的培养，因此在青年学生中进行中医药知识的普及势在必行。

同时，还要积极调研了解学生对中医药文化的认知状况，发现存在的问题并进行原因和对策分析，促进中医药文化在青年一代当中的传播，使青年学生更多地了解祖国文化宝藏，并提高对其认知度，拓宽其知识维度，另辟蹊径创造新的中医药文创产品，以达到传承弘扬和创新发展中医药文化的目的和意义。

（二）强化学校内部管理服务水平，搭建更大舞台

教师是立教之本，兴致之源。教师应明确自己的发展规划和人才培养方向，多方位、多渠道了解学生个性与特点，根据不同学生不同个性特点制订教学计划，开展有针对性工作，提高本科生科技创新意识，培养创新精神和实践能力，鼓励学生积极投身于中医药文化创新活动中，促进理论和实践相结合，进一步提高北京中医药大学中医药文化创新水平。强大的师资力量是文化创新教育开展的前提条件，北京中医药大学有稳定而高素质、专业化的教师队伍，在竞争中不断发展，不断提高教学质量，在国家政策的大力扶持下，北京中医药大学中医药教师队伍不断强壮。

此外，北京中医药大学应加强重视“互联网 +”等大赛的组织实施工作，及时跟进比赛结果，全面推进大学生创新创业教育工作，积极引导学生进行文化创新，将文化创新教育融入中医药人才培养全过程当中，不断完善科教结合

机制，以“中医药+”创新创业教育为特色，注重学生学科交叉能力、实践动手能力和创新创业素质培养，带动学生意识、知识、能力、素质全面协调发展，不断提升双创教育服务社会发展的能力和成效。

（三）协同社会资源进行文创教育，推进产教融合

北京中医药大学打破传统、单方面教学方式，广泛联系各医院专家、各企业创新型人才、各社区负责人和高校教师到学校开展讲座、论坛等形式活动，从多个角度、多个方向、多个层次为学生讲授中医药传统文化、创新创业知识，分享经验、提供思路、搭建市场，形成“学校+医院+社区+企业”联动办学的新场景、新模式，从而极大地拓宽学生知识面和思维方式。

另外，聘请企业专业技术人员担任创新创业讲师，引入企业最真实的项目流程作为教学参考，以此更加贴近实际生活，让学生在培训、学习过程中开阔视野，增加专业知识和创新能力，更好地实现学校和企业之间的融合，这样不仅提升学校文创人才培养的质量，也增强了学生服务社会的能力和本领。

四、总结与展望

“以创造之育培养创造之人才，以创造之人造就创新之国家。”传承、发展、创新、弘扬中医药文化具有重大意义。北京中医药大学始终贯彻执行党和国家各项中医药发展政策，取得了教师队伍不断壮大、培养造就大批优秀中医药学子、设计制作出诸多文创产品、文化创新体系建设逐步完善等一系列重要成就，同时也取得了相应的宝贵经验和丰硕成果。北京中医药大学将在接下来的发展建设中继续传承发扬老一辈留下来的传统中医药文化，将中医药文化更好地融入文创产品当中，通过推动文创产品的流动，从而走向社会市场，为人民健康生活提供更多的便利与改善。

参考文献

［1］杨金生，林明欣，刘继法．制约中医药传承创新发展的内在因素分析与对策［J］．中国中医基础医学杂志，2023，29（1）：7-11.

［2］习近平总书记致中国中医科学院成立60周年的贺信［J］．中医健康养生，2023，9（5）：2.

［3］方阳春，贾丹，陈超颖．包容型人才开发模式对创新激情和行为的影响研究［J］．科研管理，2017，38（9）：142-149.

［4］王宇．中医文创开发：已上路，待提升［J］．现代视听，2019（12）：84.

［5］中共中央 国务院关于促进中医药传承创新发展的意见［N］．人民日报，2019-10-27（001）.

HB.20 山东中医药大学研究生文创探索实践与启示

陈　晓[①]　许莉莉[②]　王柳青[③]　翟　煦[④]　王文姮[⑤]

摘　要： 国家在中医药文化方面近年出台了一系列的政策措施，具有中国原创思维的中医药文化和科技为世界作出了重要贡献。本报告依托科研院所和高校中医文化相关课题，在深入科研的同时做了更广泛、多样的探索和实践，尝试对文化科研成果进行创意和转化，开发出剧作、课程知识体系、文化用具、融合交流平台等产品，提高中医药文化的知识产权保护意识，从而推动中医药文化的广泛传播。

关键词： 中医药；文化；文创；山东中医药大学

近年来，中医药文化受到广泛重视。2016 年 2 月《中医药发展战略规划纲要（2016—2030 年）》指出："要将中医药与文化创意产业进行融合发展，打造满足市场需求与文化传承的中医药文创精品，并鼓励发展以中医药文化为主题的健康养生旅游。"[1] 同年 12 月国务院发布《中国的中医药》白皮书[2]。2019 年 10 月《中共中央、国务院关于促进中医药传承创新发展的意见》印发，强调要深层次探究中医药文化的历史价值和时代特征，普及中医药基本常识，实现中医药文化的传承创新性转化，增强文化软实力的建设[3]。

2022 年 11 月，国家中医药局等部门联合印发的《"十四五"中医药文化

① 陈晓，山东中医药大学硕士。主要研究方向：中医医史文化史。

② 许莉莉，硕士，中国中医科学院助理研究员。主要研究方向：中医文化创意与高校研究生思政教育。

③ 王柳青，中医学博士，中国中医科学院副研究员。主要研究方向：中医疾病史和中医药传统知识保护。

④ 翟煦，医学博士，中国中医科学院副研究员。主要研究方向：针灸文化史和针灸优势病症。

⑤ 王文姮，博士，山东中医药大学宣传部。主要研究方向：科学技术史。

弘扬工程实施方案》提出："加大中医药文化活动和产品供给。每年度打造一组中医药文化传播专题活动，广泛开展中医药健康知识大赛、文创大赛、短视频征集、文化精品遴选、悦读中医等系列活动。引导中医药题材文艺作品创作，推出一批优质的中医药题材文学作品、舞台艺术作品、美术作品以及纪录片、专题片、影视剧等广播电视和网络视听节目。"[4] 2021 年 12 月，国务院办公厅出台《关于加快中医药特色发展的若干政策措施》，要求更好地发挥中医药特色和比较优势，大力推进中医药文化传承、中医药创新发展[5]。另外，多部委联合制订发布的《中医药文化传播行动实施方案（2021—2025 年）》提出，"中医药文化供给和群众性活动更加多样，中医药文化更广泛融入群众生产生活"的目标，"讲好中医药故事"[6]。

一、中医药文化相关科研课题的立项和实施

（一）国家科学技术学术著作基金项目"针灸文化史"

2021 年，国家科学技术学术著作基金项目"针灸文化史"（项目编号：2018-H-039）立项。"针灸文化史"指出，中国医学史在研究的深度和广度上仍有发展的空间，医史学界研究医学史的目的是研究医学发展的规律，研究过去如何更好地为现代与将来服务。

医学是一门人文学科，社会文化因素对医学的生存和发展、理论的构建、认同标准、价值观念、技术发明以及临床实践产生深刻的影响。医学的发展不仅由社会政治经济制度所制约，同时也受到各民族医学产生的特定的生存时空、哲学思想、宗教信仰、民族语言、文学艺术、风俗习惯乃至人种体质等因素的影响。医学也不只是依靠自身内部完善而发展形成的一门科学，它是在政治、经济、法律的干预与控制下，不断吸收其他各种科学技术知识，并以某种哲学认识论和方法论为思想基础所构建起来的一门综合的知识体系。要研究医学的发展过程，必须走出医学自身的系统，从更广袤的文化大背景下才能揭示医学发展的规律及各民族医学的特征。

中西医是东西方传统文化的特定产物，中国的表形文字与西语的拼音文字形成了中医的形象思维与西医的逻辑思维，东西方不同的语言文字对医学

理论体系的形成、主体的观察、经验的积累、疾病的分类和命名都存在密切关系。因此，中西医的差别不仅是技术上的，也是民族文化与语言文字上的，了解中西医的特征与本质差别必须从中西文化比较史的角度来研究。目前，国内外出版了一些针灸历史及中医历史的书籍，如《针灸学通史》《中国针灸学史》等，这些医史著作大多围绕医学人物、典籍、事件展开，导致医史研究的内容处于自身系统的封闭状态，而不能深入医学的历史渊源与文化背景，这就极大地限制了我们的视野，缺乏相应的人文情怀。近年来，在中医文化史研究中已有一些学者试图摆脱医学史原有的框架与体系，开始从文化现象入手，采取多元化、多方位以及分析与综合相结合的方法来研究医学史。例时也出版了一些具有开拓性的论著，如何裕民教授主编的《差异·困惑与选择》(此书结合东西方文化背景的分析对中西医进行比较研究)、《走出巫术丛林的中医》(此书从巫文化的角度研究巫术对中医的影响)，李良松和郭洪涛编写《中华传统文化与医学》、马伯英编写《中国医学文化史》《中外医学文化交流史》、邱鸿钟编写《医学与人类文化》等。近年来，研究医学文化史几乎成为时尚，但要建立完整的医学文化史体系，其任务是十分艰巨的，非一时能完成。

针灸即便在世界各国遍地开花，但它在他国人心中仍具有“中国符号”的特征，针灸在世界范围内的各种交流其实都可以看作文化交流——将针灸作为中国文化符号的交流。针灸文化层面的交流自古有之，主要反映于针灸在中国与世界各国政治、宗教、军事、文物、影视、文体等很多方面交流中的历史事件与其作用。尤其是政治方面的交流，针灸曾经或正在发挥着重大的作用，甚至可以有一种“针灸外交”的提法。世界各国人民对中华传统文化的热爱很多是来自对针灸的热爱。针灸甚至被西方国家渲染成具有神秘主义色彩的“东方魔术”。针灸的魅力，是中国的魅力，也是东方文明的魅力。当然，本文所探讨的针灸在文化层面的交流，并不妨碍我们将它作为一门医学科学来研究。而且以中国人的胸怀，我们无论将针灸作为“替代疗法”，还是“自然疗法”，在世界范围的交流和推广，其实都是试图将针灸造福于全人类，为全世界人民的健康服务，这本身就是“四海之内皆兄弟”的中华传统文化、文明的体现。

医学是科学精神与人文关怀的最佳结合领域。20 世纪以来，人类创造了比以往任何时期都要多的物质财富，科技也高速发展，医学科学的进步也同样如此。这本来是人类历史的奇迹和巨大成就，但这个奇迹使人类自身的悲剧逐渐发生，物质和经济利益淹没了人性本身，科学技术冲淡了人文理念，尤其是医学科学的异常发展和以市场为主导的医学科学技术已经使医学的本质在发生偏离，医务人员接受的只是纯自然科学教育和训练，而人文素养则严重缺失。其实，医学的目的在终极意义上应体现为缔造患者幸福、规避或减轻身心痛苦、真情关爱和回归人性善良应有的和谐。这也是医学生学习医学文化史的意义所在，理解医学的本质和价值，并沟通医学人文与医学科学的桥梁，这也是本文的意义所在。

（二）中医文化学科技创新工程重大攻关项目

中国中医科学院科技创新工程是《中共中央、国务院关于促进中医药传承创新发展的意见》确定的重要任务，该项目于2021年正式启动。中医文化学是科技创新工程的重大攻关项目，“中医药学凝聚着深邃的哲学智慧和中华民族几千年的健康养生理念及其实践经验，是中国古代科学的瑰宝，也是打开中华文明宝库的钥匙，更是中华文化伟大复兴的先行者。”这一论断深刻地揭示了中医学在中华文化复兴中的巨大作用，也揭示了中医学具有哲学智慧、健康养生、实践为主等特点，是具有丰富文化内涵的古代科学和医学瑰宝，是具有文化和医学双重属性的医学。中医文化学的研究方兴未艾，出现了百花齐放的局面，但由于文化本身目前尚没有一个公认统一的概念，中医文化学的研究和学科建设也面临同样的问题。该项目部署中医药传统知识保护与挖掘利用研究、民间传统医药挖掘利用研究、中医药非物质文化遗产研究、中医文化学内涵与中华传统文化关系研究等任务方向。

（三）山东中医药大学的文化史研究

《山东省中医药文化弘扬传承工程实施方案》指出，擦亮“儒医文化、扁鹊故里、针砭发源地”这三张山东省齐鲁中医药文化名片（简称“三张名片”），构建中医药文化高地，推动全省中医药高质量发展并向中医药强省跨越。山东中医药大学作为山东省省属中医药龙头高校，近年围绕三张名片开展了一系列的科研探索。山东中医药大学的“中医文化史”课题的总体研究思路是从中医药文化的三个层面、两个维度出发，探讨助推中华优秀传统文化复兴的途径。

三个层面是中医药精神文化、行为文化、物质文化，每个层面只研究一个关键性问题。两个维度是纵向和横向，纵向侧重于国内“传下去”，横向侧重于国际“传出去”。从五个方向进行深入发掘：①中医药文化核心价值助推社会主义核心价值观的践行；②中医药文化实践助推中医药发展；③中医药文化品牌符号助推中华民族文化符号的塑造；④中医药文化进中小学助推中华优秀传统文化“传下去”；⑤中医药文化国际传播助推中华优秀传统文化“走出去”。

齐鲁文化形塑了中国医学“仁、和、精、诚”的亮丽底色，恢宏博大的齐鲁文化是中华优秀传统文化的主干和核心。春秋时期，儒学诞生于鲁国。战国时期，儒家的杰出代表孟子两度游学于齐，他的学术思想受到齐文化的熏陶。此外，作为儒家思想的集大成者的荀子在丰富和完善儒学思想的同时，通过学术交流将儒家思想在齐国的文士阶层中传播开来[7]。在此背景下，齐文化和鲁文化开始走向融合，共同构筑了辉煌灿烂的齐鲁文化。齐鲁文化的主干是儒家文化。汉武帝“罢黜百家”之后，儒学成为唯一的正统学说，《诗》《书》《礼》《易》《春秋》五经便完全超出了一般历史文化典籍，成为国家思想与政治生活所必需遵循的准则，成为神圣不可侵犯的经典，并对中医药理论体系建立做出了重要贡献，对中医药学术发展发挥了重要推动作用。

扁鹊是我国第一位被正史立传的医家，司马迁在《史记·太史公自序》中记载：“扁鹊言医，为方者宗，守数精明，后世循序，弗能易也，而仓公可谓近之矣。”扁鹊擅长内、外、妇、儿、五官、针灸等各科，是中医脉学的创始人，被尊称为“医宗”。东汉高诱注《战国策·秦策二》认为扁鹊是“卢人也”，《史记正义》引《黄帝八十一难序》云：“（扁鹊）又家于卢国，因命之曰卢医也[8]。”说明扁鹊又曾在卢国居住，有“卢医”之号。今济南市长清区归德镇有个“卢城洼”，乃卢国故城的遗址。1991 年，在遗址立有“卢国古城遗址”标志碑；2007 年，卢国古城遗址被公布为济南市级文物保护单位。东夷巫医文化对针砭之术的发源及早期医学有着重要影响。山东出土的 10 余幅扁鹊针刺汉画像石，揭示了东夷地区针砭之术的起源，有着巫医身份的扁鹊及有着针刺职业传承的“鍼巫氏”。以扁鹊为代表的东夷巫医文化，孕育了医学最早的针刺技术，促进了医学早期理论——脉学理论的形成发展，使针刺脉学成为医学发源时期的重要内容[9]。

山东中医药大学注重文化的传承发展。学校邀请国内名老中医专家和教育专家，启动“齐鲁名医课堂”和“鹊华讲堂”，推动传统文化类教学模式改革，开设“红楼梦与中医学”“三十六计与中医临症策略”“鸟图腾——东夷文化与中医研究”等课程，长期举办“诸子风采”系列讲座、“灵岩辩论”等特色学术活动[10]。为着力挖掘医宗扁鹊的精神内涵。山东中医药大学自 2017 年开办扁鹊班，加强学生中医经典研读，着力于学生中医思维培养，强化学生实践技能训练，使学生“悟道明理得法、精医会针懂药”[11]。

山东中医药大学打造“扁鹊文化”校园品牌，坚持以文化人。学校精心打造富有中医药文化特色的校园景观，建设医宗扁鹊主题雕塑、中医医家雕塑，修葺文化长廊，打造校友园，建设“十老园”。学校建设的山东省中医药博物馆，被评为“山东省师德涵养基地”“济南市思政课实践教学基地”，借此开展的“万名中小学生进校园”活动，对民众认识中医药、认可中医药发挥了重要作用[12]。

二、师生的探索与实践

（一）扁鹊登上话剧舞台

2023 年是山东中医药大学大学生话剧社成立 20 周年，《扁鹊》原创系列话剧是每年度大剧中最具有代表性和经典的一部。其中 2016 年该剧获得山东省大学生戏剧节二等奖和最佳原创编剧奖，并获得《中国中医药报》报道；该剧还作为中国科学技术协会 2022 年度学风传承行动精品项目成果之一登上舞台，进一步弘扬扁鹊文化，不断擦亮三张名片，激励青年学子在发挥中医药优势中弘扬扁鹊精神，增强文化自信，唱响学校品牌[13]。2023 年，《扁鹊》剧目再度搬上话剧舞台，获《中国中医药报》深度报道，《人民日报》进行了全文在线转载，中医学子自编自导自演的中医题材历史剧引起了广泛的社会关注。

（二）扁鹊故里刍议

扁鹊作为古代神医的代名词历来争议甚多，自《史记》将扁鹊记入正史以来，学者对扁鹊秦越人的故里颇有争论，但据考古出土扁鹊形象汉画像石的分布、文化遗存以及扁鹊文化的影响力和传承的系列研究来看，以“泰山卢人说”较为可信。三国时期的韦昭在《汉书 · 高帝纪》中注扁鹊为“泰山卢人”，今人认为是指山东长清古卢国，今属山东省济南市长清区。《尚书·禹贡》载："海岱惟青州。""泰山卢人"把扁鹊故里从海指向了岱。扬雄《法言·重黎》载："昔者姒氏治水土，而巫步多禹；扁鹊，卢人也，而医多卢。"[14]课题组实地探访了北京、曲阜、济南等较为著名的扁鹊汉画像石保存地，并对相关文献和资料进行了梳理，提取了人首鸟身的扁鹊形象符号以及连理树和水波纹样等素材，并加以数字化加工。

（三）砭石出产地实地调研

"砭石"最早记载于《黄帝内经》，指用于治病的形状扁平、边缘锋利的石制工具。利用砭石治病的医术称为"砭术"，与"针""灸""药"并称为中医四大医术，并演绎出"针砭时弊"的成语。砭石古称"泗滨砭石"，又名"泗滨浮石""磬石""扁鹊石"等，习惯认为主产于山东省济宁市泗水县一带。砭石呈褐红色、肉红色至黄红色，主要化学成分为 O、C、Ca、Mg、Fe 和其他微量元素，不含放射性元素。主要物相由碳酸盐矿物组成，约含 75% 白云石和 25% 方解石以及少量氧化铁质、泥质、硅质等矿物。矿物颗粒细小，微晶结构，波状、柱状、锥状、半球状等叠层石构造，呈微生物沉积岩特征，成片状解离，质地细腻，硬度适宜，容易加工制作成相应形状的工具。结合当地延续的儒医、扁鹊文化，砭石成为一种古代医疗技术工具和文化载体传承至今，砭石相关矿物在当地也被加工成各种形态的保健器具和手工艺品，甚至作为农业作物的培养基来进行深入的商业开发。

（四）青蒿素精神的凝练与挖掘

2015 年，中国中医科学院终身研究员屠呦呦被授予诺贝尔生理学或医学奖，实现了中国本土科学家在诺贝尔奖上"零"的突破，带领中医药走向世界舞台。青蒿素的发现，挽救了全球特别是发展中国家数百万人的生命，是中医药带给世界人民的一份礼物。青蒿素的研发并非一帆风顺，更非一蹴而就。研究人员以实验室为家，历经近 200 次失败才得以成功分离出有效的青蒿素，这是以屠呦呦为代表的无数中医药工作者为人类健康所做出的不懈奋斗，是中国科学家在艰苦的环境下从中医药中寻找抗疟新药的动人故事。追寻艰辛寻药的历史足迹，以屠呦呦研究员为代表的中医药工作者折射出青蒿素精神，其核心内涵是胸怀祖国，敢于担当；团结协作，传承创新；情系苍生，淡泊名利；增强自信，勇攀高峰。这是当代中医药工作者的精神品质，是中医药行业共同的精神引领与价值追求。继承和弘扬这些精神品质，对于培养新时代中医药人才，推动中医药传承创新发展具有重要意义。课题组依托中国中医科学院研究生院，围绕“青蒿素精神”和屠呦呦研究员的事迹展开青蒿素讲堂、“呦呦鹿鸣”全国优秀大学生夏令营等活动，面向中医人和中医学子宣传、传承“青蒿素精神”。

三、形成文创

文创产品是传统中医药文化的物质载体，也是对传统中医药文化的再设计，是中医药物质文化与中医药精神文化的总和。

（一）提炼文化符号

中华传统文化博大精深，每种颜色、每一个符号、每一个元素都有其独特的代表意义，从典籍出发，提取元素符号应用到产品设计中可很好地传达产品思想，提升产品的文化意涵[15]。如课题组对于扁鹊符号的挖掘，运用图像符号的视觉表现形式，尽最大可能还原文物汉画像石的原本形态，感受文物中蕴含的绚烂传统中医药文化。依托中医文化学、三张名片、青蒿素精神等课题的研究过程，课题组逐步通过文献检索、田野调查、案例分析、交叉学科、活动组织等，收集拓片文献资料以及相关图形图像，逐步形成了中医药文化符号体系，如人首鸟身的扁鹊形象 Logo 、连理树纹样、青蒿叶纹样、鹿衔草 Logo、手绘中草药等，通过抽象化再设计，形成矢量图并申报商标及美术版权。

（二）梳理古今关键中医文化人物的叙事线索

通过古籍文献梳理和对关键人物的采访形成叙事线索和人物事迹，如通过采访国医大师、屠呦呦身边工作人员，结合公开的音频视频资料，梳理文化传承和再发扬的叙事主线，围绕扁鹊事迹体现情系苍生、淡泊名利的中医药人精神坚守，围绕屠呦呦和国医大师的事迹凝练团结协作、传承创新、胸怀祖国、敢于担当的精神底色，在跌宕起伏的历史画卷中体现古今中医历史人物的共性，最终形成一部具有中医药传承和现代创新特色的叙事思路与线索。

（三）文创产品开发

伴随着高校和科研院所讲座、各种学术和学生活动对于文化纪念品和特色学生用品的需求，课题组开发了应用纹样和Logo设计的帽子、T恤、钥匙扣、手提袋、印章、笔记本、玩偶、证书、旗帜、PPT模板等系统的校园文创产品，使普通的商品具有文化内涵和创新性、知识性。例如，附以中医古籍经典养生条文和中药彩绘的笔记本，配合纹样装饰和临床实用性的布局，受到广大中医药师生和出诊大夫的好评；应用“鹿衔草”系列纹样的帽子、遮阳伞、手提袋、旗帜、T恤衫、工艺摆件等产品获得夏令营营员的青睐与珍藏。

例如，《扁鹊札记》笔记本就是提取和转化传统中医药典籍里的中医药元素：制作中将“中医四大经典”原文整理归纳，充分考虑中医学子对四大经典的背诵需求；“扁鹊札记”内规律穿插图片页，取材于明朝孤本《补遗雷公炮制编览》我国国内现存古代彩绘本草中最为完整的一部传世典籍，图片页中的彩绘中草药图样，便于了解我国古本草（尤其是炮制工艺及设备）的研究，乃至古代美术研究；在“扁鹊札记”尾页均配有二维码，扫描二维码即可关注山东中医药大学科研和双创团队公众号，方便读者了解科研与双创团队的研究成果，赋予产品文化动态感和生命力。

文创产品传播和推广的意义一方面在于帮助文创产品与消费者建立良好的联系，让更多的人了解和认识文创产品，增加文创产品的知名度和认可度，提高产品的销售量和市场份额，从而增加产品的曝光度和影响力；另一方面，文创产品传播和推广在于帮助产品建立品牌形象，塑造产品的独特性和个性化特点，吸引目标消费群体的注意和关注。通过巧妙的传播和推广策略，可以使文创产品在市场中脱颖而出，与其他竞争对手形成差异化竞争优势。此外，文创产品传播和推广还可以促进消费者对产品的购买决策，激发消费者的购买欲望，可以让消费者对产品产生信任和好感，从而增加产品的销售额和市场份额，促进产品的发展和壮大。

四、传播与推广

（一）融媒体平台

构建基于融媒体技术的中医药文化传播平台，应用融媒体传播途径，扩大社会影响力，承担中医药文化和科学传播普及的责任，在中医药现代前沿科学研究报道、中医药养生和习俗、中医医史和故事、中医人物、中医思维与哲学等方面，以文字、图片、视频讲座和课程等方式在线上进行宣传推广。

（二）中医药文化进社区、进中小学、进企业

随着国家对中医药文化科普宣传力度逐渐加大，广大群众学习中医药传统知识的渴求愈加强烈。新形势下，中医药传统知识科普宣传面临两大问题亟待解决：一是针对不同年龄层次、不同专业背景、不同社会阶层的受众群体，如何有的放矢地进行中医药文化科普宣传，以强化宣传效果；二是中医药传统知识传播不仅要重视数量，更要重视质量，因此需要更专业、更权威的规范和标准供大家执行和参考。课题组依托科研院所和高校的学术优势坚持走进社区、进中小学、进企业（“三进”），面向民众百姓传播中医药文化、科普中医药知识、培训中医事宜技术、义诊开方，先后在北京、山东、河北等多个地区的中央党政机关、中小学校、企事业单位、社区、县乡村镇等开展活动。探索依托科研成果、知识产权建立标准化实施方案。

（三）构建中医药文化知识产权体系和创意平台

围绕中医药文创产品设计、生产、传播、使用及需求现状，挖掘研究中医药文创产品的文化内涵、核心价值、典型要素，并建立分类模块体系；搭建中医药文创产品研发设计、展览展示、宣传推广、转化孵化的服务平台，拓展中医药文化传播新途径，探索中医药文创人才成长路径和培养模式，通过“专业 + 产业”“教学 + 研发”“培养 + 就业”等，推进产业发展和人才培养各个环节有机衔接，形成企业和科研机构“共建共享、互利共赢”机制，促进各类创新要素集聚和跨界融合。

中医药文化知识产权还处于初级阶段。创意经济学专家约翰·霍金斯认为，知识产权的保护对文化创意产业的发展至关重要[16]。文化创意产业对知识产权保护的要求很高，知识产权是其生存和发展的关键[17]。在开始阶段即具有知识产权意识，是持续不断的有效传播中医药文化价值观和理念的关键。

五、总结与展望

中医药文化是中华传统文化的重要体现，具有鲜明的民族地域特色。从文化理念看，中医药文化融合了艺术、科学、人文等学科理念，蕴含着丰富的哲学思想和医学理论，“青蒿素精神”是中国人文特质和中国原创思维的精华，是践行“守正创新”的具体体现，是中华民族的智慧结晶；从地域发展看，中医药文化融合了地域文化特征和人文精神，具有一定的地域特色，如扁鹊中医药文创产品可以作为消费者与中医药沟通的桥梁，扁鹊中医药文创产品的设计需要依据扁鹊文化精神内涵和地域文化元素符号，从具象到抽象，从形到意的层面对文化元素进行再设计，找到传统文化与现代审美的契合点，构建出中医药文化特质，从而使地域中医药文化内涵与文化思想念理得到更好的传播与传承。

中医药源远流长，蕴含着丰富的医药知识、养生理念和文化传统。中医学在发展的过程中，不断地汲取哲学、文学、数学、历史、地理、天文、军事学等自然和人文学科的知识，同时又融进了中华民族传统文化的血脉之中，成为其不可分割的重要组成部分和载体；集中体现了中国传统科学文化和人文文化、科学精神和人文精神，中医药学与多种知识的结合，较完整地保留了中华传统文化。其理论原则和方法在当今社会文化生活中仍然具有非常重要的作用和价值，可以通过文创产品和活动的方式让更多的人了解和体验中医药文化，增强文化认同感。

参考文献

[1] 国务院关于印发中医药发展战略规划纲要（2016—2030年）的通知[EB/OL].（2016-02-06）https://www.gov.cn/zhengce/content/2016-02/26/content_5046678.htm.

[2]《中国的中医药》白皮书（全文）[EB/OL].[2016-12-06].http://www.scio.gov.cn/ztk/dtzt/34102/35624/35628/Document/1534714/1534714.htm.

［3］中共中央　国务院关于促进中医药传承创新发展的意见［EB/OL］.（2019-10-20）https://www.gov.cn/zhengce/2019-10/26/content_5445336.htm.

［4］国家中医药局，中央宣传部，教育部，商务部，文化和旅游部，国家卫生健康委，国家广电总局，国家文物局、关于印发《“十四五”中医药文化弘扬工程实施方案》的通知［EB/OL］.［2022-10-09］https://www.gov.cn/zhengce/zhengceku/2023-04/19/content_5752214.htm.

［5］国务院办公厅印发《关于加快中医药特色发展的若干政策措施》［J］. 中医杂志，2021，62（5）：389.

［6］国家中医药管理局，中央宣传部，教育部，国家卫生健康委，国家广电总局 . 关于印发《中医药文化传播行动实施方案（2021—2025 年）》的通知［EB/OL］.［2021-06-29］https://www.gov.cn/zhengce/zhengceku/2021-07/07/content_5623103.htm.

［7］王振国，张效霞，宋咏梅 . 从扁鹊到儒医认识齐鲁医派［N］. 中国中医药报 2023-10-20（3）.

［8］张华松 . 扁鹊里籍卢邑说新证［J］. 东岳论丛，2015，36（7）：40-47.

［9］杨金萍，卢星 . 东夷巫医文化对针砭术的发源及早期医学的影响［C］// 中华医学会医史学分会 . 中华医学会医史学分会第十四届一次学术年会论文集，山东中医药大学文献所，2014：7.

［10］王原 . 山东中医药大学：擦亮“三张名片”唱响山中医品牌［N］. 大众日报 2022-06-30（16）.

［11］山东中医药大学 擦亮三张名片打造学校品牌［EB/OL］.（2022-05-22）https://www.sdutcm.edu.cn/info/1003/11999.htm.

［12］王文姮，孙艺真 . 擦亮“三张名片”唱响山中医品牌：山东中医药大学传承创新中医药文化打造文化育人阵地侧记［J］. 山东教育（高教），2020（9）：22-24.

［13］柴玉 . 弘扬扁鹊精神 增强文化自信［N］. 中国中医药报 2023-06-19（6）.

［14］吴鲁辉 . 扁鹊里籍的争议与弥合［J］. 中医文献杂志，2021，39（3）：37-40.

［15］宗科丽 . 中医药经典典籍向文创产品转化的研究［D］. 合肥：安徽大学，2017.

［16］约翰·霍金斯 . 创意经济［M］洪庆福，孙薇薇，刘茂玲，译 . 上海：上海三联出版社，2006.

［17］张迺英 . 文化创意产品价值的实现路径分析［J］. 社会科学，2012（11）：59-66.

HB.21 中医药文创知识产权保护实践与探索

宗倩倩[①]　赵一洲[②]

摘　要： 中医药文创作为实现中医药文化创造性转化、创新性发展的重要新生力量，具有重要的文化、商业与战略价值。本报告认为，目前中医药文创知识产权保护存在参与主体知识产权运营及维权意识薄弱、专门化制度供给单薄、争议解决与侵权救济机制僵化等现实问题。建议从中医药文创的对象多元性、功能复合性以及文化传承性特质入手，建立与其自身特性及产业链构造相适应的知识产权治理框架，重点通过加强法治教育、提升维权意识，丰富规范层次、增强制度供给以及强化部门联动、创新治理方式的手段，破解中医药文创知识产权保护面临的难题。此外，还应探索建立国际化、高标准的中医药文创知识产权保护体系，助力实现"中医药出海，文创先行"。

关键词： 中医药文创；知识产权保护；政策与制度环境；治理体系

近年来，党和国家高度重视中医药振兴发展及中医药文化传播。《"十四五"文化发展规划》为推进社会主义文化强国建设具体谋划了文化发展的重点目标任务和重要政策举措，明确指出要传承弘扬中华优秀传统文化，进一步提升中华文化影响力。与此同时，国务院2023年印发的《中医药振兴发展重大工程实施方案》明确指出，要大力弘扬中医药文化，实现中医药文化创造性转化、创新性发展。中医药文创作为传播中医药文化的前沿窗口、延伸中医药产业链条的新兴渠道和振兴中医药发展的文化途径，在中医药发展及文化传播中

① 宗倩倩，法学博士，北京中医药大学人文学院法律系讲师。主要研究方向：医药卫生法学、知识产权法。

② 赵一洲，法学博士，北方工业大学文法学院讲师。主要研究方向：知识产权法、文化娱乐产业法。

扮演着十分重要的角色。

中医药文创产业以创造力为核心，整合创意、技术和产业，对传统中医药文化资源进行重塑、再造与提升，并通过开发、营销知识产权的方式，最终实现文化穿透与经济附加值的双向提升，具有知识密集性、高附加值性和高度融合性等特征。[1]中医药文创从创意构思，到相应产品生产或服务形成，再到产品、服务的营销和推广的各个环节，都离不开旨在激励创造、保护创新以及分配利益的现代知识产权制度。可以说，知识产权制度是中医药文创行业发展、运营的关键制度保障，保护中医药文创知识产权就是保护中医药文创。因此，对中医药文创的知识产权保护问题进行研究，探究中医药文创的知识产权保护实践现状及存在的问题，并提出相应完善建议，对于进一步促进中医药文创产业高质量发展具有重大意义。

一、中医药文创知识产权保护的政策与制度环境

（一）中医药振兴与文化强国建设背景下的中医药文创

在中医药振兴发展与文化强国建设的宏观背景下，鼓励和扶持中医药文化传播的政策密集出台。其中，中医药文创产业作为传承与传播中医药文化的重要窗口，与其相关的政策及制度支持力度也大幅增加。例如，2016年，国家发展和改革委员会、国家中医药管理局等部门联合发布《关于鼓励和规范中医药文化产品研发生产的指导意见》，鼓励和规范中医药文化产品的研发和生产，并提出相关具体措施和指导意见；2019年，国家发展和改革委员会、教育部等多个部门联合发布了《关于促进中医药传统文化产业发展的若干意见》，全方位、多举措助推中医药传统文化产业的发展。近几年，随着“十四五”时期文化强国建设向纵深推进，国家对中医药文创产业的关注程度和支持力度进一步提升。例如，2021年，国家中医药管理局联合中央宣传部、国家卫生健康委员会等部门印发《中医药文化传播行动实施方案（2021—2025年）》，提出要加大中医药文化保护传承和传播推广力度，促进中医药文化创造性转化、创新性发展，支持推出多元化中医药文化产品；2021年，国务院又发布《关于加快中医药特色发展的若干政策措施》，并指出要切实加强中医药文化宣

传，打造中医药文化传播平台及优质产品；2022 年，《国务院办公厅关于印发“十四五”中医药发展规划的通知》提出，要丰富中医药文化产品和服务供给，鼓励引导社会力量通过各种方式发展中医药文化产业，引导创作一批质量高、社会影响力大的中医药文化精品和创意产品；2023 年，国务院印发《中医药振兴发展重大工程实施方案》，再次强调要大力弘扬中医药文化，以使中医药国际影响力得到进一步提升。

与此同时，在政策扶持与引导下，文化创意产业正逐步成为社会经济发展的强劲内核驱动力。数据显示，2022 年，中国文化及相关产业营业收入超 16 万亿元，文化消费终端生产、文化投资运营、内容创作生产三个行业大类固定资产投资增速超过两位数，分别为 28.3%、18.6% 和 11.0%。[2] 其中，中医药文创产业作为文化创意产业中新兴的重要组成部分，在利好政策环境中也取得了长足发展并展现出蓬勃生命力。例如：中国文化传媒新文创藏品平台与国家中医药博物馆在 2022 年底达成战略合作，通过打造更多数字化场景和应用模式盘活中医药文创；北京、陕西、广州等多省市依托当地传统中医药资源优势，举办各具特色的“中医药文化节”；陕西省中医药管理局以及全国多所高校纷纷开展中医药文创大赛，吸引公众积极参与、感受中医药文化魅力，产出了众多创意十足的产品；由中国中医药报社有限公司主办、以“传承中医文化 锻造文创精品”为主题的“第二届全国中医药文创产品设计大赛”于 2021 年 10 月起面向全国中医药行业内外人员、单位火热开展，引起热烈反响。

（二）中医药文创知识产权保护政策框架

在当前大国博弈和科技变革的时代潮流下，知识产权保护越来越受到重视，保护强度也随之不断提高。2015 年，国务院发布《关于新形势下加快知识产权强国建设的若干意见》，提出实行更加严格的知识产权保护，全方位巩固知识产权大国地位，并为建成中国特色、世界水平的知识产权强国奠定坚实的基础。此后，为进一步统筹推进知识产权强国建设，全面加强知识产权保护，中国站在贯彻落实《中华人民共和国国民经济和社会发展第十四个五年规划和 2035 年远景目标纲要》的高度和构建新发展格局的角度，制定了多项关于知识产权的政策文件，分别于 2021 年 9 月、10 月颁布了《知识产权强国建设纲要（2021—2035 年）》和《“十四五”国家知识产权保护和运用规划》，为建设知识产权强国和促进知识产权保护、运用指明了方向。其中，《知识产权强国建设纲要（2021—2035年）》更是明确指出，要进一步完善中医药知识产权综合保护体系，促进中医药传承创新发展。

中医药文创知识产权作为知识产权保护的重要组成部分，其保护趋势与方向自然也涵摄在当前的知识产权保护政策之中。中医药文创知识产权保护，以上述政策为上位依据予以具体展开。2016年通过的《中华人民共和国中医药法》在第八条和第四十五条明确规定，国家鼓励组织和个人创作中医药文化作品，保护中医药相关知识产权。此外，最高人民法院为落实党中央、国务院关于中医药振兴发展的决策部署和《知识产权强国建设纲要(2021—2035年)》，也专门制定了《关于加强中医药知识产权司法保护的意见》，以强化中医药领域的专利权、商业标志、著作权、药材资源及市场公平竞争秩序保护等方面，全面提升中医药知识产权司法保护水平，推动中医药事业和产业高质量发展。

（三）中医药文创知识产权保护制度体系

知识产权是基于创造性智力成果和工商业标记产生的权利[3]，广义知识产权包括著作权、专利权、商标权、商号权、地理标志权和商业秘密等。目前，在积极应对科技革命浪潮提出的挑战和社会发展转型产生的实际需求进程中，中国知识产权保护制度体系日臻完善，已经形成了全方位、立体的知识产权保护制度体系，包括知识产权立法、司法和执法体系。中医药文创产业创新成果产权化的具体形式是知识产权，因此以创意为灵魂的中医药文创产业的可持续发展紧紧依赖于现代知识产权制度的保障。

对应于中医药文创领域，中医药文创知识产权保护在立法层面，可借助以著作权法、专利法、商标法、反不正当竞争法等基本法律为主，以其他规范性文件和最高人民法院发布的相关司法解释为辅的法律体系，对中医药文创从构思、设计、生产、上市和运营等所有环节所产生的全部创新成果予以分类保护；在行政执法层面，中医药文创知识产权保护具备以市场监管部门主导的针对重点产品、重点领域、重点市场和重点环节发生的侵权假冒行为的行政执法体系，行政机关严厉打击、查处假冒仿冒商标、假冒专利和侵犯著作权等违法行为，高效维护创新活动的正常竞争秩序；在司法层面，通过民事、行政及刑事诉讼等途径实现权利救济，强化中医药文创的创新成果保护。除此之外，为缓解司法诉讼压力，快速有效化解中医药知识产权纠纷，还可采取调解、仲裁等多元化纠纷解决机制。

二、中医药文创知识产权保护路径

（一）中医药文创的著作权保护

依据著作权法中"思想—表达二分"的原则，著作权法只保护具有独创性的表达而不保护思想。因此，尽管中医药传统文化在中医药文创产业链条中居于核心地位，是中医药文创产业的基础性资源，但是中医药传统文化中包含的思想、理念，在没有被设计人或创作者创造性利用、加工，且用公众可感知的方式表达出来之前，并不能获得知识产权保护。只有当设计人或创作者在这些中医药传统文化资源的基础上创造出新的表达，形成具有独创性的作品，才可受到著作权法的保护。

横向来看，中医药文创生产过程是在尊重中医药文化、理念和效用的基础上，先对中医或中药文化资源进行筛选和研究，再提炼出最能反映中医药文化与精神内涵的要素，结合应用场景和现代审美观念，构思设计现代表达方式，完成融古代传统文化和现代设计于一体的创作。由此可见，中医药文创来源于中医药传统文化，但其社会功能与文化属性又远远超过所涉及的传统文化及其内涵与精神本身。在这个过程中，传统中医药文化符号被演绎成新作品，蕴含了设计人或创作者对所涉传统文化及其元素的诠释、理解和创新，设计人或创作者所产生的这些独创性表达可依法获得著作权法的保护。

在中医药文创的现有实践中，有多种文创以文学艺术作品为最终表现形式，如相关产品或服务的宣传广告、产品图案和包装、动漫、电影等，以上产品或服务一般以著作权保护为主。此外，在注重文创著作权静态保护的同时，也应当关注著作权的动态运营。在对属于文学艺术作品范畴的中医药文创进行著作权保护的过程中，应积极运用著作权许可、转让或出资入股等方式，借助知识产权运营充分扩展中医药文创知识产权保护空间。

（二）中医药文创的商标权保护

中医药文创企业在对文创产品进行开发、设计和生产之后，必然要向社会提供相应商品或服务[4]，这些商品和服务才是文创企业最终与社会公众和消费者交流、对话的直接对象。然而，由于当前文创行业发展同质化，且仿冒现象严重，在这种情形下，文创企业的产品或服务如何才能在鱼目混珠的市场中脱颖而出，凭借的正是商标在使用过程中产生的与特定商品或服务、特定企业的高度关联。商标可以赋予文创企业以识别度，从而降低消费者的寻找成本，使其精准找到相应文创企业及其生产的商品或服务，最大限度消减其他类似商品或服务带来的混淆，保障文创企业市场可得收益的实现。

然而，中医药文创企业在创意生产过程中并没有对商标注册、管理和运营给予足够的重视，没有对所生产的文创产品及时申请注册商标，导致相关权益很容易遭受侵犯，消费者也很容易购买到仿冒文创商品，不仅对中医药文创企业的声誉造成损害，还会降低消费者的文化体验。因此，在文创产品和服务进入市场之前，依据商品或服务的重要性及其蕴含的中医文化元素的特殊性，积极申请注册和布局商标对于中医药文创企业的品牌建设与运营具有十分重要的现实意义，是中医药文创企业开拓市场、打造知名度的有力抓手。

同时，为了实现对注册商标的立体保护，尽可能提前防止商标权被侵犯，中医药文创企业还应对某些特别门类注册防御商标。另外，在中医药文创的商标保护中，还内含着对注册商标的管理，相关权利人要依据《中华人民共和国商标法》的规定依法对注册商标进行续展，或根据市场经营计划、产品或服务的转型升级规划，对注册商标及时予以变更、许可使用和转让。此外，还应注意，商标的价值来源于使用，中医药文创企业应当通过对注册商标的实际使用，不断增加注册商标之区别商品或服务来源、提升品牌与商品或服务间黏性的功能，避免注册商标因“三年未使用”而被撤销。

（三）中医药文创的专利权保护

文化创意产业虽以文化资源为基础，在本质上属于创意驱动型产业，但基于文创产品的工业化生产模式和文创产品的技术化设计，文化创意产业与属于技术驱动型的专利权也密切相关。[5]

依据《中华人民共和国专利法》第一条和第二条的规定，专利法保护的发明创造包括发明、实用新型和外观设计三种类型。中医药文创的最终产物主要是产品，而且大多是工业化规模生产的产品，在这些产品的生产过程中则很可能包含现代新技术，这类特定技术所囊括的具有新颖性、创造性和实用性的技术方案就是专利权保护的对象。文创企业可就该技术方案积极申请发明专利，避免未及时申请却被他人申请专利，造成此后使用构成侵权的尴尬局面。又如，中医药文创产品经常涉及对产品形状、构造和功能的改进或是产生新的组合，如中医药养生水杯、多功能钥匙扣等，这些产品的形状、构造及其组合都可通过申请实用新型专利得到保护。再如，当中医药文创产品是对实用功能与美感设计的结合，使中医药文创产品的特定外观设计与现有设计存在显著区别，则可申请外观设计专利予以保护，如现有实践中常见的子午流注钟表、中药标本仿真设计、人物家居摆件、设计新颖的中医药扇子、中医古典书签等。

不同专利类型所对应的技术方案种类、申请条件与标准都有所不同，中医药文创企业应针对特定技术方案申请适合的专利类型进行保护。此外，在文创产品投入市场前，中医药文创企业应进行尽职调查，对产品生产及产品本身所涉及的技术方案进行检索，避免产品侵犯他人专利权，影响产品在市场中的售卖与流通。

（四）中医药文创的商业秘密及竞争法保护

中医药文创企业不仅在其构思、设计、生产和经营过程中会产生设计方案、客户名单和经营方案等未公开的秘密信息，而且中医药文创最终产品本身也可能蕴含着秘密信息，如近年广受欢迎的中医药助眠、驱蚊香囊等，其配方、具体比例及制备方法等也可能属于秘密信息。这些未被公众所知悉的信息是文创企业的核心竞争力之一，可以作为商业秘密进行保护。对此，依据《中华人民共和国反不正当竞争法》第九条对商业秘密的规定，中医药文创企业可对上述信息采取合理保密措施，使这些秘密信息不为公众普遍知悉，满足保密性、秘密性和价值性的要求，从而依法获得商业秘密保护。同时，中医药文创企业应当在企业内部建立商业秘密的分级管理制度，合理确定秘密点、保密内容、保密范围、添加保密标志，并与员工及其他相关人员签订保密协议，防止商业秘密的不当获取与泄露。此外，与文创企业相关的权益，如有一定影响的商品名称、企业名称、包装、装潢和域名等，也可依法获得竞争法上的保护，若他人未经许可非法使用上述商业标识，文创企业则可寻求通过《中华人民共和国反不正当竞争法》制止“搭便车”等不正当竞争行为。

综上所述，中医药文创可通过著作权、商标权、专利权、商业秘密和竞争法获得知识产权保护。与此同时，也应当注意到，同一个文创产品可能同时包含多种知识产权保护对象，这要求文创企业依据产品特征，对特定部分和内容进行相应知识产权保护。另外，鉴于当前中医药文创企业在设计和创作过程中经常会选择将中医药文化与其他传统文化或传统知识结合，如选取寄托民族精神、情感和信仰的民间文学艺术作品为载体，融入中医药文化和元素。这将不可避免地涉及传统知识或民间文学艺术作品保护的问题，在对传统知识和民间文学艺术作品使用不当时，有可能构成对相关权利的侵犯。因此，中医药文创企业在设计取材时要做好风险管理和合规建设，处理好文化融合与文化创意创造之间的关系。

三、中医药文创知识产权保护现状及问题

（一）中医药文创知识产权保护的基本现状

目前，中国的中医药文创知识产权保护总体上呈现基础制度保障基本到位，保护理念初步建立，保护实践相对活跃的特点。中国已按照“宏观顶层设计—基础性法律制度—延伸性规范文件”的思路建立了比较稳定的中医药文创知识产权保护政策与制度环境。国家通过颁布的一系列政策文件、法律、行政法规、部门规章等，点明了中医药文化传播与知识产权保护间的重要关系、为中医药与文创的结合创造了政策与制度建设上的联动点，为构建包括中医药文创在内的中医药知识产权体系化、大保护格局提供了指引。《中华人民共和国中医药法》也明确规定国家保护中医药知识产权，为中医药文创知识产权领域化、专门化保护提供了可能的制度接口。目前，文创权利人可在《中华人民共和国著作权法》《中华人民共和国专利法》《中华人民共和国商标法》及《中华人民共和国反不正当竞争法》为引领、相关配套行政法规与部门规章等制度为补充的核心知识产权法体系下，对其产品和服务的知识产权进行保护，且上述法律法规基本能够涵盖中医药文创产品与服务

所涉的各种知识产权类型及应用场景，也提供了对应救济机制，能满足中医药文创开发与运营的最基本需求。

保护理念上，现阶段中医药文创开发与运营者已具备初步的知识产权保护意识，权利人知晓其所开发、运营的中医药文创需要知识产权保护，明白需根据中医药文创所涉对象的权利类型为著作权、商标权还是专利权而寻求对应单行法提供的知识产权保护，但所采之保护思路较为传统，尚未根据中医药文创保护对象的复合性、功能性及文化性特点建立综合性保护策略。与此同时，文创权利人对其产品或服务仍主要以单品保护、个案保护为主，从文创 IP 矩阵规划、行业协同、地域协同、产业链协同的视角，将开发、运营、消费等产业链节点贯穿联合、建立覆盖全产业链的协同保护体系的意识尚未确立。此外，中医药文创权利人侧重对其产品或所提供服务的知识产权保护，强调创意的排他拥有，但尚未理顺文创产品或服务所依托的传统知识、民间文学艺术、地方民俗文化等资源保护与产品包含的独创性智力成果间的关系，无法消除实践中依托传统知识产权法律保护路径产生的利益冲突。

保护实践中，现阶段中国中医药文创开发与运营者的知识产权保护实践相对活跃，部分主体已能够通过积极进行著作权登记、商标注册、专利申请等方式主动保护自身拥有的知识产权，且具备一定的维权意识。但目前中医药文创开发与运营主体多以个人工作室、中小型企业、高校科研机构、医疗机构为主，其开展的中医药文创产品与服务多数尚处于市场试水、情怀运营、产研互促阶段，尚未具备高成熟度的商业化、市场化开发及盈利能力。权利人通过文创产品与服务本身实现盈利的诉求并不强烈，其目的更多在于借文创促进中医药产业发展及文化传播。因此，一方面，其主要诉求乃通过法律制度护育其刚迈入市场之核心创意的独立性，为其后续成长和商业增值提供稳定环境，而非建立高壁垒的排他产权领地或寻求高额救济赔偿，故其多不求图对侵权行为的高压震慑和判赔数额的最大化，而多以维护创意产品生命长度、延续文创所包含的传统医药文化的社会声誉为主要目的，因此权利人更为注重其知识产权的事先布局而非事后救济；另一方面，因中医药文创开发与运营者多经营规模小、资金实力单薄、市场布局分散，故没有足够的精力建立专门的知识产权保护团队开展相应维权工作，所以实践中多采用低密度维权、委托第三方维权策略，甚至鉴于维权的成本收益考量而放弃维权。

（二）参与主体知识产权运营及维权意识薄弱

本课题组选取了数十个不同地域、规模及类型的中医药文创开发与运营主体进行了调研访谈。访谈结果显示，目前中医药文创的开发与运营主体普遍存在知识产权运营及维权意识和能力薄弱的问题。

运营层面，被调研对象多仅聚焦于新研发中医药文创产品或服务如何进行销售，而对如何长效化运营其文创产品或服务的知识产权并从中获得持续的经济收益并无清晰认识和系统规划。具体体现在文创设计研发阶段不重视产权归属的安排，商标注册及申请注册不及时，创作及运营记录和数据管理不到位，重数量销售而轻产权维护等方面。上述问题导致多数中医药文创运营主体“入场早、发展慢”，虽然开展中医药文创研发与销售的时间颇早（如有被调研对象自 2011 年起即开始布局中医药文创），但后劲儿不足、盈利困难的现象比较普遍。

维权层面，被调研对象虽然普遍知晓自身的知识产权被侵害时应寻求救济，且个别调研对象也进行过维权工作，但总体上看，中医药文创权利人的维权意识仍较为薄弱，且维权手段亦相对单一。一方面，因多数权利人自身经营规模和资金实力较为有限，如何为其文创打开市场是目前的主要矛盾，顾及成本和效果等因素，他人数量与规模有限的侵权行为不足以激发权利人强烈的维权动机，因此对侵权行为多采取观望和妥协谈判的态度。与此同时，因中医药文创产品或服务自身特性较为复杂，可同时涵盖多种类型的知识产权保护对象，更涉及传统知识、文化遗产、民间习俗、医疗保健功能等问题，给权利人开展权利救济工作带来一定的理论与实践障碍，增加了权利人的维权难度，进而也降低了其维权积极性。另一方面，现阶段国家尚未针对中医药文创知识产权救济探索建立专业性足够强、领域化程度足够高的机制或行业帮扶，因此权利人多仍以到法院起诉侵权者为主要救济方式，但对抗性较强的司法诉讼手段，难以适配当下中医药文创权利人扩大市场规模、降低纠纷解决成本、尽可能实现多方共赢的实际诉求。

（三）中医药文创知识产权专门制度供给单薄

专门制度供给单薄是阻滞中医药文创知识产权保护的另一重要原因。目前，无论是中医药产业整体还是具体的中医药文创，其知识产权保护仍主要按照特殊问题寓于普遍性规范解决的思路处理。[6] 中医药文创的知识产权保护仍主要依托《中华人民共和国著作权法》《中华人民共和国专利法》《中华人民共和国商标法》《中华人民共和国反不正当竞争法》等几个知识产权单行法作为基本支撑，缺乏针对中医药文创知识产权保护的部门性规范文件、行业标准、行业规范或团体指南等专门化、精细化的“下沉”制度供给。虽然最高人民法院于 2022 年发布《关于加强中医药知识产权司法保护的意见》，但其中未涉及中医药文创的知识产权保护问题。

目前，仅有中国标准化协会 2022 年发布的《中医药文化创意服务指南 第 1 部分：文化创意产品开发》的征求意见稿直接提及了中医药文创知识产权保护，但指南此部分能提供的实际规范价值有限。仅依靠法律位阶层面相关制度的基础性支撑，难以应对中医药文创在对象上的复合性、文化性及功能性特点，进而造成了保护对象难确定、侵权行为难认定、维权成本高等现实问题。与此同时，精细化“下沉”制度设计和行业协同自治能力的缺乏，也大幅增加了相关上位法的解释负担和运行压力，在司法和行政机关能动性有限的情况下，中国中医药文创企业无法得到充足的知识产权政策工具供给，知识产权管理难以实现标准化、精细化，最终增加了中医药文创产业整体的行业运行成本。

（四）争议解决与侵权救济机制僵化

争议解决与救济机制的僵化也是影响中医药文创知识产权保护有效性的关键因素。中医药文创的设计、运营与消费不仅涉及一般的知识产权问题，更关系到传统知识、文化遗产、民间文学艺术等资源的开发和利用，所涉主体多、关系复杂、社会影响大。与此同时，中医药文创对象往往具备一定复合性，同一产品或服务可能同时涉及著作权、商标权及专利权等多种知识产权。因此，中医药文创参与主体面临的知识产权纠纷或侵权问题也更为复杂。但从制度层面看，中国尚未建立适配中医药文创专业性强、知识面广、牵涉利益多等特点的行业性、专门化调解、和解、仲裁、行政裁决等非诉多元化纠纷解决机制，权利人难以通过非诉途径较好地前置性解决中医药文创开发与运营过程中发生的权属、许可、合同等争议。这一问题也能从课题组的走访调研结果中得到验证。从本课题组的走访调研情况看，现阶段多数中医药文创市场参与主体仍多依赖诉讼手段解决权属争议、制止他人侵权行为，但以两造对抗为主的诉讼方式成本高、耗时长、冲突大，有时不仅无助于矛盾的解决，可能反而给中医药文创的市场化开发与运营造成阻滞和负累。

四、中医药文创知识产权保护机制的完善与展望

（一）加强法治教育，提升维权意识

中医药文创知识产权保护的完善，需要先从产业链条起始端的开发者、权利人入手。首先，应大力加强对从事中医药文创开发及运营人员的法治教育，使其具备知识产权、传统知识及文化遗产资源相关基本法律常识，不仅要增强其尊重、保护知识产权意识，也要使其能够处理好知识产权与传统知识、文化遗产资源、地方传统文化间的传承利用关系。与此同时，应创新宣传方式方法，通过讲座培训、工作坊、案例训练营、产业沙龙、实践观摩、远程教育与微课程等形式，使从业人员更好地将文创知识产权保护、中医药知识产权保护相关法律知识灵活应用到实际工作中。其次，应提升中医药文创开发及运营人员的维权意识。加强从业者对中医药文创开发与运营关键节点与重要问题上的知识产权风险识别与监测意识，倡导其自主建立知识产权风险监测与维权应对机制。应鼓励从业者运用多元化的维权手段，除诉讼外，积极通过谈判、和解、调解、仲裁、行政裁决等多种方式制止侵权行为，实现利益损失到合作共赢的可能转化，用更低成本实现中医药文创知识产权秩序的长期稳固，为市场拓展打下坚实的基础。

（二）丰富规范层次，增强制度供给

丰富中医药文创知识产权保护规范层次，增强对应制度供给，是从根本上快速改善中医药文创知识产权保护现状，提升中医药文创知识产权保护水平的重要手段。首先，应丰富规范层次，搭建层次丰富、设置合理的中医药文创知识产权保护规范矩阵，以现有一般性知识产权法律及行政法规为基底，探索出台专门针对中医药文创知识产权保护的部门规章、规范性文件、行业标准、行为规范、团体指导手册等细化“下沉”规范，对中医药文创的权利归属、保护方式、许可方式、许可定价、侵权认定等关键疑难问题予以更为具体、可操作

的规范和约束。其次，应增强制度供给，除制定具有约束力的法律及行业规范性文件，还须积极探索中医药文创知识产权标准化管理、集体许可谈判、知识产权运营指导、知识产权维权帮扶、知识产权信息共享平台、文创合规体系构建等多元化的软性规则和帮扶机制，丰富中医药文创权利人的知识产权保护政策工具箱，充分释放中医药文创知识产权保护的制度潜能，助力中医药文创的技术创新、品牌建设和市场地位确立。

（三）强化部门联动，创新治理方式

中医药文创同时涉及中医药、文化创意、知识产权三个关键领域，提升中医药文创的知识产权保护水平，需加强中医药管理部门、文化管理部门、知识产权行政部门、市场监督管理部门等行政机关的内部协作，更需要立法、司法及行政机关间的衔接与协调。各部门应依据中医药文创设计、生产、销售、消费各环节的不同特点，合理分工、精准施策。一方面，应打通权利产生、权利行使与权利救济间的制度通路，确保中医药文创权利人在产业链的各关键节点均能得到对应制度保障，避免出现管理或救济的真空地带；另一方面，应重视中医药文创多功能、强复合的特性，建立知识产权行政部门、中医药管理部门、文化管理部门及市场监督管理部门间的沟通合作机制，在对中医药文创予以知识产权保护的同时，也要确保中医药文创产品或服务所包含医药功能的安全规范、文化传播功能的积极正确，为中医药文创产品的市场流通搭建良好环境。

此外，应从权利运营及权利救济两大维度创新中医药文创的知识产权治理方式。权利运营上，应建立行业主导、政府指导、社会参与的集约化、精细化知识产权治理体系。具体而言，行业层面，应强化行业协作和自治能力，积极发挥行业协会在中医药文创开发与知识产权保护上的组织协调作用，建立中医药文创知识产权开发、利用及保护的行业自律规范及运营标准，鼓励资源与信息共享，加强人才培养和技术创新的交流协作，共同增强中医药文创市场主体抵御风险的能力。政府层面，应充分发挥政府的指导与帮扶作用，多部门联动，推动建立中医药文创知识产权公共服务平台，探索建立中医药文创产业园区，实现中医药文创知识产权数据要素与生产销售的集约化。[7] 与此同时，可通过知识产权保护中心、园区服务中心等组织，提供有关中医药文创的专门化政策咨询、申请指导、维权援助等服务，帮助中医药文创企业和创作者更好

地管理和运用知识产权。此外，应加大对蒙医、藏医等相较于中医、苗医、壮医在文创知识产权开发与利用上仍处于相对弱势的传统民族医学的支持力度。社会层面，应鼓励更多社会面资本参与到中医药文创知识产权开发与运营中，探索中医药文创知识产权金融机制，通过质押、信托等方式为中医药文创企业提供融资支持，降低融资成本，促进中医药知识产权的转化和商业化。权利救济上，一方面，应积极推动中医药文创知识产权多元化纠纷解决机制的建立，建设专业性强、知识面广、资源整合能力强的非诉化争议解决队伍，积极运用调解、和解、仲裁、行政裁决等方式前置性化解涉中医药文创知识产权的纠纷，缓解参与主体对诉讼手段的依赖，降低争议解决的时间和经济成本；另一方面，针对市场上的侵权行为，应通过技术手段强化监测，[8]鼓励中医药文创企业、机构及个人组成行业联盟进行集体维权，尽快树立中医药文创知识产权生态治理“高标准”、产生社会“强声浪”，从而避免单纯依靠个案维权、分段治理带来的治标不治本的困局。

（四）中医药“出海”背景下的中医药文创知识产权保护

近年来，世界政治经济格局的变化为中医药走出国门带来了新的机遇和挑战。一方面，中国改革开放的不断深化、中国综合国力的快速提升以及应对全球公共卫生事件的密集需求，给中医药“出海”带来了历史机遇。另一方面，中医药生产服务质量与标准化程度差不齐、相关法律法规尚不健全、东西方文化差异也成为阻碍中医药“出海”落地的重要因素。在此背景下，树立中医药良好形象、增强中医药文化传播力成为突破中医药“出海”瓶颈的关键，而中医药文创恰是可承担上述工作的较宜选择。中医药文创秉持“文化为体、医药为用”的原则，通过丰富多样的载体和表现形式，将文化与医药功能相结合，兼具艺术性、观赏性及实用性，相比传统的临床医药与保健服务，更贴近人们的日常生活、更易于被世界各地不同文化背景的大众接受。因此，中医药文创在推进中医药全球传播方面具有独特优势，潜力巨大。[9-10]应探索“中医药出海，文创先行”的实践模式，加大对中医药文创产品的“出海”扶持力度，建立高标准的中医药文创知识产权国际开发与运营体系。申言之，应鼓励中医药文创企业进行知识产权海外布局，制定中医药文创出海知识产权标准，同时做好相关企业海外知识产权申请与保护的帮扶工作；应加强国际合作，鼓励中医药企业与国际知名品牌开展研发合作和联名运营，提升品牌建设水平、扩大市场影响力；应培养具有国际化视野的中医药文创知识产权保护专业人才，提高中医药文创在国际市场进行知识产权申请、许可及维权的水平。

五、总结与展望

保护知识产权就是保护创新，建立健全知识产权保护机制、完善治理体系是实现中医药文创健康发展的核心动能。中医药文创产品与服务将医药技术与创意文化紧密结合的核心特点，同时负载艺术性、观赏性及实用性的多元属性，无疑给中医药文创知识产权保护带来更大难度与更多挑战。但作为“盘活”中医药文化传承与传播的排头兵和新突破点，中医药文创值得拥有更为精密、专业的知识产权保护与治理体系。本研究对中医药文创知识产权保护基本现状的梳理与描摹、中医药文创知识产权保护现实困局的论述以及完善中医药文创知识产权保护体系的建议仅是一个开端，期望理论与实务界能围绕此重要命题进一步展开深入研究，使中医药文创的知识产权保护水平在实践中得以真正提升，助力中医药文创顺利实现促进中国中医药事业创造性转化与创新性发展的任务目标。

参考文献

[1] 王丽莉，李建伟，夏勇辉．传统文化载体下河南文创产业知识产权保护研究［J］．河南科技，2020（6）：13-20.

[2] 依琰．新时代 新征程 新伟业 年营收超16万亿元 文化产业规模持续扩大［EB/OL］．（2023-07-05）［2023-10-16］https://www.zgswcn.com/article/202307/202307050950001017.html.

[3] 刘春田．知识产权法［M］.5版，北京：中国人民大学出版社，2014.

[4] 湖南省文化厅2017年重大课题“文化文物单位文创产品开发的知识产权保护与运营研究”课题组，周刚志．文化文物单位文创产品开发中的知识产权保护论纲［J］．邵阳学院学报（社会科学版），2017，16（6）：1-7.

[5] 徐棣枫，谭缙．传承与创新：博物馆文创产业的知识产权创造和保护［J］．东南文化，2020（6）：178-184.

［6］陶青德，赵方．建构体现中医药特色的专门知识产权保护体系［J］．甘肃理论学刊，2022（6）：87–98.

［7］赵敏．安徽中医药文化创意产业的发展路径［J］．安徽开放大学学报，2022（1）：6–10，17.

［8］王琳，常久，张晓皙，等．中医药图书馆开展文化创意开发的模式与机制探讨［J］．中国中医药图书情报杂志，2021，45（5）：1–5.

［9］于琳．“中医药瑰宝，新文创助力”中医药文化全球传播与创意创新在线论坛顺利举办［J］．中医药文化，2020，15（4）：2–3.

［10］上海交通大学与上海中医药大学联合成立全球中医药文化与创意研究中心［J］．中医药文化，2020，15（3）：2.

“健康经济与管理系列”简介

蓝皮书是权威学术智库作品，具有高水准、规范严格、作者代表广泛、影响力大、研创周期长、研创成本高等特点。“健康经济与管理系列”蓝皮书不仅涵盖传统医疗康养领域，而且特别关注新兴领域，如大健康、中医药、康养休闲旅居、数智健康等。“健康经济与管理系列”蓝皮书都由总报告和多篇分报告组成，每篇报告都基于该领域发展现状，聚焦该领域发展挑战与问题分析，不仅对前景进行分析和预测，更关注提供创新性问题解决方案或对策建议。

“健康经济与管理系列”规划研创出版30套，已经陆续出版了10余套，涵盖全球健康、全球中医药、世界传统医药、健康产业、中医医院、中医医馆、互联网医院、医养结合、健康旅游、康养旅居、森林康养、中医药文创、数智健康、数智中医药等行业300多个细分领域。正在筹组编委会的领域包括大健康发展、饮食康养、运动健康、温泉康养、园艺康养、中药产业、医疗器械、人参产业、民族医药、医院运营、医院学科、医院护理、医院后勤等。欢迎加入编委会！欢迎合作研创出版！

来自国内外近千位作者参加了“健康经济与管理系列”蓝皮书研创。蓝皮书作者来自：国家卫生健康委员会、国家中医药管理局、中国医学科学院、中国中医科学院、北京中医药管理局；江苏省卫卫生健康委员会、上海市卫生与健康发展研究中心、山东大学卫生管理与政策研究中心、中国中医科学院中医药信息研究所、天津市医学科学技术信息研究所、北京市卫生健康大数据与政策研究中心、广东省社会科学院、北京中医药研究所、北京市西城区医疗机构管理服务中心等相关管理部门和研究机构。

已经出版的蓝皮书作者主要来自：清华大学、北京大学、上海交通大学、北京理工大学、东南大学、澳门大学、河北大学、北京林业大学；北京协和医学院、北京中医药大学、温州医科大学、上海中医药大学、广州中医药大学、天津中医药大学、河北中医药大学、山东中医药大学、陕西中医药大学、甘肃中医药大学、江西中医药大学、湖南中医药大学、湖北中医药大学、成都中医药大学、黑龙江中医药大学、长春中医药大学、辽宁中医药大学、山西中医药大学、云南中医药大学、海南医学院、牡丹江医学院、重庆中医药学院、上海健康医学院、沧州医学高等专科学校；首都经贸大学、北京工商大学、北京第二外国语大学、北京联合大学、三亚学院、上海城建职业学院等学校。

蓝皮书作者还来自：北京协和医院、中国人民解放军总医院、四川大学华西医院、首都医科大学宣武医院、江苏省中医医院、北京中医院大学第三附属医院、北京中医药大学东直门医院、北京中医药大学东方医院、北京广安门医院、北京鼓楼中医医院、北京丰台中西医结合医院、广州中医药大学深圳医院、山东中医药大学附属医院、上海中医药大学附属龙华医院、上海中医药大学附属曙光医院、苏州市中医医院、西安国际医学中心医院、四川彭州中医医院、中国中医科学院广安门医院保定医院、贵州中医药大学第二附属医院、广东省人民医院、大连理工大学附属中心医院、中南大学湘雅二医院、新疆医科大学第一附属医院、山西省肿瘤医院、杭州市红会医院、杭州市中医医院、三亚市中医医院、广州市红十字会医院等医疗机构。

部分作者还来自：国药集团、中国康养集团、腾讯、京东、百度、浪潮、东软、固生堂等顶流企业；中国药用植物研究所、广西壮族自治区药用植物园、成都中医药大学药用植物园；广东中医药博物馆、上海中医药博物馆、亚洲糖尿病防治研究院、长城保险、和君集团、北京健业研究院、医联集团、行客旅游网、北京吴少博律师事务所等知名企业和研究机构。

蓝皮书出版后，将组织蓝皮书首发仪式、蓝皮书发布会、蓝皮书研讨会、蓝皮书巡讲等宣传分享活动。截至目前，健康经济与管理系列已经陆续在北京、上海、广州、成都、长春、河北保定、江苏常州等地举办了10余次蓝皮书发布和研讨活动，后续宣讲分享活动正在持续进行中。

致　谢

衷心感谢上海中医药大学、北京中医药大学国家中医药发展与战略研究院健康产业研究中心、上海交通大学健康长三角研究院、清华大学社科学院健康产业与管理研究中心、温州医科大学大健康发展研究院、北京市鼓楼中医医院、北京中医生态文化研究会、世界中联国际健康旅游专委会、中国老年学和老年医学学会国际旅居康养分会、世界中联医养结合专委会、中国中医药信息学会医养居融合分会、北京日枫霖工装设计制做有限责任公司、北京养生文化创意产业协会等单位对本蓝皮书研创工作的大力支持。